アクティブな生活をとおした

幸福を求める生き方

－ライフ・ウェルネスの構築を目指して－

橋本公雄・藤塚千秋・府内勇希　編著

はじめに

　2017 年 1 月、日本老年学会・日本老年医学会は、高齢者の定義と区分に関して新しい基準を世界に先駆けて提言しました。現在、高齢者は 65 歳以上となっていますが、前期高齢者の方々はまだまだ若々しく活動的な人が多く、高齢者扱いされることに対する躊躇感や違和感があることから心身の健康に関するデータを検討したようです。この結果、加齢に伴う身体的機能変化の出現が 10 〜 20 年前に比べ 5 〜 10 年遅延し、「若返り」現象が見られるということから、65 〜 74 歳を准高齢者、75 〜 89 歳を高齢者、90 歳以上を超高齢者と新たな区分としたわけです。この意義は従来の定義による高齢者を社会の支え手でありモチベーションをもった存在と捉え直し、超高齢社会を明るく活力あるものにすることにあると述べられています（検討ワーキンググループからの提言, 2017）。この高齢者の定義と区分が、今後わたしたちの社会生活にどのような意味をもち、またどのような影響をもたらしてくるのかはわかりませんが、実態に即して社会の第一線から退いても第二の人生で活気に溢れた生活を営むとともに、それを可能とする社会の構築をめざしていることは間違いないでしょう。

　このような概念の見直しはさまざまなところにも見られます。たとえば、健康の捉え方も感染症から非感染症を主体とする生活習慣病の時代を迎えた現在、WHO（World Health Organization）の健康の定義に準拠しつつも、疾病や障害をも首肯した生き方や生きざまを問題とする、ウェルネス（Dun,1961）や絶対的健康（豊川, 1986）といった新たな健康観もあり、単に平穏無事な人生を送るといった消極的な生き方ではなく、ポジティブな人生を志向する健康の捉え方が進行しています。つまり、QOL（Quality of life）や生きがいの向上・促進が叫ばれる所以です。さらには、国の健康状態の基準となる平均寿命も介護状態にない自立した生活が送れる健康寿命の延伸に焦点が当てられているのも、医療費高騰の抑制策だけではないと考えられます。健康には目的と手段という二重的性格がありますが、健康をあくまでも手段として捉え、人生のより高次の目的を求める生き方が強調されているといえます。

　このような社会状況に鑑み、本書はアクティブな生活、よりよい人生を送るために、身体活動・運動・スポーツ活動を基盤とした生活改善の促進を意図して発刊されたものです。第 I 部は総論として、第 1 章で主題のライフ・ウェルネス

とは何かをウェルネスの概念を援用して規定し、つぎにポジティブ心理学における最終目的であるウェルビーイングを解説し、アリストテレスの幸福論に基づき、幸福とは、また幸福を確立する生き方とは何かを論じています。そして、第2章でその幸福の確立に密接に関わる健康・体力の問題について、私たちの現代社会における生活環境の変化の側面から話題を展開しています。

　第Ⅱ部では各論として、第3章でライフ・ウェルネスと生活行動の改善として健康教育の意義や生活改善の必要性を論じるとともに、行動変容理論や行動変容技法を解説し、理論ベースの生活行動の改善法を紹介しています。つぎに第4章では、ライフステージの視点に立って健康づくりの課題とアクティブな生活の基盤となる運動・スポーツ活動の現状を把握し、スポーツとライフ・ウェルネスの関係を論じてみました。加えて第5章では、ライフ・ウェルネスの構築を目指した身体活動・運動の意義と高齢者や地域を対象とした実践的事例を紹介しています。第6章では、余暇活動を取り上げ、わが国の余暇活動の歴史、健康への恩恵、ライフ・ウエルネスへの寄与を論じています。

　第Ⅲ部は社会福祉の視点から運動・スポーツを捉え、第7章でわが国の運動・スポーツ環境のソフトの面における整備状況を踏まえ、第8章では「する」「観る」「支える」という観点からスポーツ行動の実態と恩恵を概説しています。第9章では、社会福祉との関連でライフ・ウェルネスを論じ、わが国の社会福祉の歴史と現状、加えて障害者の健康問題や自己概念の再構築に寄与するスポーツの役割を論じ、最後にボランティア活動などの利他行動における援助成果に着目し、それを健康行動の1つとして考えるという大胆な提案を試みています。2020年には、東京オリンピック・パラリンピックが開催される予定でしたが、コロナによるパンデミックが起こり延期となっています。これから国民のスポーツに対する関心はますます高まり、学校、地域、諸機関を通じてスポーツ活動も促進されていくことでしょう。オリンピック選手やパラリンピック選手としては「するスポーツ」としてのスポーツへの参加行動ですが、「観るスポーツ」や「支えるスポーツ」もあり、私たちは何らかの形でスポーツにかかわっていくことができます。生活のなかに運動・スポーツを取り入れるということは、新たな刺激を加えるということでもあり、生活にポジティブな恩恵が得られるに違いありません。本書が読者の皆さまの新たな人生の扉を拓く啓蒙書となれば幸甚に存じます。

橋本公雄

目次

はじめに （3）

第Ⅰ部　ライフ・ウェルネス序論

第1章　ライフ・ウェルネスと人生 …………………………… 10

1節 ◆ ライフ・ウェルネスとは―人生いかに生きるか― ………………… 10
1. 生活習慣病時代における新しい健康観の台頭 （11）
2. ウェルネスの概念 （12）
3. ウェルネスの構成要素と測定 （13）
4. ライフ・ウェルネスとポジティブ心理学の関係 （15）

2節 ◆ ウェルビーイングとライフ・ウェルネス ………………………… 18
1. ウェルビーイングの概念 （18）
2. ウェルビーイングと QOL （21）
3. ウェルビーイング、QOL とライフ・ウェルネス （23）

3節 ◆ 幸福と人生 ………………………………………………… 26
1. 人間は社会的動物である （26）
2. 幸福と人生―アリストテレスの幸福論より― （28）

第2章　現代社会と健康・体力 ……………………………… 33

1節 ◆ 現代生活と生活環境 ……………………………………… 33
1. 文明化と虚弱化 （33）
2. 身体活動と社会環境の変化 （35）
3. 社会環境と身体活動・運動との関係 （37）

2節 ◆ 現代社会における健康問題 ……………………………… 40
1. ストレス社会の病理 （40）
2. 生活習慣病と生活習慣 （41）
3. 運動不足病 （45）

3節 ◆ 現代社会における体力の問題 …………………………… 48
1. 体力とは （48）
2. 体力の現状 （51）
3. 体力と健康との関係 （53）

目次　5

第Ⅱ部 ライフ・ウェルネスとアクティブな生活

第3章 ライフ・ウェルネスと生活行動の改善 ………………… 59

1節 ◆ ライフ・ウェルネスと健康教育 ………………………………… 59

  1. 健康教育の意義とその役割（59）

  2. ヘルスプロモーション（health promotion）に基づく健康教育の展開（60）

  3. 健康教育の新たな概念としてのライフ・ウェルネス教育（64）

2節 ◆ 行動を説明する行動変容理論 …………………………………… 67

  1. 運動行動の理解（67）

  2. 運動行動に用いられる理論・モデル（69）

3節 ◆ 生活行動の改善に向けた行動変容技法 ……………………… 76

  1. 社会的認知理論の行動変容技法（76）

  2. トランスセオレティカル・モデルの行動変容プロセス（78）

第4章 ライフ・ウェルネスとアクティブな生活 ……………… 83

1節 ◆ ライフステージと生活 ………………………………………… 83

  1. ライフステージとは（83）

  2. 各ライフステージにおける特徴と健康課題（84）

  3. ライフステージに応じたアクティブな健康づくりのあり方（88）

2節 ◆ ライフステージにおける身体活動、運動・スポーツ ……… 89

  1. 萌芽期（乳幼児期・少年期）（89）

  2. 形成期・充実期（青年期・壮年期）（92）

  3. 享受期（中年期・高齢期）（95）

3節 ◆ アンチエイジングとアクティブな生活 …………………… 98

  1. アンチエイジングと健康（98）

  2. 人生とアンチエイジング（100）

  3. アンチエイジングとトレーニング（104）

第5章 ライフ・ウェルネスと身体活動・運動 ………………… 107

1節 ◆ ライフ・ウェルネスを高める身体活動・運動 ……………… 107

  1. 身体活動と運動の定義（107）

  2. 身体活動・運動の有益性（108）

  3. 身体活動・運動を行ううえでのポイント（109）

2節 ◆ 効果的な身体活動・運動の実践方法 ……………………………… 116

　　1.　高齢者向けの運動教室プログラム（116）

　　2.　運動教室参加者の身体的、心理的、社会的効果（119）

　　3.　身体活動・運動とアクティブライフ（121）

3節 ◆ 地域ウォーキング事業における継続化方略の実践事例 …………… 125

　　1.　健康づくり推進事業とウォーキング（125）

　　2.　ウォーキング行動の実態（127）

　　3.　ウォーキング継続化における行動変容技法（129）

　　4.　ウォーキング継続化の方略の効果（131）

　　5.　地域住民を対象とする場合の介入の難しさと今後の対策（132）

第6章　ライフ・ウェルネスと余暇活動 ……………………………………… 133

1節 ◆ わが国における余暇活動 ……………………………………………… 133

　　1.　余暇活動とは—余暇の意味と解釈から—（133）

　　2.　わが国における余暇活動の歴史的変遷（135）

　　3.　現代におけるわが国の余暇活動（137）

2節 ◆ 余暇活動と健康 ………………………………………………………… 139

　　1.　余暇活動とライフスタイル（139）

　　2.　余暇活動の心理・社会的効果（141）

　　3.　運動・スポーツと余暇活動（143）

3節 ◆ ライフ・ウェルネスと余暇活動 ……………………………………… 145

　　1.　余暇論—余暇とあそび—（145）

　　2.　多様化する余暇活動とその意味（147）

　　3.　ライフ・ウェルネスに貢献する余暇活動（149）

第Ⅲ部　ライフ・ウェルネスとスポーツ福祉

第7章　ライフ・ウェルネスとスポーツ環境 …………………………… 153

1節 ◆ スポーツ活動と社会生活・文化の発展 …………………………… 153

　　1.　スポーツ宣言とその社会的意義（153）

　　2.　健康都市づくりの推進（158）

2節 ◆ みんなのスポーツと総合型地域スポーツ組織 …………………… 167

　　1.　スポーツ基本法とスポーツ「推進」政策（167）

目次　7

2. 総合型地域スポーツクラブの役割（173）

第8章　ライフ・ウェルネスとスポーツ行動 ……………… 182

1節 ◆ 「するスポーツ」とライフ・ウェルネス―挑戦と自己成長― …… 182
1. 多様なスポーツ用語（182）
2. 人の成長の原理（184）
3. スポーツの心理社会的効果―経験か、体験か―（185）
4. スポーツドラマチック体験とポジティブ徳性の関係（188）

2節 ◆ 観るスポーツとライフ・ウェルネス ………………… 193
1. わが国における観るスポーツの隆盛（193）
2. 観るスポーツの心理・社会的作用（196）
3. 文化としての観るスポーツ（198）

3節 ◆ 支えるスポーツとライフ・ウェルネス ………………… 202
1. スポーツボランティアとは（202）
2. スポーツボランティアの実態（208）
3. 「支えるスポーツ」の影響と課題（213）

第9章　ライフ・ウェルネスと社会福祉 ……………… 216

1節 ◆ 地域社会における社会福祉の理念と現状 ………………… 216
1. 社会福祉の理念と歴史（216）
2. 社会福祉の現状（221）
3. ライフ・ウェルネスと福祉（226）

2節 ◆ 障害者スポーツとライフ・ウェルネス ………………… 228
1. 障害者・児の抱える健康問題（228）
2. 健康と障害の理解（228）
3. 障害者・児の健康の促進に向けて（230）

3節 ◆ 健康行動としてのボランティア活動 ………………… 236
1. 健康行動とは（236）
2. 利他行動に伴う援助成果（237）
3. 新たな健康行動の可能性としてのボランティア活動（241）

あとがき（244）
執筆担当（245）
著者紹介（246）

第Ⅰ部
ライフ・ウェルネス序論

第1章
ライフ・ウェルネスと人生

　人生の目的は幸福と考えられるが、この幸福を確立するプロセスにはさまざまな問題や課題が存在する。本章では、ウェルネスの概念規定を踏まえ、本書の主題であるライフ・ウェルネスを規定するとともに、幸福と同義として用いられるウェルビーイングを解説する。最後に、アリストテレスの幸福論を援用しつつ幸福の達成につながる生き方とは何かについて論じることとする。

1節 ◆ ライフ・ウェルネスとは―人生いかに生きるか―

はじめに

　わが国の平均寿命は男女とも 80 歳（男性：81.3 歳，女性：87.3 歳，厚生労働省，2018）を超え、超高齢社会となった。しかし、介護を受けずに自立して生活できる人を対象とする健康寿命は男性 72.1 歳、女性 74.8 歳（厚生労働省，2016）であり、平均寿命とは男性で 9 年、女性で 13 年の開きがある。つまりこの期間、人は介護状態の生活を強いられていることになる。

　高齢期に入ると、身体的機能や体力は衰え、なかには傷病を患い、不自由な生活を強いられる人も多く存在する。また、社会の第一線で活躍していた人たちが、退職後数十年間にわたり、社会との接点を喪失し、精神的にも不安定になることもある。しかしその一方で、心身の健康問題を有しながらも生き生きと活力あふれた生活を送っている人もいる。高齢期の人びとの生活は多様であるが、人生の最終章をどのように飾るか、きわめて重要な課題を突きつけられることになるのである。

　生活習慣病の時代を迎えた今日、健康の捉え方は医学モデルだけでは捉えられない状況もあり、新しい健康観も台頭している。そこで本節では、新たな健康観の1つとしてウェルネスの概念を解説し、本書のテーマであるライフ・ウェルネスを規定することとする。

1．生活習慣病時代における新しい健康観の台頭

1948 年 に 発 効 さ れ た WHO 憲 章（Constitution of the World Health Organization）では、健康を "Health is a state of complete physical, mental and social well-being, and not merely the absence of disease or infirmity."（健康とは単に疾病や虚弱でないというばかりでなく、身体的、精神的、社会的に完全により良い状態である）と定義している。ここでは、従来の心身の健康概念に新たな生活概念としての社会的健康（social well-being）を導入しているところに特徴を有し、健康を多次元構造として規定している。

しかし、健康の捉え方は、医学、社会学、心理学などの諸学問分野において異なる。多々納（1997）は表 1-1-1 に示すように、臨床モデル、適応モデル、役割遂行モデル、幸福主義モデルの 4 つの健康の定義を紹介している。

一般的に受け入れられている健康の捉え方は医学の臨床モデルであろう。つまり、健康を病気の対極に置き二項対立概念として捉え、人びとの健康状態はこの連続線上（病気−健康連続説）のどこかに位置するというものである。これに対し、適応モデル、役割遂行モデル、そして幸福主義的モデルは、この医学モデルとは異なる。生物学における適応モデルは人と環境との相互関係のなかでうまく適応（生物学的適応と社会学的適応）しているかどうかで健康状態を捉えるものであり、社会学における役割遂行モデルは社会生活を営むうえで要請されるさまざまな役割や課題を十分に遂行できるかどうかが健康の基準となる。また、心理学における幸福主義的モデルでは、人間の欲求として最も高いレベルの自己実現という目標達成に向けての生きざまが問われ、自己実現的な生き方をしている人が健康度は高いということになる。このように、健康の捉え方は、学問分野におい

表 1-1-1　諸学問分野における健康の捉え方（多々納，1997，筆者要約）

臨床モデル（医学的視点）：健康は疾病のない状態であり、疾病は遺伝、ホメオスタシスの不均衡状態、つまりウイルスや化学物質などの異物の侵入による生態の生化学的な機能不全に起因するもの

適応モデル（環境との相互作用）：健康は社会的・物理的な環境との間で実りある効果的な相互作用を行っている人間全体の状態（Dubos, R.）

役割遂行モデル（社会学的視点）：健康は個人が社会化されるにつれて担う社会的役割・課業を効果的に遂行しうる能力の最適状態（Parsons,T.）。

幸福主義的モデル（心理学的視点）：健康は人間の最も高い目標の実現、また自己実現を意味する（Maslow, A.）。

て異なるのである。

2．ウェルネスの概念

　新しい健康観の１つにウェルネスがあるが、臨床モデルにおける健康の状態とどのように異なるのだろうか。ダン（Dan, 1961）はウェルネスを、「各人がおかれているその状況のなかで各人がもつ潜在能力を可能な限り最大限に引き出すことを目指した総合的な働きかけ」と定義し、ヘトラー（Het1ler, 1984）は、「各人が素晴らしい生き方やより良い充実した人生があることを認識し、それに向けて必要な選択をする過程」と定義している（日本 YMCA ウェルネスセンター参照, 1987）。また、全米ウェルネス協会（1988）では、Wellness is an active process of being aware of, and making choices for higher level of well-being（より質の高い幸福に向けて、あらゆる知識を高め、行動の選択力を強めるための積極的な生き方）と定義されている。つまり、ウェルネスとは個々人のよりよい人生を構築していこうとする選択的過程、つまり生き方を指しているのである。

　YMCA では、早くからウェルネスの啓蒙・普及に積極的にかかわっているが、日本 YMCA ウェルネスセンター（1987）におけるウェルネスの定義は上記の定義を援用しつつ、「各人が与えられたその状況のなかで、自らの潜在的な可能性を最大限に求める生き方である。すなわち、身体的健康、精神的健康、職業的健康、情緒的健康、社会的健康のそれぞれについて、各要素のなかでのバランス、また各要素間でのバランスを大切にしつつ、全体を統合させ、全体として安寧状態に高める生き方である」としている。

　健康な状態とウェルネスの関係について、青樹（1986）および日本 YMCA ウェルネスセンター（1987）は、ピルチ（Pilch, 1988）のロバートとマリリンというまったくおかれた状況の異なる２人を事例としたモデル（図1-1-1）を示し、わかりやすく説明しているので紹介する。ロバートはどこにも異常がなく五体満足であるが、生きがいがなく、無為に人生を送っている青年とし、マリリンはがんに罹り余命いくばくもないと宣告を受けた女性とした場合、どちらが健康的かというのである。健康−病気連続説（図1-1-1、左側）で考えると、マリリンはがんを患っているので病気の状態である。一方、ロバートはどこも悪くはないので健康な状態といえる。しかし、マリリンが残された人生を生き生きと、自己の可能性に挑戦する生き方をしているとしたらどうだろう。ロバートは身体的な異常

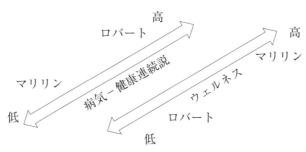

図 1-1-1　病気-健康連続説とウェルネス
（青樹，1986、日本 YMCA ウェルネスセンター，1987）

はないが、人生の目的がなくただだらだらと生活をし続けているのである。だれがみてもロバートは健康的な生活を送っているとはいえないであろう。そこで、ウェルネスという概念・指標（図 1-1-1、右側）が必要となる。実はマリリンは病気を患っていても建設的かつ前向きな人生を送っているので、ウェルネスの指標からすると、マリリンのほうが高く、ロバートのほうが低くなるのである。つまり、ウェルネスとは自己の可能性を拓こうとする生き方をしているかどうかにかかわる問題であり、よりよい人生をめざしたプロセス（生き方）をみていくことになるのである。

よって、ウェルネスの定義は、全米ウェルネス協会（1988）では"Wellness is an active process of …."であり、WHO の健康の定義における"Health is a state of…."と異なる。つまり、process（生き方）と state（状態）の捉え方の相違のなかに健康とウェルネスの違いをみて取ることができる。このように健康とウェルネスは似て非なる概念として捉えられる。

3．ウェルネスの構成要素と測定

ウェルネスの向上を図るために、その内容を明らかにする必要がある。一般的にウェルネスは身体的、情緒的、社会的、知的、スピリチュアルな要素を有しているが、環境的（職業的）な要素を含むこともある（図 1-1-2）。個々人の置かれた状況にかかわらず、人生の目的を達成するために、これらのウェルネスの要素をバランスよく生活のなかで高めていこうとする生き方そのものがウェルネスといえる。前述した日本 YMCA ウェルネスセンター（1987）におけるウェルネスの定義は、このウェルネスの構成要素を含むものとなっている。

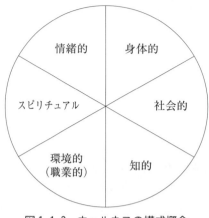

図1-1-2 ウェルネスの構成概念

図1-1-2に示したウェルネスの6つの要素はWHOの身体的・精神的・社会的健康の3つの要素に知的、スピリチュアル、環境的な要素を付加したものとなっているが、1948年に制定されたWHOの定義自体も時代に即応してスピリチュアルという第4の概念の導入を図る論争が起きた経緯もある。

ところで、ウェルネスの各要素はどのように説明されているのであろうか。ここではコービンら（Corbin, et al., 2009）の解説を紹介することにする。身体的ウェルネス（physical wellness）は日常の課題や要求に直面したとき、それらを効果的に機能する能力、効果的に自由な時間を善用する能力とされ、情緒的・精神的ウェルネス（emotional-mental wellness）は日常の環境を処理する能力を有しており、さまざまな問題に対して、ポジティブ、楽観的、そして建設的に捉えることができることであり、社会的ウェルネス（social wellness）は他者とうまくやっていける能力と説明されている。また、知的ウェルネス（intellectual wellness）は日常生活と最適な機能の質を向上させるために情報を学びとる能力であり、スピリチュアルウェルネス（spiritual wellness）は価値体系と信念体系に基づく行動を確立する能力とされ、あらゆる人びとの改善したQOL（Quality of Life）への寄与を手助けする個人よりも大きな力に関する信念に基づくものである。

つまり、ここではウェルネスはよりよい人生を構築していくために必要な能力とみなしているのである。そして、表1-1-2に示すようなウェルネスの各次元を評価する尺度を開発している。下位尺度は情緒的ウェルネス（項目番号：1, 2, 3）、知的ウェルネス（4, 5, 6）、身体的ウェルネス（7, 8, 9）、社会的ウェルネス（10, 11, 12）、スピリチュアル（13, 14, 15）の5つの要素であり、表1-1-2に示すウェルネス尺度によってウェルネス度が評価される。各下位尺度得点は「低い（5点以下）」「やや低い（6～7点）」「よい（8～9点）」「高い（10～12点）」で判定され、合計得点も「低い（29点以下）」「やや低い（30～39点）」「よい（40～49点）」「高い（50～60）」で判定される。

表 1-1-2　ウェルネスの評価尺度 (Corbin, et.al, 2009)

	1 まったくそうでない	2 そうでない	3 そうである	4 非常にそうである
1）私はほとんどいつも幸せを感じている	1	2	3	4
2）私は高い自尊感情を持っている	1	2	3	4
3）私は普通ストレスを感じない	1	2	3	4
4）私は最近の出来事をよく知っている	1	2	3	4
5）私は自分の考えと意見をうまく言い表すことができる	1	2	3	4
6）私はキャリア開発に関心がある	1	2	3	4
7）私には体力がある	1	2	3	4
8）私は身体活動を要する課題を遂行できる	1	2	3	4
9）私はレジャー活動を行う身体能力がある	1	2	3	4
10）私は多くの友人を持ち社会参加をしている	1	2	3	4
11）私は家族と親密な関係にある	1	2	3	4
12）社会的状況に対応する自信がある	1	2	3	4
13）私は精神的に満足している	1	2	3	4
14）私は自分の周囲の人々とうまくやっていると思う	1	2	3	4
15）私は自分の人生に目的意識を持っている	1	2	3	4

注）筆者訳（2016）

4．ライフ・ウェルネスとポジティブ心理学の関係

1）ライフ・ウェルネスの定義

　わが国は超高齢社会となり、人生80年の時代を迎えた。人生50年時代のころは「長く生きること」を追求してきたが、現在は「よりよく生きる」ことを追求する時代となっている。このことは寿命の捉え方においても変化がみられ、平均寿命から健康寿命の延伸を目標としていることにも表れている。よって、健康増進・体力づくりを目的とした生活改善をめざす一次予防に重点が置かれているわけである。

一方、健康の捉え方も歴史的には、身体的側面のみを対象とする一次元的構造から精神的側面を含む二次元的構造、そして WHO の定義にみられる精神的・身体的・社会的な多次元的構造へと変遷し、ウェルネスのように病気や障害をも首肯し、よりよい人生を求めた生き方の視点が含まれるようになった。つまり、ウェルネスは健康な状態のうえに築き上げられる生きがい、QOL、ウェルビーイングを求める生き方や生きざまを意味することになるのである。ここでは、健康は人生の目的ではなく、高次の人生の目的を達成するために必要な手段として捉えていくことになる。

　ところで、本書のライフ・ウェルネスは造語であり、定義する必要がある。ライフ（life）には人生、生活、生命の 3 つの意味があり、ライフ・ウェルネスはこれらの 3 つの内容を包含することになる。ウェルネスの構築にはアクティブな生活態度と行動が必要と考えられるが、そのためにも生活基盤としての身体は重要であり、それゆえ身体の強化は必要不可欠となる。身体的な強化は身体活動・運動・スポーツをとおした活動によって達成される。よってここでは、ライフ・ウェルネスを「身体活動・運動・スポーツを基盤としたアクティブな日々の生活をとおしてよりよい人生を構築していく生き方」と定義することとする。

2) ライフ・ウェルネスとポジティブ心理学の関係

　21 世紀に入って北米でポジティブ心理学の運動が台頭した。1998 年アメリカ心理学会の会長となったセリグマン（Seligman, M.E.P.）が会長講演のなかでポジティブ心理学の研究の必要性を主張したことが契機となっている。20 世紀後半の、戦後の心理学が「癒し」に関する心理学に陥っていたことへの反省のうえに立って、人間の機能や強みを強調するポジティブ心理学の運動を起こすことを呼びかけたのである（島井, 2006）。ポジティブ心理学の最終的な目的はウェルビーイングの達成にあり、そのために研究の対象としてポジティブな徳性、ポジティブな制度、そしてポジティブな主観的経験があげられている（島井, 2006; ピーターソン, 2006）。ポジティブな徳性とは、人間の強みとしての徳性、才能、興味、価値観などを意味し、ポジティブな制度とは、ポジティブな要素を促進するよい制度のことであり、家族、学校、職場共同体、社会としている。また、ポジティブな主観的経験はポジティブ感情のことであり、幸福感、快感、満足感、充実感などがあげられている（ピーターソン, 2006）。

前述したように、ウェルネスはよりよい人生を構築するための生き方を指し、ポジティブ心理学の最終的な目的が2節で述べられるウェルビーイングの構築にある（セリグマン, 2011）ことを考えると、ウェルネスとポジティブ心理学が目指しているところは共通している部分があると考えられる。特に、ライフ・ウェルネスが身体活動・運動の増強を基盤とした人生設計を目指すものであるとするなら、ポジティブ心理学が目指している3つの研究領域の、特にポジティブ徳性やポジティブ感情は運動・スポーツの体験や経験をとおして獲得されうる可能性を有することが考えられるため、両者は密接な関係にあるといえるだろう（第8章1節参照）。

文献

青樹和夫（1986）ウェルネスと健康・体力. 体育科教育, 11：43-47.

Corbin, C.B., Welk, G., Corbin, W.R. & Welk, K.A. (2009) Concepts of fitness and wellness: A comprehensive lifestyle approach (8th ed.), McGraw-Hill, NY.

Dunn, H.L. (1961) High-level wellness. Arlington, VA: R. W. Beatty.

橋本修二（2016）健康寿命の指標化に関する研究－健康日本21（第二次）等の健康寿命の検討. 厚生労働省科学研究補助金分担研究報告書. pp. 26-38. (http://toukei.umin.jp/kenkoujyumyou /houkoku/H27.pdf), （平成29年9月28日参照）

Hettler, W. (1984) Wellness: Encouraging a lifetime pursuit of excellence. Health Values: Achieving High Level Wellness, 8：13-17.

厚生労働省（2016）第11回健康日本21（第二次）推進専門委員会資料.

厚生労働省（2016）平成27年簡易生命表の概況. (http://www.mh5lw.go.jp/toukei/saikin/hw /life/life15/dl/life15-02.pdf), （平成29年8月28日参照）

日本YMCAウェルネセンター編（1987）これからのウェルネス──スタッフのためのハンドブック──. 日本YMCA同盟出版部.

島井哲志（2006）ポジティブ心理学──21世紀の心理学の可能性──. ナカニシヤ出版.

ピーターソン, K.（著）/宇野カオリ（翻訳）（2006）ポジティブ・サイコロジ──より良い生き方を科学的に考える方法──. 春秋社.

Pilch, J. (1988) Wellness spirituality. Health Values, 12(3)：28–31.

多々納秀雄（1997）今なぜ健康か──その現状と考え方. 九州大学健康科学センター編, 健康と運動の科学. 大修館書店.

セリグマン, M.E.P.（著）/宇野カオリ（監訳）（2014）ポジティブ心理学の挑戦──"幸福"から"持続的幸福"へ──. ディスカヴァー・トゥエンティワン.

全米ウェルネス協会（1988）2ウェルネスムーブメント1：1-8, 日本ウェルネス協会, 14-15.

2節 ◆ ウェルビーイングとライフ・ウェルネス

1. ウェルビーイングの概念

ウェルビーイング（well-being）という言葉は、WHO（1946）による健康の定義によって広く周知されるようになり、それ以降、1節で前述されているポジティブ心理学の台頭も重なりウェルビーイングの研究が盛んに行われるようになった。字義的には、幸福や健康、良好な状態を示す用語である一方、ウェルビーイングという概念自体は非常に幅広く、多くの要素が関係し、ウェルビーイングを構成しているため完全に定義することが難しいとされている。デシとライアン（Deci & Ryan, 2008）は、ウェルビーイングについて、「その人が潜在能力を発揮し、その人らしく生きている感覚」と定義しており、カルヴォとピーターズ（Calvo & Peaters, 2017）は、「人生に意義を見出し、自分の潜在能力を最大限に発揮している状態」としている。このように、ウェルビーイングはそれぞれの学問領域においてさまざまな定義がなされており、多くが包括的な概念として捉えられている。また、セリグマン（2014）は、ウェルビーイングをポジティブ心理学で扱われるすべての概念を包含する上位概念であると述べ、その構成要素として「ポジティブ感情（P：Positive Emotion）」「エンゲージメント（E：Engagement）」「関係性（R：Relationships）」「意味・意義（M：Meaning）」「達成（A：Achievement）」の5要素を重視した「PERMA」モデルを示している。

「PERMA」モデル（セリグマン，2014 を改変）
　　P：ポジティブ感情（Positive Emotion）
　　　　　嬉しいなどプラスの感情のことであり、主観的幸福感と人生の満足度
　　E：エンゲージメント（Engagement）
　　　　　物事に没頭するなどのことであり、主観的尺度であるフロー状態
　　R：関係性（Relationships）
　　　　　他者との良好な人間関係
　　M：意味・意義（Meaning）
　　　　　自分よりも大きいと信じる存在に属して使える。人生の意味や意義
　　A：達成（Achievement）
　　　　　一時的な「達成」や達成のための達成を求める「達成の人生」

このモデルについて、日本ポジティブ心理学協会（2011）は、ポジティブ心理学においてウェルビーイングの構成要素である「PERMA」の向上による繁栄度の向上を目標とし、個人の人生・職業形成や組織・地域開発、そして国家の政策において、「PERMA」のそれぞれのレベルを引き上げることで、繁栄度を全体的に向上させるとしている。図1-2-1に示した「PERMA」は、各種構成要素の根底にある「強み（徳性）」と「PERMA」全要素の測定値を向上させるための補助力といった「レジリエンス（精神的な回復力）」という要素を付加したものになっている。

　一方で、近年のウェルビーイングにおける研究は、個人の快状態を反映する快楽主義（hedonism）に基づく主観的ウェルビーイング（subjective well-being）と理性的成熟を反映する理性主義（eudaimonism）に基づく心理的ウェルビーイング（psychological well-being）に大別できる（Ryan & Deci, 2001）。

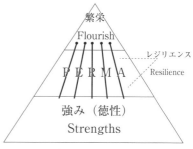

図1-2-1　PERMA
（日本ポジティブ心理学協会，2011を改変）

1) 主観的ウェルビーイング

　近年、QOLにおける研究のなかで、社会指標のような客観的指標だけでなく、個人の主観的判断、心理的側面を重視することが指摘され（石井, 1997）、主観的ウェルビーイングが問題視されるようになった。この主観的ウェルビーイングについて、ピーターソン（2012）は、「より具体的な概念であり、通常、ポジティブ感情の比較的高いレベルのもの、ネガティブ感情の比較的低いレベルのもの、そして自分の人生がよい人生であるという全体的な判断」と定義している。またディーナーら（Diener et al., 1999）は、「当人が幸福と判断するような個人の主観的側面から捉える概念であり、個人生活に対する自分自身による評価」と定義している。主観的ウェルビーイングは、「全体的な生活満足感」「特定の重要な領域における満足感」という現在および過去の生活についての人生の満足感を含む認知的側面と「快感情（ポジティブな感情経験が多いこと）」「不快感情（ネガティブな感情経験が少ないこと）」という感情的側面から構成されている。

また、Subjective well-being を訳す際に「主観的ウェルビーイング」という日本語を用いることが多いが、研究者によっては「主観的幸福感」という日本語を用い、人生全体に対する満足などを含む広範な概念として用いられる場合もある。この主観的ウェルビーイングを測る尺度として、伊藤ら（2003）によって作成された主観的幸福感尺度（Subjective Well-being Scale : SWBS）などがある。

2）心理的ウェルビーイング

　リフ（Ryff, 1989）は、主観的幸福感が情動状態のみに注目する点で人間のウェルビーイングを包括的に捉えきれていないことを指摘し、心理的ウェルビーイングの概念を「人生全般にわたるポジティブな心理的機能」としている。この概念は「人格的成長」「人生における目的」「自律性」「環境制御力」「自己受容」「積極的な他者関係」の6次元から構成されている（表1-2-1）。

表1-2-1　心理的 well-being 6次元の定義（Ryff, 1989 を改変）

人格的成長（Personal Growth）：発達と可能性の連続上にいて、新しい経験に向けて開かれている感覚
　連続して発達する自分を感じている：自己を成長し発達し続けるものとして見ている：新しい経験に開かれている：潜在能力を有しているという感覚がある：自分自身がいつも進歩していると感じる

人生における目的（Purpose in Life）：人生における目的と方向性の感覚
　人生における目的と方向性の感覚を持つ：現在と過去の人生に意味を見出している：人生の目的につながる信念を持つ：人生に目標や目的がある

自律性（Autonomy）：自己決定し、独立、内的に行動を調整できるという感覚
　自己決定力があり、自立している：ある一定の考えや行動を求める社会的抑圧に抵抗することができる：自分自身で行動を統制している：自分自身の基準で自己を評価している

環境制御力（Environmental Mastery）：複雑な周囲の環境を統制できる有能さの感覚
　環境を制御する際の統制力や能力の感覚を有している：外的な活動における複雑な状況をコントロールしている：自分の周囲にある機会を効果的に使っている：自分の必要性や価値にあった文脈を選んだり創造することができる

自己受容（Self-Acceptance）：自己に対する積極的な感覚
　自己に対する積極的な態度を有している：良い面、悪い面を含む自己の多面性を認めて受け入れている：自分の過去に対して積極的な感情を持っている

積極的な他者関係（Positive Relations with Others）：暖かく、信頼できる他者関係を築いているという感覚
　温かく、満足でき、信頼できる他者関係を築いている：他者の幸せに関心がある：他者に対する愛情、親密さを感じており、共感できる：持ちつ持たれつの人間関係を理解している

また西田（2000）は、リフ（Ryff, 1989）のPsychological Well-being Scale を基に心理的 Well-being 尺度を作成しており、すべての次元において幸福感や満足度と高い相関関係があることを報告している。

これまでに、ウェルビーイングとの関連において、健康にかかわるさまざまな行動は主観的ウェルビーイングの向上に寄与するが、特に運動による介入が強い影響力をもっている。横山ら（2002）によると、中高年者では、運動教室への参加によって主観的ウェルビーイングが向上することを報告しており、強度の軽い運動を行うことでより効果的に主観的ウェルビーイングを向上させることが可能である。

2. ウェルビーイングとQOL

人が幸せに過ごしている状態をあらわす概念として QOL がある。ウェルビーイングと同様に QOL も構成概念であるため、定義は多種多様であるが、WHOQOL（1995）では QOL について、「個人が生活している文化や価値観のなかで、目標や期待、基準または関心に関連した自分自身の人生の状況に対する認識」と定義している。また、古谷野（2004）は、QOL の定義には以下の7つのパターンが認められることを報告している。

① QOL ＝（個人状態）
② QOL ＝（環境条件）
③ QOL ＝（評価結果）
④ QOL ＝（個人の状態、環境条件）
⑤ QOL ＝（個人の状態、評価結果）
⑥ QOL ＝（個人の状態、環境条件、評価結果）
⑦ QOL ＝（個人の状態、環境条件、評価結果、評価基準）

①は、QOL を広義の健康の意味で使用するもので、③は、QOL を満足度や幸福度と同義とする概念規定である。②と④は、社会計画の立場から、客観的に測定できる指標のみによって QOL を定義しようとするもの、⑤は、臨床の場面で頻繁に用いられている概念規定である。⑥の概念規定は、④⑤よりも広く、最近では頻繁に用いられるようになっている。個人の主観的な評価の基準を含めた⑦

第1章　ライフ・ウェルネスと人生　　21

は、QOL の構成要素をすべて含んだ最も広い概念規定である。

　一般的に WHO によって定義された健康の概念が QOL の概念に相当するものと考えられており、WHO は QOL の構成領域を、①身体的側面、②心理的側面、③自立のレベル、④社会的関係、⑤生活環境、⑥精神性・宗教・信念の 6 つの側面からなる WHOQOL-100 を開発している。

1）健康関連 QOL

　1990 年代後半に健康と直接関係のある身体的、心理的状態など人の健康に起因し、医学的介入により改善可能な健康関連 QOL（Health-related QOL）という概念が提唱されている。健康関連 QOL は、「疾患や治療が、患者の主観的健康感（メンタルヘルス、活力、痛み等）や毎日行っている仕事、家事、社会活動にどのようなインパクトを与えているか、これを定量化したものである」と定義されている（福原，2002）。フクハラら（Fukuhara et al.,1998）は健康関連 QOL を評価するために包括的尺度である日本語化された SF-36（MOS Short-From 36-Item Health Survey）を作成した。これは、①身体機能、②日常役割機能（身体）、③体の痛み、④全体的健康感、⑤活力、⑥社会生活機能、⑦日常役割機能（精神）、⑧心の健康の 8 つの健康概念から構成されており（表 1-2-2）、国際的にも普及している QOL 評価尺度である。

2）運動の効果

　この健康関連 QOL の維持・向上のために心身の健康を維持することはもちろん、その手段として運動の有益性が注目されている。たとえば、大田尾ら（2014）は、2 週間ごとに 2 回の運動介入によってバランス能力や健康関連 QOL が改善したことを報告している。また、アメリカスポーツ医学会（ACSM: American College Sport Medicine, 1998）によると、筋力トレーニングが高齢者の筋量や筋力の維持・改善および機能的能力の改善、さらに健康関連 QOL の向上が可能であることが示されている。一方でバビャクら（Babyak et al., 2000）は、うつ病患者を対象に比較検討した結果（①抗うつ薬の処方、②エアロビクス、③混合）、6 カ月後に、①の被験者のうち 38%、③の被験者のうち 31% にうつの再発がみられたのに対し、②の運動のみを行ったグループはわずか 9% しか再発していなかったことを報告している。このように運動には、不安やうつ、ストレ

22

スを減少させる効果もある。

表1-2-2　SF-36 v.2 日本語版マニュアル（福原・鈴鴨, 2004）

下位尺度名	得点の解釈	
	低い	高い
身体機能 Ｐｈｙｓｉｃａｌ functioning	入浴または着替えなどの活動を自力で行うことが、とてもむずかしい	激しい活動を含むあらゆるタイプの活動を行うことが可能である
日常役割機能（身体） Role psysical	過去1カ月間に仕事やふだんの活動をしたときに身体的な理由で問題があった	過去1カ月間に仕事やふだんの活動をしたときに、身体的な理由で問題がなかった
体の痛み Bodily pain	過去1カ月間に非常に激しい体の痛みのためにいつもの仕事が非常にさまたげられた	過去1カ月間に体の痛みはぜんぜんなく、体の痛みのためにいつもの仕事がさまたげられることはぜんぜんなかった
全体的健康感 General health	健康状態がよくなく、徐々に悪くなっていく	健康状態は非常によい
活力 Vitality	過去1カ月間、いつでも疲れを感じ、疲れはてていた	過去1カ月間、いつでも活力にあふれていた
社会生活機能 Social functioning	過去1カ月間に家族、友人、近所の人、その他の仲間とのふだんのつきあいが、身体的あるいは心理的な理由で非常にさまたげられた	過去1カ月間に家族、友人、近所の人、その他の仲間とのふだんのつきあいが、身体的あるいは心理的な理由でさまたげられることはぜんぜんなかった
日常役割機能（精神） Role emotional	過去1カ月間、仕事やふだんの活動をしたときに心理的な理由で問題があった	過去1カ月間、仕事やふだんの活動をしたときに心理的な理由で問題がなかった
心の健康 Mental health	過去1カ月間、いつも神経質でゆううつな気分であった	過去1カ月間、おちついていて、楽しく、おだやかな気分であった

3．ウェルビーイング、QOL とライフ・ウェルネス

　ポジティブ心理学の最終的な目的はウェルビーイングの構築であり、PERMA を向上させることによって持続的幸福度（Flourishing）を増大させることだと

考えられている（セリグマン, 2014）。この幸せが長続きする方法の1つとして、セリグマンら（Seligman et al., 2005）は、「うまくいったことエクササイズ」などを推奨している。「うまくいったことエクササイズ」は、毎晩寝る前にその日を振り返り、今日うまくいったこと（よかったこと）を3つ書き出し、その理由を述べるというエクササイズを行うことであり、幸福度が増進するだけでなく抑うつ度が低下し、その効果が半年後も持続したことを明らかにしている。また、たとえばパートナーが昇進したなど、よい知らせに対しての積極的一建設的反応（心から興味をもっている熱心な反応、出来事についてさらに詳しく聞くなど）をすることによって他者との最高な関係を築くことができるとしている。さらに自分の「特徴的強み」に気づき、それらの強みを活用すること（強みを自分のものにする）などさまざまな方法を紹介しており、これらのスキルの向上がポジティブな生き方に通じるものだと考える。

　また、ライフ・ウェルネスは、よりよい人生を構築していくために身体活動・運動・スポーツを基盤としているため、これまでウェルビーイングや QOL 向上のために運動がもたらす効果について述べてきた。つまり、ウェルビーイングや QOL を高めるために運動はもちろんのこと、前述しているポジティブな生き方を追求していくことで人生はよりよいものになると考える。

文献

American College of Sports Medicine (1998) ACSM on position stand, exercise and physical activity for older adults: Medicine & Science in Sports & Exercise, 30 (6)：992-1008.

Babyak, M., Blumenthal, J.A., Herman, S., Khatri, P., Doraiswamy, M., Moore, K., Craighead, W.E., Baldewicz, T.T. & Krishnan, K.R. (2000) Exercise treatment for major depression: Maintenance of therapeutic benefit at 10 months: Psychosom. Med., 62 (5)：633-638.

カルヴォ, R.A., ・ピーターズ, D. (著) / 渡邊淳司・ドミニク・チェン (監訳) (2017) ウェルビーイングの設計論. ビー・エヌ・エヌ新社.

Deci, E.L. & Ryan, R.M. (2008) Hedonia, eudaimonia, and well-being: An introduction. Journal of Happiness Studies, 9：1-11.

Diener, E., Suh, E.M., Lucas, R.E. & Smith, H.L. (1999) Subjective well-being: Three decades of progress. Psychological Bulletin, 125：276-302.

福原俊一 (2002) 臨床のための QOL 評価と疫学. 日本腰痛学会雑誌, 8：31-37.

古谷野亘 (2004) 社会老年学における QOL 研究の現状と課題. 保健医療科学, 53：204-208.

Fukuhara, S., Bito, S., Green, J., Hsiao, A., & Kurokawa K. (1998) Translation, adaptation, and validation of the SF-36 health survey for use in Japan: J. Clin. Epidemiol, 51 : 1037-1044.

石井留美（1997）主観的幸福感研究の動向 . コミュニティ心理学研究 , 1 : 94-107.

伊藤裕子・相良順子・池田政子・川浦康至（2003）主観的幸福感尺度の作成と信頼性・妥当性の検討 . 心理学研究 , 74 : 276-281.

西田裕紀子（2000）成人女性の多様なライフスタイルと心理的 well-being に関する研究 . 教育心理学研究 , 48 : 433-443.

大田尾浩・田中聡・積山和加子・長谷川正哉・島谷康司・梅井凡子・金井秀作・藤原和彦・八谷瑞紀・溝田勝彦（2014）転倒予防教室が及ぼす身体機能・健康観 QOL・運動習慣への効果 . Japanese Journal of Health Promotion and Physical Therapy, 4（1）: 25-30.

ピーターソン , C.（著）/ 宇野カオリ（監訳）（2012）ポジティブ心理学入門 . 春秋社 .

Ryan, R.M., & Deci, E.L.（2001）On happiness and human potentials: A review of research on hedonic and eudaimonic well-being. Annual Review of Psychology, 52 : 141-166.

Ryff, C.D.（1989）Happiness is everything, or is it？Explorations on the meaning of psychological well-being: Journal of Personality and Social Psychology, 57 : 1069-1081.

Seligman, M.E.P., Steen, T.A., Park, N., & Peterson, C.（2005）Positive Psychology progress: Empirical validation of interventions. American Psychologist, 60 : 410-421.

セリグマン , M.E.P.（著）/ 宇野カオリ（監訳）（2014）ポジティブ心理学の挑戦――"幸福"から"持続的幸福"へ―― . ディスカヴァー・トゥエンティワン .

The WHOQOL Group.（1995）The world health organization quality of life assessment（WHOQOL）: Position paper from the World Health Organization. Social Science & Medicine, 41（10）: 1403-1409.

横山典子・西嶋尚彦・前田清司・久野譜也・鯵坂隆一・松田光生（2002）中高年者の運動教室参加が運動継続要員と主観的幸福感に及ぼす影響 . 日本体育学会大会号 , 53 : 554.

一般社団法人 日本ポジティブ心理学協会（2011）繁栄（Flourish）への方程式 . http://www.ippanetwork.jp/（平成 29 年 8 月 21 日参照）

3節 ◆ 幸福と人生

　1節、2節において現代のライフ・ウェルネス概念が考察された。この概念は広い意味の健康概念をふくむ社会的な善き生をあらわすであろう。しかし、では善き生とはいかなる生き方であろうか。古代ギリシアの哲学者ソクラテスは、ただ「生きる」のではなく「善く生きる」ことを「何よりも大切にしなければならない」と説いた（プラトン、『クリトン』）。ソクラテスによれば善き生こそ幸福な生にほかならない。なぜなら幸福は善きものの享受だからである。本節ではソクラテス、プラトンにつづく古代ギリシア哲学の泰斗、アリストテレスに学びつつ「善き生」とは何かを考えてみたい。

1. 人間は社会的動物である

　さて、アリストテレスは人間を定義して「人間は自然に国的（ポリス的、politikon）動物である」という（アリストテレス、『政治学』）。いいかえるとそれは「人間の本性は社会性にある」という主張である。人間が蟻や蜜蜂よりもずっとそうなのは、人間だけがロゴス（言葉、理性）を有するからである。人間はみずからの役割を理解しつつ、家族や部落や国という社会を作る。これらの社会は人間が生きるとともにおのずと自然に目的的な連関としてあらわれる。このアリストテレスの社会性の思想について、日本の哲学者の和辻（1934）は以下のように要約している。

　「まず男女は互いに他なくしては存在し得ぬものである。だからそれは本性上家族として結合する。この場合家族の全体性が夫・妻・子というごとき個人よりも先である。日常生活の需要は、この全体性において充たされている」。

　ここでは、個人は家族という社会のなかで果たす役割である。人は男か女か、夫か妻か子であり、その役割のなかでよく生きたり生きなかったり、幸福であったりなかったりする。この役割を取り去った個人としては、よく生きることも幸福であることも問題にならない。というのは、そうしたものとして人はさしあたり定義されていないからである。

　「ところで日常生活の需要充足よりも高い目的がめざされる場合には、家族が相寄って部落を形成する。最も自然的な部落の形式は、同じ家族から出たコロニーである。さらにまた多くの部落が、ほとんどあるいはまったく自足し得るほど

に大きい、一つの完全な社会に結合するとき、そこにポリスが現出する。ポリスは生活の必要に基づき、善き生活のために存続するものである。ところでこの三段の発展において、ポリスは家族や部落の目的となっている。しかるにアリストテレスによれば、事物の本性はその目的にほかならない。家族や部落が人の本性に基づくとすれば、ポリスはさらに深く人の本性に基づくとせられなくてはならない。かくして人は本性上ポリス的動物であると言われる」。

　人は家族をなす動物とも、部落をなす動物ともいってよい。しかし、家族も部落もポリスを目的にして初めてその存在意義をもつことができるので、人はポリスをなす動物であるというのが最も適切である。人間とは人と人との間にあるものという意味である。つぎの引用は和辻（1934）によるアリストテレス『政治学』の著名な箇所の翻訳である（和辻、1934）。

　「ポリスは本性上家族および個人よりも先である。なぜなら、全体は必然に部分よりも先だからである。たとえば身体全体が破壊せられれば、もはや手も足もない。死人の手足と呼ばれるものは、石でつくった手を手と呼ぶのと同じ意味で手足であるに過ぎぬ。しかし手足というごときものは、その働きや力によってそれとして限定せられるのであるから、それらがもはやその特殊の性質をもたない時には、同じ手足であるということはできぬ。ただ同じ名を持っているだけである。ポリスが人の本性に基づくものであり、個人よりも先であるという証拠は、個人が孤立させられると自足的でなくなること、したがって個人はポリスに対して全体に対する部分の関係に立っていることである。社会の内に生きることのできぬもの、あるいは自足せるがゆえに社会を必要とせぬものは、ポリスの成員ではなくして、獣か神かである」。

　国家（ポリス）を超えた個人は存在しない。それゆえソフィストたちが思い描いたような、国家をほしいままにする独裁者や弁論家は、人間の善き生き方のなかには見出されない。人間は社会的存在として社会のなかでのみ自足しうる存在である。アリストテレスはつぎのように述べている（アリストテレス、『ニコマコス倫理学』）。

　「自足するとは、自分ひとりにおいて足りる、つまり、自分ひとりの生活を生きている自分において足りるという意味ではなく、親や子や妻や、一般にいって、友人や同市民たちと共にある自分において足りるという意味である。なぜなら人間は本性上、ポリスをなして存在するものだからである。だがそこには、ある限

界が設けられねばならない。なぜなら、つながりは祖先へ、子孫へ、友人の友人へと限りなく広がってゆくからである。……自足するものとは、それだけでも生活を望ましいもの、不足するところのないものにするものである、とわれわれは定める。幸福とはこのようなものである」。

しかしでは、アリストテレスは個人や個性を考えなかったのだろうか。そのようなはずはない。個を真に存在するものと思考するところからアリストテレスの哲学は始まるからである。そしてまた和辻（1934）が指摘しているように、個人ないしは「個性」を「滅却する」ことは「個人が全体に従うという関係」そのものを「不可能」にしてしまう。それは家族や部落がポリスを目的として存立しているにせよ、すべてがポリスに吸収しつくされない独自性をもって存立していることを否定するのと同じであろう。ポリスがよきポリスとして存続するためには、個人ないしは個性が「全体性」から独立しているということがなければならない。個と全体の目的的な有機的連関とはそうしたものであるはずであろう。

そのためにわれわれはここで、アリストテレスは「人間だけがロゴスを有する」ことを人間の社会性の基礎におくだけでなく、個としての人間の本性という意味でも理解していたことに留意しよう。人間はロゴスをもつことによって、社会の役割を自覚すると同時に個であることを自覚するというべきである。たしかに人間は社会的存在としてポリスにおいて自足したものとなる。しかし同時に、個として自足する道もまたロゴスにより可能となるのでなければならない。

2．幸福と人生—アリストテレスの幸福論より—
1）善きことの実現としての幸福

アリストテレスによれば、人間は善きことを目指して行為する。さまざまな善きことは目的的に連関し、最終的にはいかなる行為も「幸福」に関与する。幸福はあらゆる善きことの究極の目標であり、それ自身が最高に善きこと、すなわち「最高善」である。それゆえ幸福は人間の行為の元々の、そして最終の目的であるといってよい（アリストテレス『ニコマコス倫理学』）。

こうした幸福の位置づけに人びとは同意する。しかし、幸福が何であるかについては意見が分かれる。ある人は、幸福は快楽であるという。また名誉を人生の目的であると考える人もいる。さらには富を目的とする人は多い。アリストテレスはそれぞれの主張をしりぞけ、「人間だけがロゴス（理性、言葉）を有する」こ

とを基軸に幸福を思考する。最高に善きことである幸福とは何であろうか。それはどのように特徴づけられるのであろうか。

　以下において、アリストテレスの幸福論の輪郭を描いてみよう。アリストテレスは幸福がそれ自身もまた行為として、すべての行為の目的であると規定したうえで、すべての行為はその目的と行為との関係に基づき、2種類に分別されると説明する（アリストテレス『形而上学』第9巻第6章，1988）。
①それをすることで、それとは別の善きこと（目的）が実現される行為。
②それをすることがその善きこと（目的）それ自身を実現している行為。

　さて、①の行為は、目的である善きことそれ自身ではない。この善きことを実現しようとしてなされる行為である。人は目的を実現する手段としてその行為を選択する。ただし、その行為が続くかぎり、目的はまだ達成されていない。例をあげれば、建築やダイエットなどがそうである。それらが続いている限り、建物はまだ完成しておらず、やせるという目的は実現していない。このようないまだ完成も実現もしていない「目的」にさし向けられている行為をアリストテレスは、「キネシス（運動）」と呼ぶ。アリストテレスによれば、それは完全なる行為ではない。なぜなら、そうした行為はそれ自体、その未完成を証明しているからである。「運動」の完成は目的の実現である。しかし「運動」は目的の実現とともに終息する運命にある。それゆえアリストテレスは、「運動」が完全なる行為ではなく、未完結かつ未充足な行為であると考えた。また「運動」は目的である善きことに対して代替可能でもある。それは目的を達成することが可能な多くの手段の1つにすぎず、善きものを実現するための相対的な価値しかもたない。やせるためには食事療法以外に運動療法や外科的手段さえ存在するからである。こうした考察をふまえて、アリストテレスは、①の行為が未完結、未充足、偶然的であるとともに相対的な価値しかもたないと評価した。「運動」はその本性から、「幸福」と呼びうる活動ないしは行為にあたらないとみなされた。

　では、②はどのような行為であろうか。さしあたり①の行為が、目的である善きことを実現するための手段にすぎないのに対し、②はその行為それ自身が目的として善きことを実現している行為といえよう。行為の目的をその結果としてその行為の未来に実現するのではなく、行為と同時にその現在に実現する行為をこそアリストテレスは真の意味での行為、完全なる行為と考えた。三木（1967）はアリストテレス『形而上学』のかの箇所をつぎのように翻訳している。

第1章　ライフ・ウェルネスと人生　29

「限界を有する行為の如何なるものもテロス［終わり、目的］でなく、却ってテロスへ導くことに関している、たとえば痩せる過程の如きがそれである。痩せつつあるものがこのような仕方で運動に於いてあり、この運動の目的と一つでない場合、それは行為ではなく、あるいは少くとも完き行為ではない（なぜならそれはテロスでないから）、これに反してテロスを自己のうちに含むものが行為である。たとえば、彼は見、熟慮しまた思惟すると同時にまた思惟したと云われる。然るに彼は学ぶと同時に学んだ、健康になると同時に健康になったとは云われない」。

　要するに、②は「テロスを自己のうちに含む」行為であり、自己目的的ないし自己実現的な行為である。この行為は未来に善きことを実現する行為ではなく、行為と善きことの実現が同時であるような現在的な活動である。こうした行為ないしは活動をアリストテレスは「エネルゲイア（現実活動）」と呼んだ。エネルゲイアすなわち現実活動はそれをすることがそれをするための目的であり、そしてその実現である、それ自身で完結し充足している活動ないしは行為である。その行為をなすことが目的の達成であり、他に代替できない絶対的な価値の実現である。こうした行為こそ最高に善きことの、すなわち幸福の在り処でなければならない。

　アリストテレスはエネルゲイアの例として「見る」や「思惟する」など知性にかかわるいわば個人的な行為や活動をあげる。というのはそうした活動が最も人間のロゴス的本性にふさわしく、「見る」ことや「聞く」こと、一般に知ることはそれ自身が目的でありかつ喜びだからである。しかし、ロゴス的本性は人間の社会性の基礎でもあった。それゆえ幸福は社会においてもまた、それが実現されるとすれば、社会を目的とするそれぞれ個人の行為がみずからの自己目的的な行為となる限りにおいて、まさに「現実活動」の行為（プラクシス）として現実化することになろう。

2）生きることと幸福

　アリストテレスにしたがえば、幸福は気分や感情ではなく行為であり活動である。それは、それをすることが「目的」を実現する「手段」であるとともに「目的」の実現そのものでもある行為としての現実活動である。さらにまた幸福は、すべての善きことの究極的かつ最終の目的でもあった。それゆえに幸福は「善き

魂の活動であり……完全な徳（アレテー）に即しての完全な生の活動である」と
定義される（アリストテレス、『エウデモス倫理学』）。徳とは一般に仕事における
有能性を意味する。そしてそれは人間の本性が社会性にあることと別ではない。
というのは人間の完全な徳はロゴスをもつことによるからである。塩出（1981）
によれば、

「人間に固有の機能は魂の理性的な働きにある。したがって、人間に固有の徳
は魂の理性的な働きの徳でなければならない。アリストテレスによれば、人間の
魂は厳密な意味での理性的部分と、理性の声に従うことができるという意味で理
性的である欲求的部分と、まったく理性に与らない植物的部分の三つの部分から
なっている。それゆえ、人間に固有の徳はこの二つの理性的部分の徳であること
になる。厳密な意味での理性的部分の徳は知性的徳（dianoetice arete）と呼ば
れ、それには概括的に言えば、知恵（sophia）と思慮（phronesis）の二つがあ
る。他方、欲求的部分の徳は倫理的徳（ethice arete）と呼ばれ、それには勇気・
節制・正義等の、習慣によって形成される性状（エートス）に関する様々な徳が
ある」。

　さて、アリストテレスの定義にしたがい、「完全な徳に即しての完全な生の活
動」が幸福であるなら、「知性的徳」に即してのテオリア（観照）という生き方、
ならびに「倫理的徳」に即してのプラクシス（実践）という生き方がそれぞれ幸
福な生であるという結論に至る。最後に、このアリストテレスの結論に若干の考
察を加えておこう。

　われわれが最初に考察したように人間の本性が社会性にあることを考慮するな
ら、幸福はまずもって「倫理的徳」に即した人間の実践的活動（プラクシス）に
あるとせねばならない。アリストテレスはプラクシスから、賃金のために働く生
き方を卑しく教養を欠くものとして除外したが、人がそこで最もよく生きること
ができる完全な国家にあっては外的な財、たとえば身体の健康や経済的な充足も
必要であるとした。現代のわれわれは、職業を通じて賃金のために働く生き方を
生きることから除外しえないであろう。しかし、われわれは賃金のためにだけ働
くのではない。働くことはまずもって社会のためであろう。われわれは仕事をと
おして社会のために働き、同時に自らの存立を実現する。個人と社会は働くとい
う行為を通じて有機的に結ばれる。ここに善く生きるという幸福（エウダイモニ
ア）の１つの姿が思い描かれる。「倫理的徳」に即した幸福とはそうしたもので

あろう。仕事が生きがいとなるのはそのようにして可能なのではないか。とはいえ、個人と社会が目的的に有機的に連関する全体ははたして現実に可能なのだろうか。現実の社会や国家において、それは依然として課題であるように思われる。

　他方、アリストテレスはもう1つの幸福を描いた。個人の自己目的的な現実活動としての観照（テオリア）に宿る幸福である。音楽を聴いたり、映画や芝居を見たり、思惟したり、またスポーツをしたりすることさえ、それらを現実活動（エネルゲイア）として実現することは、アリストテレスの指摘したように、すぐれて個人に許される幸福であるにちがいない。さらに知的なテオリアの生活は望みうる最善の生活といえよう。しかしその幸福はわれわれ人間にとって、社会の幸福とは別のいまひとつの幸福として成り立ちうるものなのであろうか。人は社会的存在であればこそ個人としての幸福を持つことが可能でありかつ必要であるとみなされるのではないだろうか。両者の幸福は関係し合わないのであろうか。関係し合うとすればそれはどのようにであろうか。こうした問にここでただちに答えることは難しい。幸福の問題をさらに問うため、これらの問を課題として指摘することでこの節を閉じることにする。

文献

アリストテレス（1988）政治学. アリストテレス全集 15. 岩波書店 .
アリストテレス（1988）ニコマコス倫理学. アリストテレス全集 13. 岩波書店 .
アリストテレス（1988）形而上学. アリストテレス全集 12. 岩波書店 .
アリストテレス（1988）エウデモス倫理学. アリストテレス全集 14. 岩波書店 .
塩出彰（1981）倫理思想の歴史――古代・中世. 訓覇曄雄・有福孝岳編 倫理学とはなにか. 勁草書房 .
プラトン（1992）クリトン. プラトン全集 1. 岩波書店 .
三木清（1967）アリストテレス形而上学. 三木清全集 9. 岩波書店 .
和辻哲郎（1934）人間の学としての倫理学. 岩波全書 .

第2章
現代社会と健康・体力

　ライフ・ウェルネスが生きがいや幸福などの主観的ウェルビーイングを追求する生き方とすれば、生活習慣とは密接不可分の関係にある。現代社会における人びとの生活習慣は非感染症の生活習慣病をもたらしている。そこで本章では、現代生活が抱える病理現象や健康・体力問題を明らかにし、生活習慣の改善の必要性を主張するとともにライフ・ウェルネスとの関係を論じることとする。

1節 ◆ 現代生活と生活環境

　18世紀後半から始まった産業革命以降、人類はさまざまな機械を発明しめざましい文明化を遂げた。ここでは、こうした生活形態の変化による副産物としての身体不活動化と虚弱化を論じ、社会環境が身体活動・運動にもたらす影響について解説する。

1．文明化と虚弱化

　人類の歴史は700万年とされ、長いあいだ狩猟や採取によって命をつないでいた。狩猟や採取を中心とした生活は、身体的努力や活発な身体活動を要するものであり、食物はいつも身近にあるわけではなく、相当な距離を歩かなければならなかったであろう。獲物を仕留めるためには物を投げる力や持久力も不可欠であったに違いない。また、日常生活において移動するときには自らの足で歩き、自らの手ですべてを運んでいたであろう。つまり、生活するためには精力的な身体運動を当然のこととして行わなければならず、体力が財産であったことに違いない。人類は今から約1万3,000年前に農耕を始め、遅れてその1,000年後に牧畜を始めたと考えられている。したがって、その歴史のうち99%以上は狩猟や採取を中心として食物を手に入れていたことになる。

　産業革命以降、人びとは利便性を追求し、驚異的な発明によって労力を節減で

第2章　現代社会と健康・体力　　33

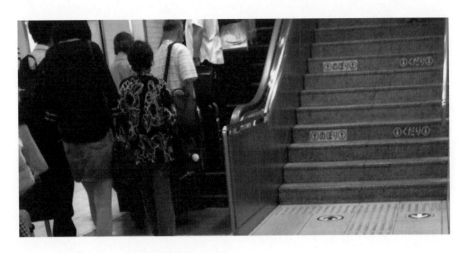

写真 2-1-1　地下鉄駅構内では多くの人がエスカレーターを利用する

きる装置を数多く作り出した。先進工業国の日々の活動は自動車が中心となり移動範囲は格段に広がった。駅やデパートではエスカレーター、エレベーターが設置され、たくさんの人たちが列をなす。洗濯機、食洗機、フードプロセッサー、電動芝刈り機、給湯機など、家庭での作業は電化製品が代用してくれる。また、通信、宅配などは日々われわれを新たなサービスへ誘い、家から一歩も出ることなく極めて充実した生活を送れる時代となった。まさに、人間の労働や日常活動は用具の機械化とともに、高度な文明化を遂げたのである。

　しかしながら、高度な文明化は身体活動量の極端な低下を引き起こした。歩く動作は激減し、階段を登ることも少なくなった（写真 2-1-1）。日常生活においても、骨の折れるような作業はほとんど姿を消した。そして、こうした生活環境の変化は動物としての退化、虚弱化をもたらしたのである。次節で詳しく述べるが、運動不足は筋活動量の低下をまねきエネルギー消費量が減少する。また、呼吸循環器系への負荷が低く心肺機能は低下の一途をたどることになる。加えて、骨密度の減少だけでなく、ロコモティブシンドローム（運動器症候群）を引き起こす可能性が高まるとされている。

　子どもの体力に着目すると、スポーツ庁が実施する全国体力・運動能力、運動習慣等調査（2019）では、2008 年以降は改善傾向にあった小・中学生の体力が 2019 年には男女ともに低下したことが報告されている。また、女子よりも男子

の低下が顕著で、特に小学生男子では過去最低であったとしている。この調査では、子どもの体力低下が起こった背景に「授業以外の運動時間の減少」や「テレビ、スマートフォン、ゲーム機等による映像視聴時間の増加」があることを指摘しており、現代における子どもの体力の実態に対しても身体活動量の低下が影響を及ぼしていることが推察される。

　ところで、「咀嚼」という生活に欠かせない行動も広義の身体活動として捉えれば、この行動からも人類の虚弱化が叫ばれて久しい。弥生時代には、食事に1時間ほどを費やし4,000回も咀嚼していたと考えられている。この時代の調理法は限られ、穀物や木の実などの硬いもの、繊維質の食材を中心として食していたためである。しかし、現代は一度の食事で20分ほどの時間しか要さず、咀嚼回数は600回ほどとされている。こうしたことは、不正咬合や顎関節症の問題、虫歯や歯槽膿漏を増加させた。

　このように、「便利さ」を追求した現代社会では、その代償に身体活動が省力化されることから、意識的に身体活動量を増やす取り組みが極めて重要となる。

2．身体活動と社会環境の変化

　人類が初めてガソリン車を発明したのは1870年のことである。日本国内においては1966年の統計開始時の自動車保有数は812万台であったが、1987年には5,000万台、1996年には7,000万台を超えた。2020年には8,184万台が登録されている状況である（自動車検査登録情報協会，2017）。

　国土交通省（2018）が発表した1世帯当たりの車両数の全国平均は、1.06台である。一方、九州運輸局管内の同車両数をみると、2016年において福岡県は1.08台と全国平均とほぼ変わりないのに対し、佐賀県の1.52台、熊本県は1.33台、大分県と宮崎県は1.29台であった。こうした結果には、公共交通機関の利便性の違いが大きな影響を与えていることが考えられる。自動車のうち軽自動車に着目すると、特に100㎢当たりの鉄道営業キロが大きい（鉄道網が発達している）東京、大阪、神奈川では1世帯あたりの保有台数は0.2台であり、全国平均の0.52台に比べて格段に少ない。一方で、鉄道による利便性が低い県では軽自動車の普及率が高く、燃費効率のよい軽自動車が重要な交通手段になっているといえよう。

　各都道府県において人々が利用する交通手段の実態を把握するために、国土交

通省は「パーソントリップ調査」を実施している。熊本都市圏においては過去に4回（1973年・1984年・1997年・2012年）実施された。この調査（図2-1-1）において、熊本都市圏の労働を含めた日常生活で使用する交通手段についての結果は、「徒歩」が第1回目から4回目にかけて38.9%、27.0%、17.6%、16.2%と40年ほどで大幅に減少した。また、「自動車」は33.4%、41.9%、59.3%、64.3%とほぼ倍増している。第2回から第3回目の調査にかけての自動車使用割合の伸び率が高いが、この年代には全国的に自動車保有台数が急増したとされている。鉄道はいずれの調査でも2%以下であった。一方で、東京都のパーソン

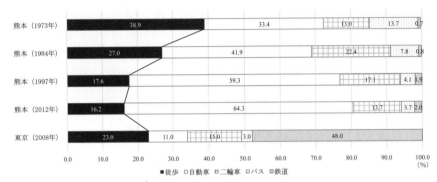

図 2-1-1　移動における交通手段の推移
（熊本県・東京都のパーソントリップ調査をもとに作成）

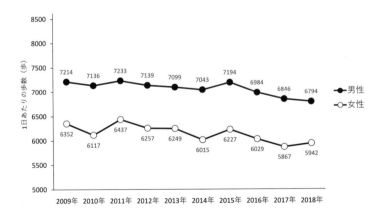

図 2-1-2　日本人における1日の平均歩数の推移（20歳以上）

トリップ調査（2008）では、「徒歩」が23%、「自動車」が11%、「鉄道」が48%となっており、鉄道網の影響は多大であることがうかがえる。実際のところ、近年の日本人の平均歩数は減少傾向にあり（図2-1-2）、1日で1万歩以上歩く人の割合も減少しているとされている。

　地方都市での自動車依存の傾向を改善するためには、個人の努力だけに頼っていては無理があり健康格差を生む要因になりかねない。WHOは「公衆衛生（public health）とは組織化された地域社会の努力を通して、疾病の予防、生命の延長、身体的・精神的健康と効率の向上を図る科学であり技術である」と定義している。よって、地域全体の健康づくりは組織全体の努力によって展開されるべきであり、これを無視して有効な対策を講じることは困難である。交通網をはじめとした地域環境を改善することに併せて、健康の維持や半健康である人たちへの継続的かつ長期的なアプローチの行い方は今後の重要な課題であるといえよう。

3．社会環境と身体活動・運動との関係

　わが国において、よく行った運動・スポーツ種目における施設の利用状況の調査（笹川スポーツ財団, 2018）では、1位から順に「道路」が50.3%、「自宅（庭・室内）」が23.9%、「体育館」が20.0%であったと報告されている。それ以下には「公園」、「海・海岸」が続き、取り組みやすくかつ経済的に実施できる場所を選択する傾向があるようである。こうした結果は、人びとが住む地域において、手軽に運動・スポーツを行える環境を整えることの重要性を示しているといえよう。

　長年、深刻な肥満問題を抱えているアメリカにおいて"Walkability"という言葉が登場した。Walkabilityは、"walk"と"able"を組み合わせたWalkable（歩きやすい、歩くのに適したという意味）を名詞化した言葉である。肥満問題をはじめとする健康問題は、エネルギー摂取と消費のバランスが崩れることによって起こる。地域環境を歩きやすくすることで、自動車依存社会や日常生活の機械化による運動不足を解消し、身体活動を促進することによりエネルギー消費量を高めることを目指した概念である。Walkabilityに関する研究において、日常生活での歩行を促進するためには、「住居密度」「混合土地利用」「道路の接続性」が重要であるとされている（Inoue, et al., 2010, 表2-1-1）。すなわち、歩

第2章　現代社会と健康・体力　　37

表 2-1-1　近隣環境と歩行との関連（Inoue, et al., 2010 をもとに作成）

	日常における歩行 オッズ比（95% 信頼区間）	散歩・ウォーキング オッズ比（95% 信頼区間）
住居密度	2.09（1.56, 2.81）*	0.94（0.70, 1.26）
混合土地利用・多様性	1.69（1.25, 2.30）*	0.93（0.68, 1.27）
混合土地利用・アクセス	2.11（1.56, 2.84）*	1.01（0.75, 1.36）
道路の接続性	1.43（1.07, 1.91）*	1.05（0.79, 1.40）
歩道・自転車道	1.26（0.96, 1.65）	1.47（1.11, 1.93）*
景観	1.28（0.97, 1.69）	2.22（1.66, 2.97）*
交通安全	0.87（0.65, 1.17）	1.48（1.10, 2.00）*
治安	1.05（0.80, 1.39）	1.07（0.81, 1.42）

*：$p < 0.05$

いて移動できる範囲に多様な目的地があり、日常の用事を歩いて済ますことができる環境が望ましいといえよう。また、散歩やウォーキングにおいては、「歩道や自転車道」「景観」「交通安全」などが重要な要因となっており、活動度を高める関連要因が日常生活での歩行とは異なることが示されている（Inoue, et al., 2010）。

　近年、ソーシャルキャピタルと健康との関連性が示されている（今村ら，2010）。ソーシャルキャピタルとは、人びとの協調行動を活発にすることによって、社会の効率性を高めることのできる信頼、規範、ネットワークといった社会組織の特徴であり、「地域の力」や「ご近所の底力」などの言葉で表現されることもある。地域とのつながり、つまりソーシャルキャピタルが高い地域では、住民の主観的な健康観が高いこと（Ichida, et al., 2009）や、住民の健康行動が促進されることが報告されている（埴淵ら，2010）。また、医療費が低い地域の背景に「良いコミュニティ」があることも指摘されている（今村ら，2010）。「健康づくりのための身体活動基準 2013（アクティブガイド）」でも、ソーシャルキャピタルを豊かにすることの重要性が述べられている。具体的には、地域のスポーツイベントを見つけて積極的に参加したり、散歩やウィンドウショッピングなどに出かけて体を動かすことを推進している。また、職場に徒歩や自転車で通勤したり、健診や保健指導をきっかけに体を動かすことを推奨している。

わが国の肥満者の割合は男性で 29%、女性で 19% であり、欧米諸国ほど深刻な状況ではない。しかしながら、国民全体として歩数が減少している問題が今後も続けば、その影響は計り知れない。これに加えて、超高齢社会に突入し、高齢者の廃用性症候群あるいは健康と要介護の中間過程であるフレイルなどはわが国において火急に対応すべき課題となっている。健康日本 21（第二次）では、身体活動・運動の分野の目標として「日常生活における歩数の増加」と「運動習慣者の割合の増加」に加えて、「住民が運動しやすいまちづくり・環境整備に取り組む自治体数の増加」が掲げられている。健康日本 21（第二次）において社会環境の整備は重要な柱であり、その 1 つとして「住民が運動しやすいまちづくり・環境整備に取り組む自治体数の増加」が設定されている。この項目については、平成 34 年までに 47 都道府県で実施することを目標としており、今後の取り組みが注目されている。

　高血圧患者などに投薬、指導を中心とした集中的な戦略をハイリスクアプローチといい、ある集団内での高血圧などのリスクレベルを下げる戦略をポピュレーションアプローチ（第 5 章 3 節参照）という。街づくり、人とのつながりの観点から地域社会の環境整備を進めていくことはポピュレーションアプローチとして極めて有効な手段となり、こうしたことは WHO の健康づくりのための身体活動国際勧告、アメリカの Healthy people 2020 やトロント憲章でも強調されている。

文献

埴淵和哉・近藤克則・村田陽平・平井寛（2010）「健康な街」の条件——場所に着目した健康行動と社会関係資本の分析. 行動計量学, 37：53–67.

Ichida, Y., Kondo, K., Hirai, H., Hanibuchi, T., Yoshizawa, G., & Murata, C.（2009）Social capital, income inequality and self-related health in Chita peninsula, Japan: a multilevel analysis of older people in 25 communities. Social Science & Medicine, 69：489–499.

今村晴彦・園田紫乃・金子郁容（2010）コミュニティのちから——"遠慮がちな"ソーシャルキャピタルの発見. 慶應義塾大学出版.

Inoue, S., Ohya, Y., Odagiri, Y., Takayama, T., Ishii, K., Kitabayashi, M., Sijo, K., Sallis, J.F., & Shimomitsu, T.（2010）Association between perceived neighborhood environment and walking among adults in 4cities in Japan. Journal of Epidemiology, 20：277–286.

笹川スポーツ財団（2018）スポーツライフ・データ 2018——スポーツライフに関する調査報告書——.

2節 ◆ 現代社会における健康問題

1．ストレス社会の病理

　わが国では、諸外国と比較して自殺者数が極めて多い。その数は1998年に3万人を超え、国をあげてさまざまな対策が講じられた。その結果、2016年には2万2000人となり、健康日本21で掲げていた数までようやく減少した。しかしながら、依然としてわが国の自殺者が多いことに変わりはない。

　自殺に至る1つの要因として、うつ病との関連性が指摘されている。うつ病は、遺伝的な素因がある人に、加齢や慢性的な疲労、疾病などによる「身体要因」、家庭や職場でのストレスなどの「環境要因」が加わることで発症するとされている。現代社会はストレス社会ともいわれるように、2019年の国民生活基礎調査において、47.9%もの人がストレスを感じながら生活しているとの結果が示されている（図2-2-1）。また、男性よりも女性のほうが高く、男女とも20～59歳のビジネスパーソン世代で高値を示している。こうしたことから、現代社会においてストレスがうつ病などの精神疾患の引き金になっていると考えられている。うつ病は不安障害やアルコール依存症などと合併して発症していることも多く、症状に応じたきめ細やかな治療が必要となる。また、うつ病は喫煙率を高めたり（Chaiton, et al., 2009）、肥満を助長する（Luppino, et al., 2010）など

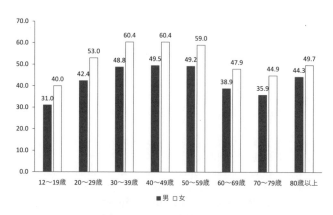

図2-2-1　性、年齢階層別にみた悩みやストレスがある者の割合
　　　　（2019年国民生活基礎調査をもとに作成）

生活習慣に関する健康被害の危険性もはらんでいる。しかしながら、うつ病などの心の病気にかかった人の一部しか病院を受診しておらず、精神科医の診療を受けている人の数はさらに少ないと報告されている（Naganuma, et al., 2006）。健康日本21（第二次）では、「自殺者の減少」に加えて、「気分障害・不安障害に相当する心理的苦痛を感じている者の減少」や「メンタルヘルスに関する措置を受けられる職場割合の増加」、「小児人口10万人あたりの小児科医・児童精神科医師の割合の増加」も基本的な考え方として取り組んでいる。

　現代社会はコミュニケーションが希薄化し、複雑化した社会構造により、人びとは多様なストレスと対峙していると考えられる。こうしたことから、精神疾患に対する医療整備体制を一層整えていくことは社会全体で取り組んでいくべき重要な課題である。

2．生活習慣病と生活習慣

　1955（昭和30）年以降のわが国の三大死因は、脳卒中、がん、心臓病であるが、これらの疾病には生活習慣が深く関わっている。脳卒中、がん、心臓病などは40歳以降の死亡率が高くなることから、1957（昭和32）年には「成人病」の用語が行政的に用いられた。

　しかしながら、「成人病」の用語は加齢に伴う疾病というイメージをもちやすいことから、1996（平成8）年の公衆衛生審議会意見具申「生活習慣に着目した疾病対策の基本的方向性について」では、生活習慣病という概念の導入について提唱されている。この意見具申では、生活習慣病という概念の導入により、家庭教育や学校教育などを通じて、小児期からの生涯をとおした健康教育の推進が期待できるとしている。また、一次予防を重視した疾病予防のための社会環境の整備の必要性について明記されており、生活習慣病は加齢に着目した疾患群である成人病とは概念的に異なるとしている。

　生活習慣病は、食習慣、運動習慣、休養、喫煙、飲酒などの生活習慣が、その発症・進行に関与する疾患群と定義される。生活習慣病の代表格であるがん、循環器疾患、糖尿病、慢性閉塞性肺疾患（COPD）などの医療費は国民全体の約3割とされており、死病者数では約6割を占めることから、これらへの対策は超高齢社会を迎えているわが国にとって健康寿命を伸ばすうえできわめて重要である。2000年に策定された健康日本21では、生活習慣病の一次予防に重点を置い

て国民の健康づくり運動が推進されることになった。2008年には内臓脂肪蓄積を基盤としたメタボリックシンドロームおよびその予備群を25%減少する目標が追加された。なお、WHOは生活習慣病という用語は用いずに非感染性疾患(non communicable diseases ; NCD) と称しており、国際的にもNCDを用いることが多い。

ブレスローとエンストロム(Breslow, & Enstrom, 1980) は個人の健康度と生活習慣が密接にかかわっていることを明らかにし、「7つの健康習慣」(表2-2-1) を示した。これらは健康診断における問診での項目として使用されることもあり、健康づくりを行ううえでの土台となる生活習慣である。

表2-2-1　7つの健康習慣
(Breslow, & Enstrom, 1980)

・定期的に運動を行う
・たばこを吸わない
・飲酒は適度か、まったくしない
・1日7〜8時間睡眠をとる
・適正体重を維持する
・朝食を食べる
・間食はしない

1) 身体活動・運動

アメリカスポーツ医学会によると、身体活動を行うことは心血管疾患、高血圧、脳卒中、骨粗鬆症、2型糖尿病、肥満、大腸がん、乳がん、不安・抑うつの軽減に対して有益であることが示されている。わが国において、身体活動が不足していることが原因で亡くなった人は年間5万2,000人を超えるとのデータがある。WHOは、全世界の死亡に対する危険因子の第4番目は身体活動の不足であるこ

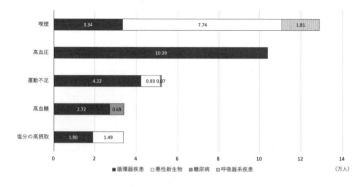

図2-2-2　リスク要因別の関連死亡者数 (Ikeda, et al., (2012) を基に作成)

とを明らかにしており（高血圧、喫煙、高血糖に次ぐ）、この対策となる国際勧告を発表したほどである。

身体活動は呼吸循環器系だけでなく筋量、骨密度の維持、増進にも効果があることから、高齢者の身体、運動器機能に対しても有効である。近年、介護予防対策として、「フレイル（健康と要介護の中間的過程）」にあたる高齢者への身体活動をとおしたアプローチの重要性が指摘されている。

2）喫煙

喫煙による健康被害は数多くの研究によって因果関係が立証されている。たばこは、特に、がん（口腔、咽頭、喉頭、肺、食道、胃、大腸、膵臓、肝臓、腎臓、尿路、膀胱、子宮頸部、鼻腔、副鼻腔、卵巣のがん、急性骨髄性白血病）のリスクを高める原因物質である。また、循環器疾患（脳卒中、虚血性心疾患など）や呼吸器疾患（慢性閉塞性肺疾患など）、糖尿病に共通したリスク要因となる。わが国におけるリスク要因別の関連死亡者数をみたとき（図2-2-2）、喫煙は日本人の死因として最大かつ回避可能な要因である。受動喫煙による死亡者数は年間6,800人とされており（片野田ら、2010）、これも大きな社会問題として捉えるべきであろう。禁煙することによる健康状態の改善効果に関する研究では、肺がんをはじめとする喫煙によって発症する疾患のリスクが禁煙後の年数とともに低下することが報告されている（IARC, 2007）。

3）飲酒

徒然草の著者である兼好法師は、「酒は百薬の長なれど、万の病は酒よりこそ起これ」と述べている。飲酒は、さまざまな健康関連リスクのうち健康被害を起こしやすい4番目の要因とされている（GDB 2016 Risk Factors Collabprators, 2017）。

アルコールの摂取は肝障害の原因となることはよく知られている。多量の飲酒は高血圧の危険因子となり、アルコール性心筋症や不整脈を引き起こすリスクが高まる。高血圧、脂質異常症、脳出血などのリスクも1日の平均飲酒量とともにほぼ直線的に上昇するとされており（Nakanishi, et al., 2002, Nakashita, et al., 2010）、さらには、がん（口腔・咽頭・喉頭・食道・肝臓・大腸・乳）の発症率を高めることからも、飲酒量は少ないほうがよいことが示唆される。その他にも、ア

ルコール依存やうつ病を引き起こすなど、精神にも悪影響を及ぼすことがわかっている。また、飲酒運転による交通事故は社会全体で取り組むべき大きな課題となっている。

　4）休養

　こころの健康を保つうえで日常生活において休養は非常に重要である。健康づくりのための休養には「休む」と「養う」の2つの機能が含まれており、双方の機能を各個人の生活に合わせて組み合わせることにより、その効果は高まる。

　睡眠に関わる疫学的データとして睡眠時間が7時間程度の人が死亡率はもっとも低いとされている。国民健康・栄養調査では、睡眠による休養を十分にとれていない人の有病率は20%前後で推移している。睡眠不足や睡眠障害が肥満（Mozaffarian, et al., 2011）、高血圧（Peppard, et al., 2000）の発症や悪化要因となることが明らかにされている。

　また、過重労働などを要因とする労災認定件数は高水準で推移している。長時間労働に従事する者は、週あたりの労働時間が40時間以下の者よりも心筋梗塞の発症率が高いこと（Liu, & Tanaka, 2002）や、糖尿病のリスクを高めることが報告されている（Davila, et al., 2011）。効果的な休養が取れないことは、生活習慣病だけでなく、情緒不安定をまねいたり交通事故のリスクを高めることからも対策が急がれる課題である。

　5）食習慣

　適正な量とバランスのとれた良質な食事を摂ることは、健康づくりの土台となり生活習慣病予防の基本である。適正体重は Body Mass Index（BMI：体格指数 = 体重$_{(kg)}$／（身長$_{(m)}$)^2）が22とされており、肥満（BMI が $\geq$ 25）は循環器疾患、糖尿病などの生活習慣病を引き起こすリスクを高める。一方で、痩身（BMIが < 18.5）は骨量の減少や虚弱の原因となることから、生活の質に大きな影響を与えかねない。適正体重を維持するため、主食・主菜・副菜を組み合わせて糖質、たんぱく質、脂質などの栄養素をバランスよく摂ることが推奨されている。また、食塩摂取量が多いと高血圧を促進したり、胃がんのリスクを高めることもわかっている。減塩による降圧効果は顕著であり、その結果として脳卒中や虚血性心血管疾患のリスク低下につながる。日本人の食事摂取基準（2015）では、ナトリウ

ム（食塩相当量）摂取量は高血圧予防の観点から、男性で 8.0g 未満、女性で 7.0g 未満と低めに設定されている。

3．運動不足病

　社会を取り巻く環境の変化により、多くの先進工業国において運動不足が蔓延していることは数多くの研究によって指摘されている。2018 年、ヨーロッパ委員会（European Commission）が EU28 カ国に対して実施した運動・スポーツ活動の実態調査では、「運動をまったくしない」と回答した人の割合が 46% にものぼり、2013 年の同様の調査から 4% も上昇している。

　運動不足病（hypokinetic disease）はアメリカのクラウスとラープ（Kraus, & Raab, 1961）の著書によって関心を集めるようになった。この病気は、日常生活の活動様式の機械化により、運動をしないことあるいはその量が低下することによって発症し、労働様式と利便性の高い生活様式への変化による高度な文明化がもたらした弊害といえよう。慢性的な運動不足病の症状として腰痛、筋肉の凝り、退行性心疾患、情緒不安定などを引き起こすとしている（図 2-2-3）。また、エネルギー出納のアンバランスにより肥満を発症し、これが引き金となって高血圧、糖尿病、動脈硬化などの生活習慣病を引き起こす可能性が高まる。

　運動不足がもたらす影響を明らかにするために、人為的に運動不足の状態をつくる実験としてベッドレスト（臥床安静）が行われている。こうした実験では、尿成分の変化としてカルシウム排泄量の増加が明らかにされており、骨量の減少を引き起こすと考えられる。また、尿中の窒素、イオウ、カリウムの排泄量も増加するが、これらは筋たんぱくの構成物質であり筋肉の成分が失われていくことを示している。ギプス固定などにより筋肉をほとんど動かさない状態が長い期間続くと、筋横断面積の減少や筋力低下をまねくことになる。また、呼吸循環器系機能の変化としては心臓容積と最大酸素摂取量、一回拍出量ひいては基礎代謝の低下が確認されている。

　このように運動不足、座位中心のライフスタイルは健康に悪影響を及ぼす。ハーンら（Hahn, et al., 1990）は、冠動脈疾患や脳卒中、糖尿病をはじめとする慢性疾患に対する危険因子の影響を検討した。その結果、「身体不活動」の危険因子が排除されれば、1986 年のアメリカでの死亡数のうち約 23% は未然に防ぐことができたとしている。

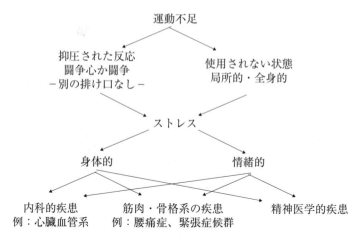

図 2-2-3　運動不足病（広田公一，石川旦［訳］，1977）

文献

Breslow, L., & Enstrom, J.E.（1980）Persistence of health habits and their relationship to mortality. Preventive Medicine, 9 : 469-483.

Chaiton, M.O., Cohen, J.E., O'Loughlin, J., & Rehm, J.（2009）A systematic review of longitudinal studies on the association between depression and smoking in adolescents. BMC Public Health, 9 : 356.

Davila, E., Florez, H., & Trepka, M.（2011）Long work hours is associated with suboptimal glycemic control among US workers with diabetes. American Journal of Industrial Medicine, 54 : 375-383.

European Commission.（2018）Special Eurobarometer 472-Sport and physical activity report.

GBD 2016 Risk Factors Collaborators.（2017）Global, regional, and national comparative risk assessment of 84 behavioural, environmental and occupational, and metabolic risks or clusters of risks, 1990-2016: a systematic analysis for the Global Burden of Disease Study 2016. Lancet, 390(10100) : 1345-1422.

Hahn, R.A., Teutsch, S.M., Rothenberg, R.B., & Marks, J.S.（1990）Excess deaths from nine chronic disease in the United States, 1986. Journal of the American Medical Association, 264 : 2654-2659.

クラウス・ラープ/広田公一・石川旦［訳］（1977）運動不足病——運動不足に起因する病気とその予防——．ベースボール・マガジン社．(Kraus, H. & Raab, W., Hypokinetic Disease: Diseases Caused By Lack of Exercise. Thomas, 1961)

International Agency for Research on Cancer（2007）IARC Handbooks of Cancer Prevention, Tobacco Control, Reversal of Risk After Quitting Smoking. Volume 11.

片野田耕太・望月友美子・雑賀公美・祖父江友孝（2010）わが国における受動喫煙起因死亡数

の推計 . 厚生の指標 , 57 : 14–20.

Liu, Y., & Tanaka, H. (2002) Overtime work, insufficient sleep, and risk of non-fatal acute myocardial infarction in Japanese men. Occupational and Environmental Medicine, 59 : 447–51.

Luppino, F.S., de Wit, L.M., Bouvy, P.F., Stijnen, T., Cuijpers, P., Penninx, B.W., & Zitman, F.G. (2010) Overweight, obesity, and depression: a systematic review and meta-analysis of longitudinal studies. Archives of General Psychiatry, 67 : 220–229.

Mozaffarian, D., Hao, T., Rimm, E.B., Willett, W.C., & Hu, F.B. (2011) Changes in diet and lifestyle and long-term weight gain in women and men. The New England Journal of Medicine, 364 : 2392–2404.

Naganuma, Y., Tachimori, H., Kawakami, N., Takeshima, T., Ono, Y., Uda, H., Hata, Y., Nakane, Y., Iwata, N., Furukawa, T. A., & Kikkawa, T. (2006) Twelve-month use of mental health services in four areas in Japan: findings from the World Mental Health Japan Survey 2002-2003. Psychiatry and Clinical Neurosciences, 60 : 240–248.

Nakanishi, N., Makino, K., Nishina, K., Suzuki, K., & Tatara, K. (2002) Relationship of light to moderate alcohol consumption and risk of hypertension in Japanese male office workers. Alcoholism: Clinical and Experimental Research, 26 : 988–994.

Nakashita, Y., Nakamura, M., Kitamura, A., Kiyama, M., Ishikawa, Y., & Mikami, H. (2010) Relationships of cigarette smoking and alcohol consumption to metabolic syndrome in Japanese men. Journal of Epidemiology, 20 : 391–397.

Nayu Ikeda, Manami Inoue, Hiroyasu Iso, Shunya Ikeda, Toshihiko Satoh, Mitsuhiko Noda, Tetsuya Mizoue, Hironori Imano, Eiko Saito, Kota Katanoda, Tomotaka Sobue, Shoichiro Tsugane, Mohsen Naghavi & Majid Ezzati, Kenji Shibuya. (2012) Adult Mortality Attributable to Preventable Risk Factors for Non-Communicable Diseases and Injuries in Japan: A Comparative Risk Assessment. PLOS MEDICINE, 9 (1) : e1001160.

Peppard, P.E., Young, T. & Palta, M., & Skatrud, J. (2000) Prospective study of the association between sleep-disordered breathing and hypertension. The New England Journal of Medicine, 342 : 1378–1384.

3 節 ◆ 現代社会における体力の問題

1．体力とは

1）体力の概念

　「体力」という言葉は、健康に対する意識の高まりと相まって人びとが関心を寄せ日常的にもよく話題となる言葉ではあるが、走るのが速い、力持ちである、スタミナがあるなど個々人がもつイメージは各々で異なっており、かなり漠然としているのは致し方ないことかもしれない。これまで体力がどのように定義されてきたのか、まずは辞典を紐解いてみる。

　広辞苑（第6版）には、「身体の力。身体の、作業・運動の能力または疾病に対する抵抗力」とある。大辞泉（第2版）では、「労働や運動に耐える身体の力。また、病気に対する抵抗力」と示されている。ブリタニカ国際大百科事典（第2版）によれば、「体力の定義は必ずしも定まっているとはいえないが、一般的には、ストレスに耐えて生を維持していく身体の防衛力と、積極的に仕事をしていく身体の行動力を広く取扱い、人体の生存能力と作業能力との両面を含めたものをさす」とある。また、最新スポーツ科学事典（日本体育学会，2006）では、「人間の活動のもととなる身体的な能力の総合的な概念であり、よりよく生きるために求められる」とある。

表 2-3-1　体力の定義

氏　名	体力の定義
松岡脩吉（1951）	パフォーマンスの能力
猪飼道夫（1965）	人間の生存と活動の基礎をなす身体的及び精神的能力
石河利寛（1962）	人間の身体活動の基礎となる身体的能力
WHO（1968）	筋作業が満足に遂行できる能力
Karpovich, P. & Sinning, W.（1971）	人がある身体の要求に応ずる能力を持っていること
池上晴夫（1982、1987）	人間の活動や生存の基礎となる身体能力
宮下充正（1997）	筋活動によって外部に仕事をする能力とし、時間当たりの発揮できるエネルギーで評価する
アメリカスポーツ医学会（2006）	多次元的概念で、人が保有または獲得した特性であり、身体活動を行う能力と関係し、技術的・健康的・生理学的な要素を包含している

そこで、これらの基となったであろう体力の考え方のいくつかを、表2-3-1に紹介することにする。

2）体力の内容（体力を構成する要素）

　体力を考える際に、どの範囲までを体力の内容と捉えるかという点においても議論が分かれるところである。すなわち、体力を身体的能力（行動体力）のみとして考えるか、身体的要素に防衛体力も含めるか、そして身体的要素と精神的要素両者を含めて総合的に捉えるかということである。身体的能力のみとするということは、体力は筋力や持久力などのように測定可能で定量化可能なもの、数値として測定できるもので、確かな方法が見い出せないものは含めることはできないという考えである（松岡，1951; 宮下，1997）。防衛体力については、外界に対して積極的に働きかける機能としての行動体力に対して、外界からの刺激やストレスに耐える能力、自身の恒常性を維持する能力と捉えることができる。

　池上（1982）は運動の場合を例に、「運動に伴って起こる内部環境の変化に対して、運動を続行するためにも生体機能の破綻を防ぐためにも、変化を一定限度内にとどめ、あるいは速やかに回復させるような機序が働かなければならない」として防衛体力も含めた体力の分類を示している（図2-3-1）。ただし、「体力の体は心に対する言葉であるし、体力を解せば体の力であるし、体力には精神力に対する言葉でもある。physical fitness の physical にも精神は含めないのが普通である。このように考えると、パフォーマンスと精神の関与は分離できないが、体力に精神を含めるのは行きすぎであるように思われる」と述べている。石河（1962）も「体力は人間の身体活動の基礎となる身体的能力」として精神的要素は含めないとしている。

　これに対して体力に精神的要素を含めるのは、身体活動は精神的な要因と不可分であるという考え方である。猪飼（1965）は、「世の中で体力というと主として身体的なもの、とくにいわゆる肉体的なものと考えられている。〜中略〜しかし実際には"身体"というものの内容には、どうしても"精神"がふくまれ、身体活動はつねに精神活動に支配され、また、"精神"というものの内容はつねに"身体"がふくまれ、精神活動は身体のコンディションに影響されるわけである」、すなわち、「人間の活動は全て精神的機能の支配にあり、これを別にして身体機能を考えることが出来ない」として、図2-3-2のような構造を提示した。

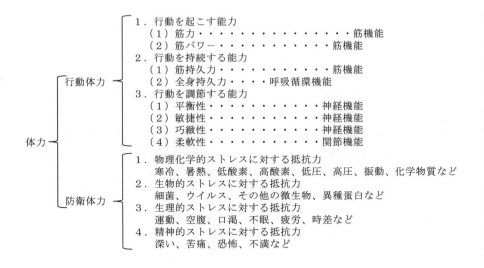

図 2-3-1　体力の分類（池上, 1982）

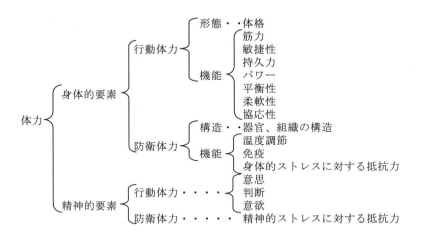

図 2-3-2　体力の構成（猪飼, 1965）

このように、体力の捉え方については必ずしも普遍的な概念が確立されているとはいいがたいし、またそれ自体難しいといわざるを得ないところであるが、人がそれぞれの環境のなかで日常生活を滞りなく送っていくために必要な機能であることは明らかである。したがって、体力は身体の機能ならびに各々の行動を決定づける精神的機能の総合であると考えられる。そして、日々の活動を満足に送ることに加えて、後述する健康との関連からも適切なレベルを維持し、また高めていくことは重要なことである。

2．体力の現状

　ここでは体力のうち特に身体的要素について述べる。わが国の体力を知る資料として、文部科学省（2015 年 9 月からはスポーツ庁）が毎年実施している「体力・運動能力調査」が知られている。そこでここでは、2018 年度に実施された結果を参考に体力の現状ならびに問題点をみていくことにする。図 2-3-3（a、b）は各年齢区分ごとの合計点を示したものである。なお、7 〜 11 歳、12 〜 19 歳、20 〜 64 歳および 65 〜 79 歳では、それぞれ実施種目ならびに評価基準が異なるため、合計点は一致しない。

　身体機能が加齢によって変化することはよく知られており、合計点の変化をみても青少年期は発育に伴い機能が急激に高まり、10 代後半をピークにそれ以降は加齢に伴い機能低下が進むことがわかる。

　また、現在実施されている新体力テストの合計点の変化としては、30 歳代女

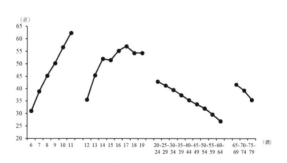

図 2-3-3a　加齢に伴う体力合計点の変化（男子）

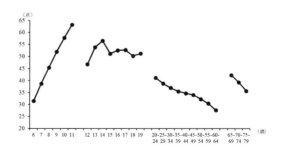

図 2-3-3b　加齢に伴う体力合計点の変化（女子）

性で低下傾向がみられるが、その他はほぼ横ばいか増加傾向がみられる。なかでも高齢者では明らかな合計点の増加がみられる。しかしながら、新体力テスト以前から実施されている項目（握力、50m走、ソフトボール投げ、ハンドボール投げ、持久走、急歩）の推移をみると、体力・運動能力調査報告書でも述べられているように、ほぼ同一の水準を保っている青年層の50m走を除く他の項目では、近年向上傾向はみられるものの、いまだに昭和50年代後半から60年代より低い水準にある。前節でも述べたように、機械化による作業の省力化やデジタルゲームの浸透などによる日常生活での身体活動不足の影響が解消されていないと思われる。特に、筋力や持久力の低下は後述する健康とのかかわりからも危惧されるところであり、それらの機能を向上させることが必要であり、急がれるところである。

さらには、合計点から判定される体力年齢と暦年齢との関係では、年齢が増すほど暦年齢より体力年齢が小さい、すなわち身体（体力年齢）のほうが実年齢より若い者の割合が高くなっており、高齢層にもまして青年層の体力向上の必要性が重要であると考えられる（図2-3-4）。なお、体力年齢評価において19歳以下という評価はないため、20～24歳においては実年齢相当ならびに実年齢より劣るという評価のみとなっている。

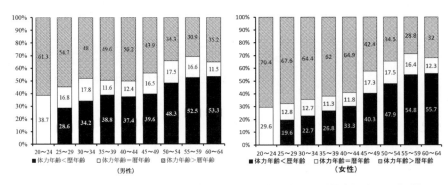

図2-3-4　暦年齢と体力年齢の関係（平成30年度体力・運動能力調査より作成）

3. 体力と健康との関係

　先に述べたように、体力は複数の要素から構成されているが、これらのうち、心血管系持久力、筋力、筋持久力、柔軟性および体組成は、「日常生活において活発に活動できるという能力に関連しており、運動不足による疾患の早期発症リスクを低下させる特性と能力を有する（アメリカスポーツ医学会，2006）」として、健康関連体力といわれている。したがって、これらを高いレベルで維持しておくことはライフ・ウェルネスという観点からも重要な問題となってくる。

　現在のわが国における死因割合をみると、死因のなかでも悪性新生物（がん）を含めて心疾患、脳血管疾患など生活習慣病の割合がおよそ6割を占めており、その患者数の増加傾向が進んでいる（図2-3-5）。したがって、これらの発症を予防することは単なる寿命のみならず健康寿命の延伸において重要であると考えられる。

　澤田ら（1999）は、有酸素能力（全身持久力）の指標として用いられている最大酸素摂取量と死亡率を検討した研究において、最大酸素摂取量が最も低いグループ（体重1kgあたり1分間に30.9ml未満）に対して他のグループはいずれも有意に相対的危険度が低く、最も高いグループは最も低いグループより約60%低

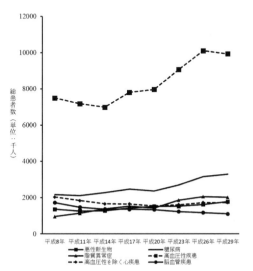

図2-3-5　主な傷病の総患者数
（厚生労働省「平成29年度患者調査」から抜粋作成」）

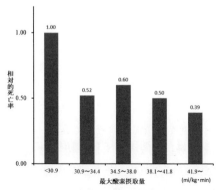
図 2-3-6　有酸素能力と死亡率
（澤田、武藤 1999 より作成）

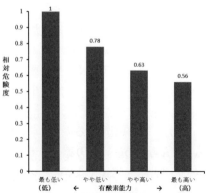
図 2-3-7　有酸素能力と2型糖尿病の関係
（Sawada et al 2003 より作成）

いことを報告している。このことは、体力の低下が死亡の危険性を高め、寿命の短縮につながることを示唆していると考えられる（図2-3-6）。同様に、有酸素能力と2型糖尿病罹患の相対危険度を検討した研究（Sawada, et al. 2003）においても、有酸素能力の最も高いグループは最も低いグループと比較して相対危険度が約40%低くなることが示されている（図2-3-7）。

また、有酸素能力が高い者ほどがん死亡の相対危険度が低い（Sawada, et al., 2003）、有酸素能力が向上すると2型糖尿病罹患の危険度が低くなる（Sawada, et al., 2010a）、筋持久力の向上が2型糖尿病予防を示唆する（Sawada, et al., 2010b）などの報告も示されている。

参考までに、健康日本21（第二次）開始に合わせて公表された「健康づくりの

表 2-3-2　性・年代別の全身持久力の基準

下表に示す強度での運動を約3分間以上継続できた場合、基準を満たすと評価できる。

年齢	18〜39歳	40〜59歳	60〜69歳
男性	11.0メッツ (39ml/kg/分)	10.0メッツ (35ml/kg/分)	9.0メッツ (32ml/kg/分)
女性	9.5メッツ (33ml/kg/分)	8.5メッツ (30ml/kg/分)	7.5メッツ (26ml/kg/分)

注）表中の( )内は最大酸素摂取量を示す。

ための身体活動基準 2013」において示された、性・年齢別の全身持久力の基準を提示しておく（表2-3-2）。これは、性・年代別にメッツで示された強度の運動を3分間以上継続できるかできないかで現在の全身持久力が望ましい状態にあるかどうかを判断できるというものである。なお、各種運動のメッツに関しては、第5章1節に示している。

朝比奈（1977）は、「適当なトレーニングによって行動体力が増強されるとともに防衛体力も増進するのであるから、体力向上はそのまま健康増進をも意味することになろう、つまり適当なトレーニングは、防衛体力にも行動体力にも適刺激として働くと考えてよい」と述べている。

生活習慣病予防に加えて、高齢者の介護予防も問題となっている。図2-3-8は介護が必要になった原因割合を示したものであるが、このなかに生活習慣病に加えて骨折・転倒など運動器の機能低下に由来すると思われる要因が含まれている。

介護予防においては「運動器の障害のため、移動機能の低下をきたした状態で、進行すると介護が必要となるリスクが高まるもの（大江, 2017）」と定義されているロコモティブシンドロームやその要因にもなるサルコペニアの予防が重要となってくる。サルコペニアとは加齢、不活動、栄養不良などにより筋肉量が低下

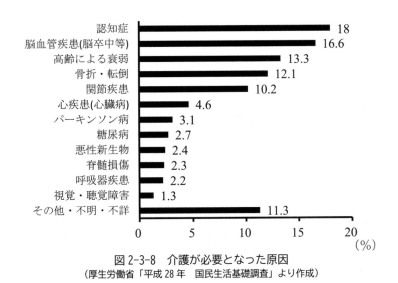

図 2-3-8　介護が必要となった原因
（厚生労働省「平成 28 年　国民生活基礎調査」より作成）

し筋力低下や身体機能低下をきたした状態であるので、この予防には適度な身体活動と栄養摂取が必要である（藤田ら，2017）。

　図 2-3-9（a、b）は運動の実施状況と体力テストの合計点の関係を示したものであるが、何れの年代においても習慣的に体を動かしている者ほど高い水準にあり、体力や健康の維持増進における身体活動の重要性が示唆されるものと思われる。

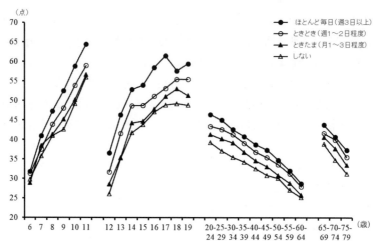

図 2-3-9a　運動実施状況と体力テスト合計点（男子）（平成 30 年度知力運動能力調査報告書）

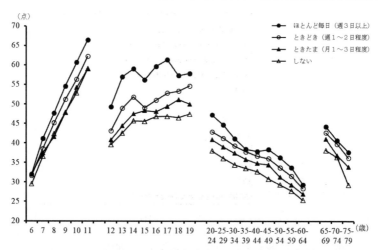

図 2-3-9b　運動実施状況と体力テスト合計点（女子）（平成 30 年度知力運動能力調査報告書）

文　献

朝比奈一男（1977）I 体力の考え方. 福田邦三監、船川幡夫・石河利寛・小野三嗣・松井秀治編：日本人の体力第3版. 杏林書院

藤田聡・佐瀬晃平・澤田篤史（2017）サルコペニア予防・対策のための運動と栄養摂取のエビデンス. 臨床スポーツ医学, 34：60-65.

猪飼道夫・江橋慎四郎（1965）体育の科学的基礎. 東洋出版社.

池上晴夫（1982）運動処方──理論と実際──. 朝倉書店.

池上晴夫（1987）現代人の栄養学 18 運動生理学. 朝倉書店.

石河利寛（1962）スポーツとからだ. 岩波書店.

Karpovich, P. & Sinning, W.（1971）Physiology of Muscular Activity（7th ED）. W.B. Asunders Company.

松岡脩吉（1954）體力の属性に關する考察──體力の概念の分析──. 体力科学, 1：1-6.

宮下充正編著（1997）体力を考える──その定義・測定と応用──. 杏林書院.

㈳日本体育学会監（2006）最新スポーツ科学事典. 平凡社.

日本体力医学会監訳（アメリカスポーツ医学会編）（2006）運動処方の指針──運動負荷試験と運動プログラム（原著第7版）. 南江堂.

大江隆史（2017）ロコモティブシンドロームの概念、評価法とその意義. 臨床スポーツ医学, 34：6-11.

澤田亨・武藤孝司（1999）日本人男性における有酸素能力と生命予後に関する縦断的研究. 日本公衆衛生学雑誌, 46：113-121

Sawada, S.S., Lee, I.M., Muto, T., Matsuzaki, K.& Blair, S.N.（2003）Cardiorespiratory fitness and the incidence of type 2 diabetes: Prospective study of Japanese men. Diabetes Care, 26：2918-2922.

Sawada, S.S., Muto, T., Tanaka, H., Lee, I.M., Paffenbarger, R.S.jr, Shindo, M. & Blair, SN.（2003）：Cardiorespiratory fitness and cancer mortality in Japanese men: A prospective study. Medicine and Science in Sports and Exercise, 35：1546-1550.

Sawada, S.S., Lee, I.M., Naito, H., Noguchi, J., Tsukamoto, K., Muto, T., Higaki, Y., Tanaka, H. & Blair, S.N.（2010a）Long-term trends in cardiorespiratory fitness and the incidence of type 2 diabetes. Diabetes Care, 33：1353-1357.

Sawada, S.S., Lee, I.M., Naito, H. & Tsukamoto, K.（2010b）Muscular and performance fitness and the incidence of type 2 diabetes: Prospective study of Japanese men. Journal of Physical Activity and Health, 7：627-632.

スポーツ庁（2019）平成30年度体力運動能力調査報告書.

WHO（1968）World Health Organization Technical Report Series, 388：1-30.

━ 第Ⅱ部 ━
ライフ・ウェルネスと
アクティブな生活

第3章
ライフ・ウェルネスと生活行動の改善

　ヘルスプロモーションの理念に基づくウェルネス獲得のためには、健康教育が欠かせない。すなわち、教育という計画的に影響を及ぼす営みによって、知識や価値観、スキルなどの資質や能力を身につけ、適切な意志決定・行動選択に結びつけていくことが重要となる。ここでは、健康教育の意義・役割を踏まえ、生活行動の改善に向けた行動変容を促すための行動変容理論・モデルを紹介しつつ、具体的な行動変容技法について概説する。

1節 ◆ ライフ・ウェルネスと健康教育

　健康を獲得することはすべての人の基本的な権利といえるが、健康自体、それぞれの人の生き方と強く結びついている。したがって、他人から与えられるのではなく、自分自身で、あるいは自分たちで求め獲得することが基本となる。健康教育は、単に健康について教える教育ではない。なぜなら、健康は学ぶことにも意義があるが、獲得することにより大きな意義があるためである。その意味で、健康教育には重要な役割がある。

　ここでは、健康教育の意義とその役割およびヘルスプロモーションに基づく健康教育の展開について概説し、介入の事例を取り上げながら健康教育の新たな概念としてのライフ・ウェルネス教育を論じてみたい。

1. 健康教育の意義とその役割

　健康教育の定義は多様であり、これといったものは存在しない。たとえば、宮坂ら（2013）は「健康教育とは、個人、家族、集団または地域が直面している健康課題を解決するにあたって、自ら必要な知識を獲得して、必要な意志決定ができるように、そして直面している問題に自ら積極的に取り組む実行力を身につけることができるように援助することである」と述べている。また、福渡（1999）

第3章　ライフ・ウェルネスと生活行動の改善　59

は「健康教育は、健康を主題にして知識の伝達と行動の変容をもたらすための専門家による取り組み」とし、「人々の健康のレベル向上を目的として、医学・人間生態学、保健医療行動科学などの諸科学の成果を人々の生活のなかに定着させるための専門家による支援であり、保健医療活動すべての段階で必要となる技法である」と定義している。他方、健康教育の充実およびその推進・普及を図ることを目的として 1991 年に設立された日本健康教育学会では、「一人ひとりの人間が、自分自身や周りの人々の健康を管理し向上していくことができるように、その知識や価値観、スキルなどの資質や能力に対して、計画的に影響を及ぼす営み」という考え方を学会ホームページにて宣言している。

　これらの営みは、主に公衆衛生（地域保健）、労働衛生（産業保健）、学校保健の３種類に大別される。また、健康教育にかかわる職種としては、医師、歯科医師、薬剤師、保健師、助産師、看護師、管理栄養士、栄養士、歯科衛生士、理学療法士、作業療法士、健康運動指導士、健康運動実践指導者、学校教諭、養護教諭、栄養教諭などがあげられ、前述した各領域のなか、あるいはそれらをまたぐ形でかかわっている。

　このように、健康教育は健康の保持増進を目的とする「働きかけ」として、それぞれに応じた場面でさまざまな職種の者を中心として行われるものであり、個人が健康的な生活習慣を確立できるよう、行動変容に必要な知識・技術の習得を促していくことが基本となる。したがって、健康教育の目的については、以下の３点となるであろう。

① 対象者が正しい知識や理解をもつこと（知識の習得、理解）
② 健康行動を起こそうという気持ちになること（態度の変容）
③ 日常生活での健康的な生活の実践と習慣化（行動変容とその維持）

　最終的な目標は、自分の体の状態がわかり、健康の保持増進のためにどんなことをすればよいのかがわかる「セルフケア」、あるいは「セルフコントロール」ができる状態をめざすことにあるといえる。

2．ヘルスプロモーション（health promotion）に基づく健康教育の展開
　健康教育の効果を高め、人びとの心身の健康を保持増進していくためには、い

わゆるヘルスプロモーションの考え方が重要となる。ヘルスプロモーションとは日本語訳をすれば「健康増進」となるわけだが、健康増進と健康教育は非常に密に関連しており、しばしば同一語あるいは同義語として用いられる。

まず、ヘルスプロモーションに至るまでの歴史であるが、カナダの保健大臣ラロンド（Lalonde, 1974）が提言した、当時の公衆衛生活動の重点を疾病予防（二次予防）から健康増進（一次予防）へ移すところから始まる。そして、1978年にWHOが行った会議で「プライマリ・ケアに関する宣言（アルマ・アタ宣言）」を出し、セルフケアの精神すなわち疾病の自己責任性が強調された。また、これらの基本概念に基づいて米国厚生省は、個人の生活習慣の改善による健康の実現に重点を置いたヘルシーピープル（Healthy People）という国民的健康政策を打ち出した。ヘルシーピープルでは、科学的根拠のある数値目標を年代別に設定する

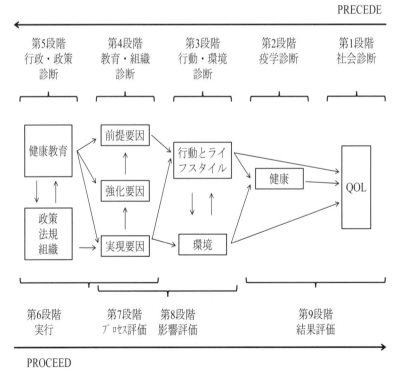

図3-1-1　プリシード・プロシードモデル（Green, 1991）

という手法をとっているが、これがのちのわが国での「健康日本21」に大きく影響することになる。そして、1980年代後半には、個人の努力（生活習慣の改善）だけに基づいた予防活動が批判され、社会環境の整備や資源開発の必要性も説かれるようになった。これがヘルスプロモーションのスタートである。

1990年代には、米国のグリーン（Green, 1991）によってプリシード・プロシードモデル（PRECEDE-PPROCEED MODEL）が紹介された。プリシード・プロシードモデルは、開発者であるグリーンの名から日本では「ミドリ理論」ともよばれるが、ヘルスプロモーションの理念を実現するための9つの展開過程を図3-1-1に示した。ここでは、個々人の知識・認識や態度、スキル、行動（生活習慣）形成を図り、行動ないしライフスタイルの変容（改善）をとおして健康教育の究極目標であるQOLの向上を図ろうとし（プリシードモデル）、さらに、環境づくりによるアプローチと健康教育の実施から評価に至る過程を追加したプロシードモデルを合わせて、1991年にプリシード・プロシードモデルとして提唱された。このモデルは米国のみならず、吉田（1992）がそのモデルを詳細に解説するなどわが国の健康教育分野においても今日まで多く活用されてきている。

さて、ヘルスプロモーションの定義としては、「人々が自らの健康とその決定要因をコントロールし、改善できるようにするプロセス（オタワ憲章, 1986）」が知られている。これらはWHO（1986）による第1回ヘルスプロモーション国際会議において提唱されたものであるが、このプロセスを進めていくためには、健康教育によって「知識、価値観、スキルなどの資質や能力」を身につけることが求められる。

しかしながら、知識やスキルを用いても目的とする行動変容が起こりにくいことがある。そこで、個人や小集団に直接アプローチするだけではなく、人びとをとりまく生活環境の改善や法的整備にも取り組むことが必要となる。ヘルスプロモーションは、この点に注目して健康的な取り組みや健康を支援するための教育および環境づくりを重要視したものであり、これを受けて和田・齊藤（2016）は「個人のライフスタイルを包括的に捉え、地域社会や個人に対する総合的な健康づくりをになうことであるとともに、生涯にわたる包括的な健康管理活動を個人や地域をベースに計画的に進めること、これがヘルスプロモーションそのものの考え方である」と述べている。

図3-1-2には、ヘルスプロモーションの概念図を示した。健康という球を1

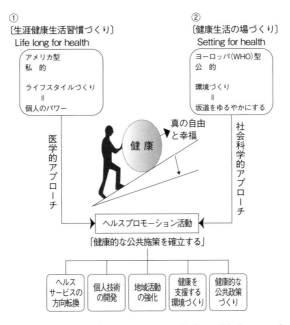

図 3-1-2　ヘルスプロモーションの概念図（島内，2015）

人の人間が押し上げている。球を押し上げていくためには、人に力がないと困難である。これがライフスタイル、すなわち生涯にわたる生活習慣づくり（食習慣、身体活動・運動、休養、喫煙・飲酒など）として位置づけられる（第2章2節参照）。この方法は、医学的アプローチによって得られた健康に関する知識と技術を身につけた実践を可能にすることであるが、すべての人が同じ力をもっているわけではないため、力のない人はこの球を押し上げることができない。しかし、この坂道をゆるやかにすれば、力のない人でも球をうまく押し上げることができるようになる。このことが環境づくり（自然・物理・人間）であり、社会科学的アプローチとなる。

　ここで、運動を例にして考えてみよう。運動不足が原因で生活習慣病になってしまった人がいるとする。その人は、運動不足が健康によくないことを知っていたとしても、どんな運動が自分に向いていて、どうすればそれを続けていけるかを知らなかったために運動不足になってしまったのかもしれない。あるいは、運

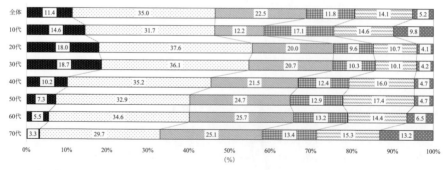

図 3-1-3　職場の取り組みがあった場合の運動、スポーツ実施意向（スポーツ庁，2019 を改変）

動についての知識や意志があっても、仕事が多忙すぎて時間を確保できなかったり、運動のための施設が近くになかったりしたためかもしれない。実際に、図 3-1-3 に示したスポーツ庁（2019）の調査では、職場を拠点として運動・スポーツを習慣化する取り組みがあれば、今より運動・スポーツを実施する頻度は増えるかを聞いたところ、「増えると思う」とする割合は全体で半数近くとなっていることからもみてとれる。

　ヘルスプロモーションはこのような点に重きを置く考え方であり、健康という視点を重視した政策・環境づくりを行うこと、地域の活動を活発化すること、そして教育によって個人が適切な意志決定・行動選択を行うことのできる能力を育成すること、これらが今後も人びとの健康づくりを行ううえでの前提となるといえるだろう。

3．健康教育の新たな概念としてのライフ・ウェルネス教育

　厚生労働省は、2005 年に「一に運動、二に食事、しっかり禁煙、最後にクスリ」という標語を作り、生活習慣病予防および健康増進への取り組みの姿勢を明らかにした。この標語の最初に運動があがっていることは、健康に対する運動の重要性が注目されている表れであり、現在でも健康推進月間の統一スローガンとして示されている。身体活動・運動の有効性は周知の事実であり、多くの視点か

ら研究が進められその成果も蓄積されてきているが、ここではその効果的側面について一部を示してみたい。

　大田尾ら（2014）は、地域在住高齢者を対象として2週ごとに2回の運動介入を行った結果、介入前後の身体機能だけではなく定期的な運動の頻度が有意に増加し、日常生活における身体的・心理的妨げの程度を示す健康関連QOLの改善も認められたことを報告している。また、三宅・横山（2007）は、文献学的考察により笑うことが健康によい影響を及ぼしていると述べており、実際に特別養護老人ホームでの運動プログラムを実施し、プログラムの評価を笑いの出現回数で行っている辰本（2016）の事例もみられる。さらに、内閣府の調査（2016）では、「運動・スポーツがもたらす価値」として「健康・体力の保持増進」のみならず「精神的な充足感」「豊かな人間性」「達成感の獲得」「地域の一体感や活力」などをあげており、いわば人間的成長や豊かさ、地域とのかかわりといった付加価値を強く認識していることがわかる。そしてそれは、運動頻度が高い者ほど顕著であり、生活における充実度が高まると回答していることからも明らかなのである。

　島内（2015）は、「ヘルスプロモーションの究極目標は、真の自由と幸福である」と述べている。さらに、「真の自由とは、人が本当にやりたいことをやっていると感じている状態を得ることであり、真の幸福とは、自分自身の存在や生きている実感力をもたらせてくれる感情である」と説明している。オタワ憲章（1986年）にもあるように、健康は日々の暮らしの資源の1つとして捉えられるものであり、生きるための目的ではない。あくまでも、前掲（第1章1節）した「健康は高次の人生の目的を達成するために必要な手段として捉えていく」という視点をもつことが必要となる。

　人の一生は、ライフステージの時間経過である。生きることは、その人のもつ内部環境と、人を取り巻く外部環境の間の適応力の保持・増強を、知識の獲得と自らの行動によって培っていくものであると考える。ライフ・ウェルネス教育は、「身体活動、運動・スポーツを基盤とした日々の生活をとおしてよりよい人生を構築していく過程」とされるライフ・ウェルネスの考え方を基軸として、ハイレベルな力をつけるための生き方（プロセス）であること、そのための教育と学習あるいは環境づくりという位置づけである。そしてそれは、個人の力をより強くするとともにアクティブなライフスタイルを確立することにつながる新たな教育の概念として、今後の研究の蓄積により浸透していくことを期待したい。

文献

福渡靖（1999）ヘルスプロモーションと健康教育．順天堂医学，45（2）：143-150.

公益財団法人健康体力づくり事業財団　http://www.kenkounippon21.gr.jp/（最終閲覧日
　　2017年12月20日）

ローレンスW, グリーン　神馬征峰［訳］（1997）ヘルスプロモーション　PRECEDE-
　　PROCEEDモデルによる活動の展開．医学書院．

三宅優・横山美江（2007）健康における笑いの効果の文献学的考察．岡山大学医学部保健学科
　　紀要，17：1-8.

宮坂忠夫・川田智恵子・吉田亨（2013）最新保健学講座別巻1　健康教育論．メヂカルフレン
　　ド社．

内閣府（2016）スポーツの実施状況等に関する世論調査．

日本健康教育学会　http://nkkg.eiyo.ac.jp/index.html（最終閲覧日2017年12月20日）

大田尾浩・田中聡・積山和加子・長谷川正哉・島谷康司・梅井凡子・金井秀作・藤原和彦・八
　　谷瑞紀・溝田勝彦（2014）転倒予防教室が及ぼす身体機能・健康関連QOL・運動習慣へ
　　の効果．ヘルスプロモーション理学療法研究，4（1）：25-30.

島内憲夫（2015）ヘルスプロモーションの未来－健康創造の鍵は？－．日本健康教育学会誌，
　　23（4）：307-317.

スポーツ庁（2019）スポーツの実施状況等に関する世論調査

辰本頼広（2016）特別養護老人ホームでの運動プログラム実施における研究（第3報）－ゲー
　　ムプログラム中の笑い－．追手門学院大学社会福祉学部紀要，10：45-51.

和田雅史・齊藤理砂子（2016）健康科学　ヘルスプロモーション．聖学院大学出版会．

吉田亨（1992）健康教育をめぐる最近の話題－プリシード／プロシードモデル．保健の科学，
　　34（12）：870-875.

2節 ◆ 行動を説明する行動変容理論

　私たちの行動は、心理的、社会的、身体的、環境的な要因が絡んでいる。よって、習慣化した行動を改善・変容させることはなかなか難しい。しかし、人のさまざまな行動を説明し、予測する行動変容理論やモデルを理解しておくことは、生活行動の改善および改善した行動の継続化に有効である。本節では、運動行動（身体活動、運動、スポーツ活動など）の説明や予測によく用いられる計画的行動理論、社会的認知理論、トランスセオレティカル・モデルについて解説することとする。

1．運動行動の理解

1）運動行動の継続の難しさ

　NHK の健康に関する世論調査（2009）によると、「生活で大切なこと」のなかで、「健康」をあげた者は 71％ を占め、第 1 位であり、他の選択肢を大きく引き離している。また、「（いつも、ときどき）健康に気をつけている」者は 80％ であることが報告されている（山田・酒井, 2009）。このように近年の国民の健康意識はきわめて高い。

　健康の維持・増進には、栄養、休養、運動という実践的活動が必要であり、特に運動は積極的な健康増進行動として重要となる。しかし、運動・スポーツの実施率をみると、「過去 1 年間にまったく運動・スポーツを実施しなかった者（レベル 0）」は男性 24.1％、女性 30.9％ であり、「週 2 回以上、1 回 30 分以上、運動強度『ややきつい』以上の者（レベル 4）」は男性 21.9％、女性 17.4％）である（笹川スポーツ財団, 2016）。よって、健康や体力の維持・増進のために運動やスポーツ活動などの健康増進につながる健康行動をとっている者は多いとはいえない。また、人びとのニーズに応えるために、市区町村の行政や民間企業では、健康・体力づくりのためのさまざまなプログラムを提供している。しかし、市民の人口比を考えると、身体活動・運動プログラムへの参加率はきわめて低く、また参加したとしても 45 〜 50％ が普通 3 〜 6 カ月以内にドロップアウトしているとの報告もある（Dishman, 1988）。

　筆者（2001）も社会人を対象とした F 県 C 市における健康づくり教室への参加率の推移を約 8 カ月間（26 週間）にわたって調べたところ、図 3-2-1 に示す

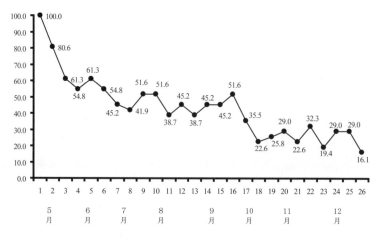

図 3-2-1　F 県 C 市の健康づくり教室における参加率の変化（橋本，2001）

ように、参加は激減期（1 カ月以内）、漸減期（2 ～ 5 カ月）、安定期（6 カ月以降）の 3 段階を経て減少し、6 カ月以降ではわずか 2 ～ 3 割の者しか継続していなかった。運動指導者がいて、魅力的なプログラムが提供されても、個々人のさまざまな理由から継続ができていないのである。このような運動プログラムへの参加率の低下は一般的な傾向であり、いかに運動の継続が難しいかがわかる。

2）運動行動の生起過程と関連要因

　身体活動、運動、スポーツを指導する際、人の運動行動の成立過程を理解しておくことは重要なことである。その運動行動の成立過程を簡潔に図 3-2-2 に示した。運動をする者としない者がいるが、人それぞれの理由があり、その理由を先行要因という。その要因としては、人口統計学的要因、心理的・感情的要因、社会的要因、行動特性要因など多数明らかにされている（堤，2004：表 3-2-1）。人は運動行動に対するポジティブな認知、感情、欲求などの心理的要因を有し、物理的・社会的環境条件が整えば運動・スポーツ活動に参加するであろう。しかし、その運動・スポーツ活動を選択したとしても、継続する者と離脱する者がいる。ここにもさまざまな要因があるが、参加（選択）要因と継続要因は同一のものと異なるものがある。継続の結果として効果が得られるわけで、運動を継続した者だけが、運動の効果としての恩恵を受けることになる。運動の効果には身体

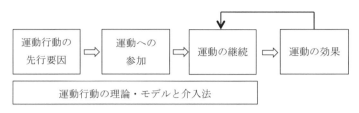

図 3-2-2　運動行動の過程

表 3-2-1　成人における身体活動に関連する要因

人口統計学的要因	性（男）、教育、遺伝子要因、収入・経済的要因
心理的・感情的要因	運動の楽しさ、恩恵への期待感、運動への意図、健康・体力感、自己効力感、自己動機づけ
社会的要因	医師の影響、友人・仲間、配偶者・友人のサポート
行動特性要因	成人期の活動暦、ダイエット習慣、過去の運動プログラム、変容の過程

注）Trost（2002）と Sarris & Owen（1999）が共通してあげる運動行動に強い正の規定力を有する要因（堤, 2004）。

的・生理学的効果（体力や血液成分など）や社会的効果（人間関係の促進やコミュニケーションスキルなど）、加えて、心理的効果（気分・感情、メンタルヘルス、自己概念など）があり、これらの運動の効果はフィードバックされ、運動の継続化に役立つことになる。このように運動行動の生起・継続にかかわる要因から理論・モデルが構築され、行動変容を促す介入法が提示されるのである。

2．運動行動に用いられる理論・モデル

人はなぜ身体活動、運動、スポーツ活動をするのか、それを理解するうえで社会心理学の分野で構築されている理論やモデルは役に立つ。ビドゥルとニッグ（Biddle & Nigg, 2000）は、運動行動に用いられる理論・モデルを理解しやすくするために、態度‐信念理論、有能感理論、統制理論、意思決定理論の4つのカテゴリーに分類している（図3-2-3）。なかでも、エイゼン（Ajzen, 1985）の計画的行動理論（Theory of Planned Behavior: TPB）、バンデューラ（Bandula, 1977）の社会的認知理論（Social Cognitive Theory: SCT）、そしてプロチャスカとディクレメンテ（Prochaska & DiClemente, 1983）のトランスセオレティカル・モデル（Transtheoretical Model: TTM）などは運動行動によく用いられている。そこで、これらの理論・モデルを説明することにする。

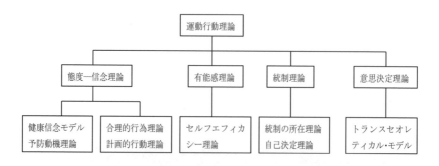

図3-2-3　運動行動理論（Biddle and Nigg, 2000）

1) 計画的行動理論

　運動・スポーツをする人はいろいろな機会を見つけて行っているし、運動をしない人は行う機会があってもしない。このように、人の行動には一貫性があるが、その行動のとり方は日本人と欧米人とでは若干異なる。

　たとえば、私たち日本人は人から何か手伝いを頼まれたとき、自分が忙しくてもその人の身になって、あるいはその人の期待に応えて、「今、忙しいけど仕方ない、手伝ってやるか」といって自己犠牲してまでも手伝ってやることが多い。しかし、欧米人であったら、おそらく自分が忙しかったら、"No"というかもしれない。運動やスポーツをするときも同様で、「1人足りないので、入ってくれないか、ぜひお願いするよ」といわれたら、日本人の多くの人は「そんなにいうのなら入ってやるか」といって、その運動やスポーツに参加するだろう。このように、日本人がとる行動は、その行動を自分が決めるというより、他者からのプレッシャーや期待を感じて行動を選択する傾向がある。

　この日本人特有の行動を理解するのにわかりやすい理論がエイゼン（Ajzen, 1985）の計画的行動理論（TPB: Theory of Planned Behavior）であり、行動意図、態度、主観的規範、行動の統制感の4つの予測因（構成概念）からなる（図3-2-4）。この計画的行動理論では、行動は行動意図と行動の統制感（破線部分）で規定され、意志の下にない（意図しない）行動をも予測できる。行動意図とは行動をしようとする意志のことであり、行動の決定因ともいわれている。行動の統制感とは行動の遂行に対する容易さと困難さについての信念のことであり、行動に対し行動意図を介する場合と介しない場合がある。よって、私たちのさまざまな

行動は行動意図と行動の統制感が高いときに生起することになる。また、この行動意図は態度、主観的規範、行動の統制感の3つの予測因で規定される。態度とはある特定の行動に対する評価ないし感情のことである。主観的規範は行動を遂行すべきかどうかに対する社会的プレッシャーであり、行動を遂行することに関する「重要な他者の期待に対する信念」と「重要な他者の期待に従おうとする動機づけ」によって規定される。よって、何かをしようとするときは、行動対象に対して好意的な態度を有し、他者の期待を感じ、その行動を行うことは易しいという知覚が高いときに生起することになる。

　この計画的行動理論を理解しておくことは運動指導者にとって非常に役立つ。つまり、人に継続的な運動を促すときは、運動に対する好意的態度を高め、周囲からの期待を感じさせ、さまざまなバリアに抗してできるという自信をつけさせれば、人は運動をやろうとする意図が高まり、運動をすることになるのである。

　欧米の研究では、行動意図と行動、態度、行動の統制感の関係は一貫して高い関係にあるが、主観的規範は中等度もしくは関係がみられない場合もある。さらに、行動意図に対して、態度は主観的規範の約2倍の影響力を有することも明らかにされている（Hausenblas et al., 1997）。しかし、わが国の人びとの行動は他者との関係性のなかで生じているので、この主観的規範に関しては、わが国の人びとを対象とすれば、態度よりむしろ主観的規範のほうが行動意図に影響しているかもしれない。橋本（2004）は主観的規範の下位概念の「他者の期待に従う

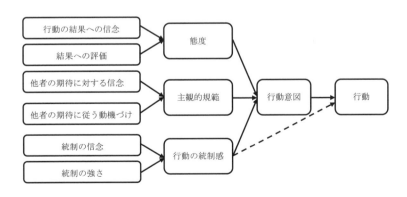

図3-2-4　計画的行動理論（TPB）

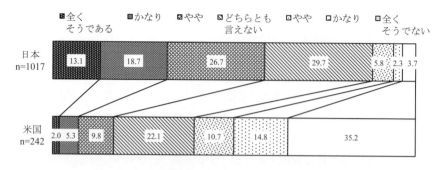

図3-2-5　他者の期待に従う動機づけ（橋本, 2004）

動機づけ（図3-2-4）」を日米の学生を対象に調べた。「私は通常親友が私にしてもらいたいと思うことに応えたい」という他者の期待に従う動機づけをみると、日本人学生の6割弱が肯定的であるのに対し、米国人の6割が否定的なのである（図3-2-5）。

　また、小松（2011）は高齢者98名を対象にボランティア行動に計画的行動理論を適用したところ、態度、主観的規範、行動の統制感で行動意図を50.5%説明したが、態度の有意な規定力はみられず、主観的規範と行動の統制感が有意な予測因であったことを明らかにしている。このように、わが国の人びとの主観的規範は欧米人とは異なり、行動意図に深くかかわっており、計画的行動理論はわが国の人びとの行動をよく説明できると思われる。

2）社会的認知理論

　社会的認知理論（SCT: Social Cognitive Theory）は、バンデューラ（Bandura, 1977; 1986）が学習理論を発展させて提唱したもので、当初、社会的学習理論ともいわれていた。人びとの社会的行動を人（個人内要因：認知，感情，生物学的出来事）、環境、行動（行動の特性）の相互関係のなかで捉えようとするものである。また、人が行動を選択して継続するまでの過程における重要な変数として、図3-2-6に示すように、効力予期（セルフエフィカシー）と結果予期が構成概念として用いられている（Bandura, 1977）。

　セルフエフィカシーは社会的認知理論のなかでも中心的な概念であり、「ある

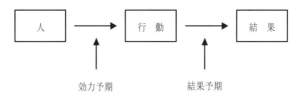

図 3-2-6　効力予期と結果予期間（バンデューラ，1977）

特定的な行動を成功裡に遂行することへの確信度」と定義される。確かにできるという自信がなければ人はなかなかその行動をやらないし、やりたくないものである。結果予期とは「ある特定の行動をしたあとに生じる結果の可能性に対する見積もり」を指す。よって、人が行動を行うのは、その行動を遂行することができるというセルフエフィカシーと、よい結果が得られるであろうという見積もりによるものであり（竹中，2002a；竹中・上地，2002b）、両者の予期が高いときに行動が遂行されることになる。バンデューラ（Bandura, 1977）の社会的認知理論では、この2つの予期は異なったものとしているが、身体活動・運動領域では双方とも自信の概念として扱われ、区別して用いられることは少ない。

3）トランスセオレティカル・モデル

　トランスセオレティカル・モデル（Trancetheoretical Mode）はプロチャスカとディクレメンテ（Prochaska & Diclemente, 1983）によって提唱されたもので、行動変容ステージ、セルフエフィカシー、意思決定のバランス、行動の変容プロセスの4つの構成概念からなり、最も包括的な理論・モデルである。

　行動の変容ステージとは、実際の行動と行動に対する準備性（レディネス）によって行動を分類するもので、「前熟考期（無関心期）」「熟考期（関心期）」「準備期」「実行期」「維持期」の5つのステージからなっている（図3-2-7）。準備性（レディネス）とは計画的行動理論でいうところの行動意図に当たるもので、意図と行動の組み合わせで5つの段階に分けられる。運動を例に説明すると、「前熟考期（無関心期）」は運動を行っておらず、近い将来も行う意志がない段階、「熟考期（関心期）」は現在運動を行ってはいないが、近い将来運動を行う意志がある段階、「準備期」は現在運動を行ってはいるが、不定期であり、運動の恩恵が得られない段階、「実行期」は運動を行っているが、まだ始めて日が浅い（6カ

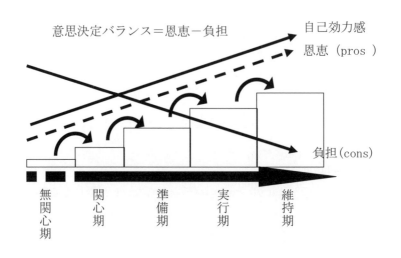

図 3-2-7　トランスセオレティカル・モデルの構成概念（筆者，作成）

月）段階、「維持期」は運動を行ってすでに 6 カ月以上経過している段階をいう（岡，2000）。このように、行動を「している・していない」で判断するのではなく、準備性（レディネス）という動機的成分を加味し、1 つでも後期ステージのほうに移行すれば行動変容したと考えるのである。また、人が行動を改善しようとするとき、どのような段階にいるのかを見極めるには非常に有効な概念である。

　セルフエフィカシーは前述したバンデューラ（Bandura, 1977）の概念を導入したものであり、ある行動を成功裡に遂行することへの確信度であるが、行動変容ステージとの関係でいえば、後期ステージに移行するほど高くなるとされる。

　意思決定のバランスとは、行動を改善することの恩恵（pros）と負担（cons）のバランスの知覚をいい、ジャニスとマン（Janis & Mann, 1977）によって提唱された意思決定理論の主要な構成要素である。行動変容ステージと意思決定のバランスの関係は、前熟考期（無関心期）と熟考期（関心期）のステージの人は行動を改善することに対する恩恵より負担のほうが上回り、実行期と維持期のステージの人は逆に恩恵のほうが負担を上回る。したがって、意思決定バランス得点（恩恵−負担）は後期ステージに移行するほど高くなり、後期ステージに行動変容させるには、負担の軽減を図り恩恵を強化することとなる。

　行動の変容プロセスとは、行動変容の後期ステージへ移行させるための方略を

指す。これには5つの認知的方略と5つの行動的方略がある。これらの方略については次節の行動変容技法で解説することにする。

文　献

Ajzen, I. (1985) From intention to action: A theory of planned behavior. In J. Kuhl and J. Beckman（Eds.）, Action control: From cognitive to behavior（pp.11-39）. NY: Springer-Verlag.

Bandula, A. (1977) Self-efficacy: Toward a unifying theory of behavioral change. Psychological Review, 84 (2) : 191-215.

Bandula, A. (1986) Social foundations of thought and action: A social cognitive theory. Prentice-Hall: Englewood Cliffs, NJ.

Biddle J.H. & Nigg C.R. (2000) Theories of Exercise Behavior, International Journal of Sport Psychology, 31 , 290-304.

Dishman, P.K. (1988) Exercise adherence: Its impact on public health. Human Kinetics. Champaign, IL.

橋本公雄（2004）第2部身体活動・運動と健康，4. わが国特有の運動行動のモデル構築と介入に関する研究推進. 日本スポーツ心理学会（編），最新スポーツ心理学―その軌跡と展望―. 大修館書店，pp. 132-133.

Hausenblas, H.A., Carron, A.V. & Mack, D.E. (1997) Application of the theories of reasoned action and planned behavior to exercise behavior: A meta-analysis. Journal of Sport & Exercise Psychology, 19 : 36-51.

Janis, I..L. & Mann, L. (1977) Decision making: A psychological analysis of conflict, choice and commitment. NY: Collier Macmillan.

小松智子（2011）ボランティア行動の予測とメンタルヘルスに及ぼす影響―健康行動としてのボランティアの確率を目指して―. 平成22年度九州大学大学院人間環境学府修士論文 .

岡浩一郎（2000）行動変容のトランスセオレティカル・モデルに基づく運動アドヒレンス研究の動向. 体育学研究，45 : 543-561.

Prochaska, J.O. & DiClemente, C.C. (1983) Stage and processes of self-change in smoking: Towards an integrative model of change. Journal of Consulting & Clinical Psychology, 51 : 390-395.

笹川スポーツ財団（2016）スポーツライフ・デー2016. スポーツライフに関する調査報告書. 笹川スポーツ財団.

竹中晃二（2002a）継続は力なり：身体活動・運動アドヒアランスに果たすセルフエフィカシーの役割 . 体育学研究，47 : 263-269.

竹中晃二・上地広昭（2002b）身体活動・運動関連研究におけるセルフエフィカシー測定尺度. 体育学研究，47 : 209-229.

堤俊彦（2008）身体活動・運動行動を規定する要因（決定因）. スポーツ心理学会編，スポーツ心理学―その軌跡と展望―. 大修館書店.

山田亜樹・酒井芳文（2009）現代日本人の健康意識―「健康に関する世論調査」から. NHK放送文化研究所，放送研究と調査59 (8) : 2-21.

第3章　ライフ・ウェルネスと生活行動の改善　75

3 節 ◆ 生活行動の改善に向けた行動変容技法

習慣化した行動を変えるのは難しい。また、改善を試みたとしても、それを継続し、習慣化するまでは並大抵のことではない。これまで何回となく生活上の行動の改善を試み、「三日坊主」に終わってしまった人も多いことであろう。そこでここでは、運動行動の継続化のために役立つ、社会的認知理論やトランスセオレティカル・モデルで提示されている行動変容技法について解説することとする。

1．社会的認知理論の行動変容技法

社会的認知理論では、行動改善の開始・継続化にセルフエフィカシー、目標設定、セルフモニタリング法、およびソーシャルサポートなど、多数の行動変容技法が提示されているので、これらについて説明する。

1）セルフエフィカシー

セルフエフィカシーは前節で述べた、ある行動を成功裡に遂行する確信度のことであり、行動の開始・継続に重要な要因であるが、このセルフエフィカシーを高める方法として、「遂行行動の達成」「代理的体験（モデリング）」「言語的・社会的説得」「生理的・情動的喚起」の4つの資源が提示されている（Bandura, 1977；竹中，2002a: 2002b）。「遂行行動の達成」とは、成功と失敗からなる個人の体験に基づくもので、成功体験や達成体験はセルフエフィカシーの資源のなかでも最も強い効力をもつとされる。「代理的体験（モデリング）」は他者の成功や失敗、あるいは行動を観察する体験のことであり、自分と同じような状況にある他者がうまく遂行しているのをみれば、自分にもできるかもしれないというエフィカシーが高まる。人は他者の行動を観察して新たな行動を獲得する。つまり、他者がある行動をしたときの賞罰をみながら、どのような行動を採択するかを学習するのである。「人の振り見てわが振り直せ」とはこのモデリングのことを指す。グループワークで他者の成功体験を聞き、それを真似ることは行動の継続化に役立つであろう。「言語的・社会的説得」は他者からの言葉による説得であり、「できる」という励ましはセルフエフィカシーに影響するが、前者の2つと比べると弱い資源といわれる。「生理的・情動的喚起」は体内からのフィードバック情報のことであり、行動を遂行した後のポジティブな感情の醸成や不快な生理反

応の消失はエフィカシーを高めることになる。

このように、運動行動の遂行に対するエフィカシーを高めることは継続に役立つ。そのためには、行動目標を設定し達成する体験を増やすこと、運動を続けている仲間の成功体験を見たり聞いたりすること、重要な他者からポジティブな励ましを受けること、そして、運動後にポジティブ感情が得られるような体験を多くすることである。

2) 目標設定法

目標設定は願望を明確化し、マンネリ化を防ぎ、内発的な動機づけを高める。目標設定の仕方にSMART（Specific, Measurable, Accountable, Realistic, Time bound）があるが、これは効果的な目標設定の仕方でいわれている英語の頭文字を取って示されたものである。目標設定は、一般的・抽象的なものではなく具体的な目標とすること（Specific）、自他ともに目標の達成度がわかるように数値化すること（Measurable）。人の手を借りずに自分の力、責任で達成できる目標とすること（Achievable）、非現実的な目標ではなく、現実的に達成できる可能性のある目標であること（Realistic）、そして、目標を設定したらいつまでに達成するかの期限を決めること（Time bound）である。目標設定は継続化への動機づけとなる。何度試みても目標達成できなかったときは、目標の見積もりが甘かったと考え、達成できそうな目標に再設定し直すことである。目標設定は達成の可能性が50%というややチャレンジングな目標設定がよいとされる。

3) セルフモニタリング法（自己監視法）

セルフモニタリング法とは、自分の行動を観察し、行動日誌としてつけていく方法である。毎日の行動をつけていくことで、自己の行動の特徴やパターンがみえてくるし、進歩の度合いを確認することにもなる。そこで、生活改善に向けた行動を開始したら、毎日ノートやパソコン（エクセル）に記録していくことである。最初は実施したか、しなかったかを○×式で記載し、徐々にどのような内容をいつ、どこで、どのようにして行ったかなどを記録していくとよい。このように、日常の運動行動を記録すると、意識化され、動機づけを高めることにもなる。

ところで、ポジティブ心理学でいわれる、人間の強み・長所というポジティブな徳性を高めるためのエクササイズとして、「うまくいったこと日誌」をつける

第3章　ライフ・ウェルネスと生活行動の改善　77

方法があるが、これは行動遂行の結果のポジティブな側面に焦点をあてていくモニタリング法である（第1章2節参照）。この方法を用いるとうまくいくための方略がみえてくる可能性があり、自己効力感の向上と運動行動の継続化にも役立つモニタリング法となるであろう。

4）ソーシャル・サポート

ソーシャル・サポートとは「家族や配偶者、友人、同僚、専門家など、個人を取り巻くさまざまな他者や集団から提供される心理的・実体的な援助（上野, 2002)」のことであるが、行動を改善・継続するにも、それを支援してくれる家族や友人など、サポーターがいたほうがよい。運動していることを見守って、激励してくれる人、運動施設に連れて行ってくれる人、一緒に運動してくれる人、雑用を肩代わりしてくれる人がいると、気兼ねなく運動はできる。特に、わが国の人びとは他者の期待を感じて行動を決定していることが多いので（第3章2節参照）、他者からのさまざまなサポートを受けると、その期待に応えようとの意識が働き、行動の改善、遂行に重要な役割を果たすであろう。このソーシャルサポートには、共感を示す「情緒的サポート」、改善行動を継続するために道具などを提供する「物質的サポート」、改善行動に有効な情報を提供する「情報的サポート」、改善行動やその成果を評価する「評価的サポート」がある。

2．トランスセオレティカル・モデルの行動変容プロセス

トランスセオレティカル・モデルにおける行動変容技法として、変容プロセスがある。変容プロセスとは、「自分の思考、感情、あるいは行動の修正に役立てようと始める行動（プロチャスカら，2005)」であり、どのようにして行動変容が生じるかの基本原則を10のプロセスにまとめたものである（岡，2000；竹中, 2004；2005)。変容プロセスには、認知的プロセスと行動的プロセスがあり、認知的プロセスは行動変容ステージの前熟考期、熟考期、準備期に、行動的プロセスは実行期と維持期に主に用いられる。つまり、各ステージでどのような変容プロセスが有効であるかが示されており、前期ステージでは問題行動の改善の必要性を理解させ、後期ステージには改善行動の強化・促進や逆戻り防止に焦点が当てられている。表3-3-1にプロチャスカら・中村（2005)の変容プロセスと目標を示した。

表 3-3-1　変容プロセスと目標（プロチャスカら／中村，2005）

変容プロセス	目　標
認知的方略	
意識の高揚	自分自身と問題に関する情報を集める
社会的解放	問題行動を取らないように社会的な選択肢を増やす
情動的喚起	問題と解決策に対する感情を体験したり表現したりする
自己の再評価	自分自身と問題に対する気持ち、考えを評価する
環境の再評価	問題行動に関連する周囲の環境を再評価する
行動的方略	
コミットメント	行動変容をすることを選択、または決意、あるいは行動変容する能力を信じる
逆条件づけ	問題行動の代わりとなる他の行動を実行する
環境統制	問題行動を引き起こす刺激を避ける
報酬	行動変容ができたことに対して、自分に褒美を与える、あるいは他人から褒美を受け取る
援助関係	支援者からの援助を得る

注）プロチャスカら／中村（2005）の資料に基づき環境の再評価を追加し、改変した。

1）認知的方略

　認知的方略には、意識の高揚、社会的解放、情動的喚起、自己再評価、環境の再評価がある。

・意識の高揚

　意識の高揚とは、問題行動に対する知識を増やし、意識を高めることをいう。行動改善を促すには、まず問題行動への気づきを高め、それに関連する必要な情報量を増やすことである。運動促進に関しては、好きなタレントが運動・スポーツを行っているテレビを視聴したり、運動の効果や運動不足の害に関する情報を与えることである。

・社会的解放

　社会的解放は外的な要因を指し、問題行動を改善しようとしたり、その努力を継続できるような外部環境の選択を意味する。よって、実行期まで有効とされている。問題行動に関する社会の変化に気づかせることも1つの方法であり、ウォーキングやジョギングを行っている人が増えていること、トレーニングジムなどの施設利用者が多いことなどを提示することも社会的解放となる。

第3章　ライフ・ウェルネスと生活行動の改善　　79

・情動的喚起（感情体験）

　情動喚起は意識の高揚と類似しているが、より深い情動レベルに働きかけるもので、感情体験（ドラマティック・レリーフ）ともいわれる。禁煙をさせるために肺がんの写真、禁酒させるためにアルコール中毒症のビデオを視聴させるなどして、刺激の強い体験で感情を揺さぶることをいう。快感情、リラックス感、満足感などの運動後のポジティブ感情を醸し出すような運動を味合わせることも運動の開始・継続に役立つことになるであろう。

・自己再評価

　自己再評価は、自分の改善すべき問題行動について理性と感情面から再評価し、それを克服したらどのような自分になっているかを考えさせることをいう。たとえば、運動不足に関してどのように思っているのか、運動を行うことでどのようなメリットやデメリットがあると思っているのか、運動不足を解消できた姿をどのようにイメージするのかなどを考えさせ、自己を再評価させることである。

・環境の再評価

　環境再評価は、自分の周りの環境や社会的変化に気づかせ、改善行動を促す方法である。運動のできる場所・施設の有無や周囲の人びとの運動行動の変化に気づかせるなどを再確認させる方法である。

　このように、まだ問題行動に関して改善行動を行っていない、前熟考期や熟考期の前期ステージの者には認知的方略を用い、改善意識を高めることが重要となる。

　2）行動的方略

　行動的方略には、逆条件づけ、援助的関係、コミットメント、環境統制、報酬がある。

・逆条件づけ

　逆条件づけとは不健康な行動を健康的な行動に置き換えること、つまり代替行動を取ることをいう。天気、旅行、多忙な仕事などで改善行動の中断が余儀なくされることがあるが、このようなときはあらかじめ代替行動を考えておくことである。雨降りで運動ができないときは、ショッピングモールを歩く、自宅のステップを使うなど代替行動は多数ある。

・援助的関係

　援助関係は前述したソーシャルサポートにかかわることであり、重要な他者からの援助を受けることができるような関係を作っておき、それを利用することをいう。友人や家族などに自分の行動改善を聞いてくれ、適切なアドバイスをくれる人、運動・スポーツ施設への送り迎えしてくれる人を決めておくことは、改善行動の継続化に向けて重要である。

・コミットメント

　自己解放ともいわれる、コミットメントは行動変容をし始めたことを自己と他者に向けて宣言することを指す。特に、重要な他者に行動開始宣言をすると、見守ってくれているという意識が働き、自分の意志を固めるのに役立つ。できれば、その人と行動実施宣言書を取り交わし（宣言書にサインしてもらう）、それを目につくところに貼っておくことも有効であり、ときどきその重要な他者に進捗状況を報告することも重要である。

・環境統制

　環境統制は内的な反応を統制するのではなく、刺激自体を調整することで、レスポンデント条件づけともいう。つまり、改善行動を起こすきっかけ（刺激となること）を作ることで、玄関に運動シューズ、室内や冷蔵庫に運動したくなるような写真などを添付することなどである。

・報酬

　強化マネジメントともいわれる褒美（報酬）は、よく使われる行動変容のテクニックである。目標が達成したら報酬を与えることをいい、これを「強化刺激（オペラント条件づけ）」という。報酬には自己報酬と他者報酬がある。たとえば、運動が１カ月間続いたら、自分を褒める、褒美として服を買う、旅行に行くなどは自己報酬である。また、ほとんどの人が企業やお店のクレジットカードやポイントカードを持っている。品物を購入したり、支払ったりすると、ポイントが溜まりさまざま恩典があるが、このことで同じお店に通い、商品を買ってしまうことになる。このような他者報酬は行動の継続化に強力な影響をもたらすことになる。

　以上に示したように、すでに改善行動を行っている実行期や維持期のステージにある者には行動的方略を用いて改善行動の逆戻りや継続を推進することになる。このような行動変容技法は、健康行動の改善に多く用いられており、運動行動の

開始・促進・継続にも極めて有効なものと考えられる。

3) 意思決定のバランスを崩す

　意思決定のバランスとは、行動を改善することに対する恩恵と負担の差し引きのバランスのことである。行動の改善はこの数値が正であれば進むし、逆に負であれば後退することになる。そこで、行動の改善を促すために、行動改善に対する恩恵と負担となる具体的な内容を箇条書きであげさせ、負担となる内容を消去し恩恵となる内容をさらに増やすことを考えさせ、意思決定のバランスを崩す指導すればよいことになる。たとえば、運動する「時間がない」という負担があげられていれば、5分や10分の時間は作れないはずがないので、どうしたら作れるかを考えさせれば消去できるというわけである。

文　献

Bandula, A. (1977) Self-efficacy: Toward a unifying theory of behavioral change. Psychological Review, 84 (2)：191-215.

岡浩一郎（2000）行動変容のトランスセオレティカル・モデルに基づく運動アドヒレンス研究の動向．体育学研究，45：543-561.

竹中晃二（2002a）継続は力なり：身体活動・運動アドヒアランスに果たすセルフエフィカシーの役割．体育学研究，47：263-269.

竹中晃二・上地広昭（2002b）身体活動・運動関連研究におけるセルフエフィカシー測定尺度．体育学研究，47：209-229.

竹中晃二（2004）トランスセオレティカル・モデル：TTM の概要．心療内科，8（4）：264-269.

竹中晃二（監訳）（2005）高齢者の運動と行動変容―トランスセオレティカル・モデルを用いた介入―．Book House HD, In P.M. Burbank & Riebe, D. (Eds.) (2000) Promoting exercise and behavior change in older adults: Interventions with the transtheoretical model. Springer Publishers Company, Inc., NY.

プロチャスカ.J., ノークロス, J. & ディクレメンテ, C. / 中村正和（2005）チェンジング・フォー・グッド―ステージ変容理論で上手に行動を変える―．法研．

上野徳美（2002）ソーシャルサポートとヘルスケアシステム．日本健康心理学会（編）健康心理学概論健康心理学基礎シリーズ①実務教育出版，133-148.

第4章
ライフ・ウェルネスとアクティブな生活

　ライフ・ウェルネスの確立には、身体活動、運動・スポーツ活動を日常生活に取り入れたアクティブなライフスタイルが重要な要素となる。そこでここでは、ライフステージにおける特徴を概観するとともに、文部科学省の答申を例に各ライフステージでの身体活動、運動・スポーツ活動について解説する。また、加齢に伴う老化を防ぐための視点としてのアンチ・エイジングについて論じ、ライフ・ウェルネスにおけるアクティブな生活の意義を論じることとする。

1節 ◆ ライフステージと生活

　人間はその生涯のなかで、それぞれの時期にその時期特有の健康課題があり、それを乗りこえていく必要がある。ここでは、一生のうちにみられる重要な出来事や加齢に伴う生活行動上の相対的な特徴の段階を「ライフステージ」と捉え、その特徴と健康課題について概説し、ライフステージに応じた健康づくりのあり方について述べることとする。

1．ライフステージとは

　人間は、生まれてから死ぬまでの間に年齢相応の役割や人生の大きな出来事を経験する。たとえば、出生、就園・就学、就職、結婚、子どもの誕生、子育て、退職などがそれにあたり、それらの節目による生活環境の過程・段階をライフステージという。

　ライフステージの区分の仕方は諸説あり、多くの自治体では健康づくりあるいは健康増進計画としてライフステージごとの目標を掲げて詳細について発信している。参考までに、秋田市の例を表 4-1-1 に示す。

　本節では、ライフステージを「乳幼児期（0～5歳）」「少年期（6～15歳）」「青年期（16～24歳）」「壮年期（25～44歳）」「中年期（45～64歳）」「高齢期（65

歳以降～）」の 6 つの時期に分け、それぞれの特徴と健康課題について整理することとする。

表 4-1-1　ライフステージごとの健康づくりの目標（第二次健康秋田 21 を基に作成）

ライフステージ	健康づくりの目標
幼年期 （0 ～ 5 歳頃）	親子が一緒に過ごす機会を多くもち、望ましい生活習慣を身につけ、こころとからだの健やかな成長を目指しましょう。
少年期 （6 ～ 15 歳頃）	望ましい生活習慣の知識や方法を学び、規則正しい生活リズムを身につけましょう。
青年期 （16 ～ 24 歳頃）	自らの健康を考え、よりよい生活習慣を確立していきましょう。
壮年期 （25 ～ 44 歳頃）	生活習慣をもう一度見直し、積極的に健康づくりに取り組みましょう。
中年期 （45 ～ 64 歳頃）	定期的に健康診断を受け、生活習慣病を予防しましょう。
高齢期 （65 歳以上）	豊かな経験を生かし、社会との交流を保ちながら自立した生活を営めるようにしましょう。

2．各ライフステージにおける特徴と健康課題

1）乳幼児期・少年期

　乳幼児期は、心身の発育・発達の初期にあたる最も成長著しい時期であり、この時期の過ごし方はその後の生活習慣の形成に大きな影響を及ぼす。健康観を含めた生活習慣の形成は家庭からの影響力が最も大きく、家庭における健康的な生活習慣の形成に重点を置いたかかわりが重要となる。

　食生活においては、健やかな発育を促し、将来の生活習慣病予防のためにバランスのとれた食事や適切なおやつの与え方、薄味に慣れることなどがあげられる。また、う歯予防のため食後の歯みがき習慣をつけることも必要である。運動面では、この時期には遊びとしての身体活動を経験していくなかで、家族や社会とのコミュニケーションを図ることを覚え、身体活動能力の基礎を作る。一方、たばこは喘息やアレルギー疾患、乳幼児突然死症候群などの危険因子とされており（米国公衆衛生総監報告，2010）、受動喫煙を防ぐための環境づくりも求められている。

近年では、核家族化や地域における人間関係の希薄化などにより育児が孤立しやすい傾向にあり（井田，2013）、育児不安や育児ストレスを抱く親も増加している現状にある（厚生労働省）が、この時期は健全な親子の関係が子どもたちの心身の成長に重要な役割を果たしている。したがって、このような現状を踏まえ、乳幼児健診の受診や乳幼児の発育・発達に関する正しい知識を得ること、基本的な食習慣の形成や口腔の健康に関する意識を高め実践していくこと、さらには望ましい親子関係の形成など、保護者が責任をもって子どもたちの健康管理を行うことができる環境づくりがますます必要となろう。

　つぎに、少年期は、家庭や学校生活のなかで生活習慣が形成され、食や睡眠に関する関心や判断力を養い、基本的な生活習慣が固定される重要な時期となる。また、歯の健康に関しては、乳歯から永久歯の交換期となり、永久歯のう歯予防に対する指導が必要となる。さらに、身体の発育・発達が顕著で体力・運動能力が急速に高まるほか、思春期への移行とともに性的な成熟も進んでいくため、心理的にはあらゆるものに強い関心を示すとともに、個が確立し自己を強く主張するようになる。心理的に自立する過程のなかでさまざまな挫折感や孤立感の解決方法が見いだせないまま、不登校や家庭内暴力、反社会行動などに結びつくケースも見受けられるのがこの時期の特徴でもある。

　このため、この時期には痩せ・肥満予防や若年期からの生活習慣病予防のための正しい食習慣や運動習慣を身につけることが必要となる。また、精神的な自立に向けての孤独感や挫折感、自分の将来の希望などを心から相談したり話し合ったりすることのできる人間関係づくりも重要となる。しかし、近年の傾向としては、朝食を食べない、睡眠時間の不足とそれに伴う記憶力や集中力の低下、体力の低下など生活習慣の乱れが懸念されており、心の健康問題との関連も指摘されている（文部科学省，2014）ことから、それらの見直しが大きな課題となっている。

2）青年期・壮年期

　青年期および壮年期は、身体面での発育・発達が完了し、心理的には社会的存在としての役割や責任が自覚されていく時期である。また、受験や進学、就職、結婚、出産・子育てといったライフイベントが多く存在し、さまざまな場面で人生の岐路を迎えることに伴ってライフスタイルが一新され、生活にも大きな変化が現れる。そしてそれは、食生活の乱れや睡眠不足、運動不足やストレスの増加

などの健康問題が増えてくる時期とも重なる。一方、上述した多くのライフイベントに対処していくうえで、特に青年期は自我同一性（アイデンティティ）に混乱が生じるといわれている。近年では、大学進学率の上昇（文部科学省，2017）や晩婚化（厚生労働省，2010）などが影響し、青年期の時期が長くなっていることも指摘され、自我同一性の確立とともに良好な人間関係を築くことや社会人として自立することが課題となっている。

身体面では、体力や運動能力は20歳頃から加齢とともに徐々に低下する傾向にある（スポーツ庁，2017）。また、壮年期は仕事の多忙さやデスクワークの増加などによって運動不足やストレスが増えたりするなど健康的な生活習慣を続けることが難しくなる、いわば「働き盛り」といわれる年代でもあり、20歳以降は喫煙や飲酒の習慣化が始まる時期でもあることから、この時期の生活習慣はその後のさまざまな生活習慣病の発症にかかわってくる。翻って考えれば、家庭を形成し子どもを育て、子どもの成長や病気をとおして健康問題を再考するチャンスになるともいえるが、自らの生活習慣を見つめ直し、これまで続けてきた健康的な生活習慣は引き続き持続していくことが重要であり、持病につながる生活習慣があればその改善に取り組んでいくことが求められる。

食生活では、肥満や高血圧、脂質異常症を防ぐため、カロリーや食塩、脂肪の摂りすぎに注意しなければならない。また、女性は30歳代前半から骨密度の低下が始まるとともに、特に妊娠・出産などの要因により中年期以降に骨粗しょう症が多くなることから、予防対策としてカルシウムの摂取や運動習慣の形成が必要となる。身体活動・運動面では、余暇を利用してのスポーツだけでなく家事や日常生活のなかでも積極的に動く習慣をつけ、意識的に身体活動量を増やすことが重要である。さらに、個々人が自分に合ったストレスの対処方法を身につけ上手に付き合っていくとともに、必要に応じてカウンセラーや医師などの専門家に相談を求めることも有効となる。

3）中年期・高齢期

中年期は、出産や子育てなどを経て経済的にも社会的にも自立する時期である。一方で、加齢に伴う心身の機能低下の自覚症状が徐々に顕著になってくる。たとえば、身体面では、視力低下、体力低下、性欲の減退など、精神面では記憶力や適応力の低下などがあげられる。こうしたことから、自分自身の健康についての

関心はおのずと高くなり、健康や体力に不安を感じやすくなる時期ともいえよう（文部科学省，2013）。特に、女性では更年期前後でのホルモンバランスの変化によって体調不良が起こりやすくなる。

　また、この年代にはこれまでの生活習慣が要因となって糖尿病や循環器系疾患などの生活習慣病を発症することが多くなってくる（厚生労働省，2012）。このため、この時期には持病につながる生活習慣の改善を図ることが重要な課題であり、自分自身の健康状態を知り適切に管理するとともに、専門家のアドバイスを受けることも必要となってくる。

　つぎに、高齢期であるが、この世代は自身の退職や子どもの独立、配偶者あるいは親の介護や死などをとおして、ライフスタイルの変化だけでなく、それらを契機として喪失感や空虚感を覚えるなど精神的にも負担が大きくなる時期である。身体機能の面では、視力や聴力、ものを噛む力、筋力や柔軟性、機敏さなどの低下が顕著になってくる（青柳，2006）。椅子から立ち上がったり、重いものを持ち上げることがつらくなってきたり、とっさの身のこなしが鈍くなるといったようなことがイメージされるだろう。体力・運動能力の低下によってふらつきや転倒が起こったり、転倒による骨折で歩行困難となり、それがきっかけで寝たきりになってしまったりすることも少なくない。もちろん加齢に伴う変化には個人差があるが、自らの健康状態を過信せず、定期的な健康診断を受けるなどして健康状態を的確に把握し、健康管理を十分に行ったうえで健康づくりに取り組んでいくことを常に意識していかなければならない。

　一方、身体機能は衰えていくが知識や経験に関する能力は高まっていく（柄澤，1999）。たとえば、それまで蓄積されてきた豊富な生活経験や知識をもとに適切な判断を行ったり、何か問題が起こったときにさまざまな視点から分析して理解し解決したりするといった高度な精神のはたらきは衰えないばかりかむしろ高まり、洗練されることがある。加齢とともに総合的かつ合理的な判断を下せるようになったり、抽象的な思考により物事をまとめたりするようになることも忘れてはならない。生きていくうえで老いを避けることはできないが、高齢期の特性を理解し、共感的に接したり積極的に支援したりするなど、世代を超えた交流により高齢期を健やかに過ごすことが可能となる。

3．ライフステージに応じたアクティブな健康づくりのあり方

　ライフステージそれぞれの過程・段階には連続性があるものの、いわゆるライフイベント（人生の節目）によってつぎの段階の生活環境や生き方は大きく変容し、場合によっては環境に適応するために生活スタイルや考え方、仕事の仕方など、さまざまなものを変化させる必要が出てくる。

　健康課題についてもしかりで、人間は生涯のなかでそれぞれの時期にその時期特有の健康課題を有しており、年齢や性別、家族の状況や職場環境など、あらゆる要素でそれぞれ異なってくる。自らの人生を豊かに彩っていくためには、自分や家族に適切な健康づくりについて知り考えていくとともに、ライフステージに応じた健康的な生活習慣を送っていくことが重要となると考える。日常生活における身体活動が加齢とともに減少していくことを考えると、生活習慣改善の契機として、個人が主体的に身体活動量の増加や運動・スポーツに取り組む姿勢を根づかせていくこと、またそのための環境づくりが今後極めて重要になろう。そして、ライフ・ウェルネスの概念にもある「身体活動、運動・スポーツを基盤とした日々の生活」を恒常的に反映していくことが、いずれのライフステージにおいても望ましい健康づくりのカギとなるに違いない。

文献

秋田市（2013）第二次健康あきた市21．

青柳領（2006）子どもの発育発達と健康．ナカニシヤ出版．

米国公衆衛生総監報告（2010）米国保健省公衆衛生総監報告書による 喫煙・受動喫煙と各種疾病との因果関係の判定．

柄澤昭秀（1999）新老人ボケの臨床．医学書院．

厚生労働省 健やか親子21（第2次）http://sukoyaka21.jp/about（最終閲覧日2020年8月31日）．

井田歩美（2013）わが国における「母親の育児困難感」の概念分析——Rodgersの概念分析法を用いて．ヒューマンケア学会誌，4（2）：23-30．

厚生労働省（2010）平成22年度出生に関する統計．

厚生労働省（2012）人口動態統計（平成29年）．

文部科学省（2013）体力・スポーツに関する世論調査（平成25年1月調査）．

文部科学省（2014）睡眠を中心とした生活習慣と子供の自立等との関係性に関する調査（報告書）

文部科学省（2017）平成29年度学校基本調査．

文部科学省スポーツ青少年局（2002）児童生徒の心の健康と生活習慣に関する調査報告書．

スポーツ庁（2017）平成28年度体力・運動調査結果の概要及び報告書について．

財団法人こども未来財団（2007）平成18年度子育てに関する意識調査報告書．

2 節 ◆ ライフステージにおける身体活動、運動・スポーツ

　ライフ・ウェルネスの概念を反映し、心身ともに豊かで幸福な生活を送っていくためには、各ライフステージと身体活動、運動・スポーツとの関係性について理解する必要がある。ここでは、そのようなライフスタイルを「乳幼児期・少年期」、「青年期・壮年期」、「中年期・高齢期」の 3 つの段階に分け、各期の概要について述べる。

1．乳幼児期・少年期

　乳幼児期は、泣く、吸う、握るなどといった生存に必要な反射から、立つ、歩くなどという発達課題があり、大脳前頭葉が発達する。また、月齢が進むにつれ、走る、跳ぶ、投げる、捕るなどといった動きを学習し、運動の仕方を身につけていく時期でもある。さらに、親や兄弟など家族との触れ合いや仲間との交流をとおして、生涯にわたる基本的な生活習慣や人間形成の基礎が培われる。したがって、この時期には遊びをとおしてさまざまな動きを学習することが必要となる。特に、屋外の遊び場や身近な公園、自然の豊かな環境において、親子のふれあいや仲間との交流を深めながら、歩く、走る、跳ぶ、投げるなど多様な遊びを多く取り入れ楽しむことが子どもたちの健全な発育・発達の原点となる。

　しかし近年では、遊ぶための「時間」「空間」「仲間」といったいわゆる「三間」のない状況が常態化しているのが現実である。実際に、窪ら（2005）の調査（図 4-2-1）によると、戸外で遊べる友だちの有無については「友だちなし」の割合が各学年とも最も多くなっている。また、屋外遊びが減るとともに室内遊びへの比重も高まっており、こういった現象は幼児の運動欲求を充たさなくなり、また、年齢に応じた対人関係を学習することも難しくしてきている。

　つぎに、少年期では、上述した走る、跳ぶ、投げる、捕るなどの基本的な運動を習熟するという発達課題があり、大脳の発達も活発となる時期である。体力面でも向上がみられ、学校や地域においてスポーツ活動とのかかわりが始まる。小学校高学年頃になると、調整力（目的とする動作を正確・円滑に効率よく行える能力）の発達が顕著となり、筋パワー（瞬発力と同じ意味で、集中的な筋力の発揮）の発揮能力は小さいが、適切な負荷での持久的な運動・スポーツが可能になってくる。また、二次性徴が始まり、精神的にも身体的にも大人に近づき、基本的な

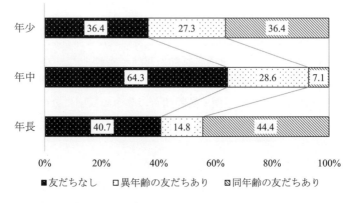

図 4-2-1　戸外で遊べる友だちの有無（窪ら，2005 の調査結果をもとに作成）

生活習慣が確立するようになる。

　昨今、少年期においても乳幼児期と同様屋内でのひとり遊びの比重が高まり、仲間や異年齢集団との身体活動を伴う運動遊びが減少し、体力の低下が危惧されるとともに、スポーツに親しむ機会も不足してきている。実際に、保護者を対象とした調査で、保護者自らの子ども時代と比較して自分の子どもは運動・スポーツや運動遊びをする時間、場所（空間）、仲間が少ないと思うかどうかという問いに対し、3つの項目のうちのいずれも「とてもそう思う」「まあそう思う」の割合を合わせると5割を超えており、運動・スポーツ、運動遊びを行う時間、場所（空間）、仲間の少なさを感じていた（図4-2-2）。

　一方で、子どもたちのスポーツ活動のなかには練習のし過ぎや特定種目への早期専門化の問題も指摘されている。この時期においては、学校における体育や家庭、地域におけるさまざまな運動遊びをとおして、基礎的な体力や運動能力を身につけ、仲間や異年齢集団との交流などを幅広く行うことがいわゆる「生きる力」を高めることにつながる。また、学校内外を通じて、子どもたちが運動嫌いや体育嫌いにならないように配慮するとともに、男子向き女子向きといった固定的な考え方にとらわれず、運動・スポーツとのよい出会いや楽しい出会いができる機会をもつことが必要であろう。

　他方、子どもたちの健康を増進し、健全な発育・発達を促していくためには、

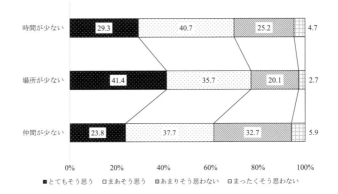

図 4-2-2　保護者（父母）の考える現在の子どもの運動・スポーツ、運動遊び実施環境に関する充足感（笹川スポーツ財団, 2012）

バランスのとれた基礎的な体力を身につけることが重要となる。文部科学省では、2007 年度から 2009 年度にかけて「体力向上の基礎を培うための幼児期における実践活動の在り方に関する調査研究」を実施し、その成果を踏まえて 2012 年に「幼児期運動指針」を発表した。「幼児はさまざまな遊びを中心に毎日合計 60 分以上楽しく体を動かすこと」と提言し、そのためのポイントとして以下の 3 点を示している。

① 多様な動きが経験できるようにさまざまな遊びを取り入れること
② 楽しく体を動かす時間を確保すること
③ 発達の特性に応じた遊びを提供すること

上記の指針およびポイントは幼児期を対象としたものではあるが、少年期においてもおおむね同様の方向性のもと、身近な自然のなかでさまざまな活動を体験することにより、生きる力を、養っていくことが望ましい。また、地域においては、子どもたちが運動・スポーツのクラブに加入するなどしてさまざまな行事に参加し、異年齢集団や異文化との接触をとおして、豊かな社会性や人間性を涵養させることも期待される。

2．青年期・壮年期

　青年期（前期）では、身体の形態や機能の発育・発達には個人差や性差がみられるが、子どもから大人へと移り変わる境界期でもあり、身体的な成熟だけでなく人間形成からみても重要な人生の節目となる。身体的にはほぼ大人と変わらなくなり、性機能も成熟するとともに精神的な発達も著しいが、自立したいという気持ちと子どものままでいたいという気持ちが共存し、不安と葛藤が生じることもある。また、感受性が強く、不安や焦り、熱中、感動などを経験しながら成長していく。青年期（後期）になると、筋力や持久力、瞬発力などの身体機能が最高に充実し、技能の進歩も著しく感じられるようになる。また、学生時代から社会人へと移行することで生涯にわたる健康的なライフスタイルの定着を一層確実なものにしていく。

　この時期に豊富な運動・スポーツ経験をもつことは、その後のライフステージにおける運動・スポーツ習慣の形成に大きく影響を及ぼすものと考えられるが、青年期前期ではスポーツをする生徒としない生徒の二極化が進むとともに、体力・運動能力が低下傾向にあることなどの問題が指摘されている。図4-2-3および図4-2-4は、小学校1・2年生から高校生までの体を動かす者の割合について男女別にみたものである（日本学校保健会，2020）。日ごろ部活動や自由時間に体を動かす遊びをしている者は、男子よりも女子のほうが割合は低く、また学年が進むにつれて低下する傾向がみられ、特に高校生女子は37.3%とその低さが顕著であった。

　一方、青年期（後期）になると、適切な身体活動量を確保するだけの運動・スポーツ習慣は未形成となりがちである。また、高等教育段階においては、体育の選択化が進むとともに運動部やサークルで活動する学生としない学生との二極化はさらに進んでしまう。

　このような状況を踏まえると、この時期の発育・発達上の課題を解決していくためには、多面的な体力や運動能力の向上を図っていくことが必要となる。また、親しい友人や仲間を積極的に求め、種々の活動をともに行うなかで楽しさを十分経験することが求められる。そして、学校や職場内外を通じて興味・関心などに合ったさまざまなスポーツを体験したり、見て楽しんだりして運動・スポーツの意義や特性などに関する理解を一層深め、スポーツに関する総合的な教養を高めること、ひいては運動・スポーツ習慣を形成することが重要であろう。

壮年期は、加齢に伴い、身体面では体力や運動能力が緩やかに低下し始めるが、社会人または家庭人として新たなライフステージを迎える時期であり、職場や新たな生活をとおして、人間的なバランスのとれた発達が期待される。しかし一方で、仕事中心の生活となり時間的制約も多くなることから、主体的に運動・スポーツの機会を求めない限り、スポーツ活動から遠ざかる傾向が顕著となる。図4-2-5は性別・年齢別にみた運動・スポーツ実施レベルの割合であるが、「レベル0」「レベル1」を合わせた割合が最も多い段階は男性で「30歳代」、女性で

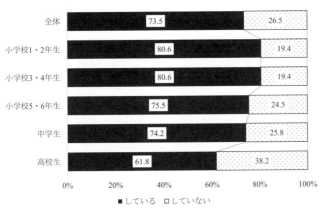

図4-2-3　体を動かす者の割合（男子）（日本学校保健会，2020）

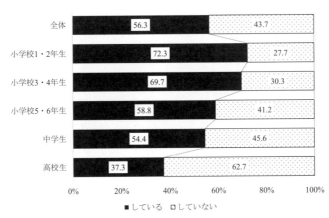

図4-2-4　体を動かす者の割合（女子）（日本学校保健会，2020）

第4章　ライフ・ウェルネスとアクティブな生活　93

「40歳代」と壮年期の運動・スポーツ実施率が低率であることがみてとれる。したがって、この時期においては自由時間を有効に活用し、主体的に運動・スポーツ活動を実践していくことが求められる。そのためには、健康的なライフスタイルの基礎となる運動・スポーツや栄養、休養などについてよく理解するとともに、地域や職場、あるいは民間のスポーツクラブに所属するなど、スポーツ・レクリエーション活動をとおして仲間や友人との社交がもてる機会づくりの確保が課題となる。

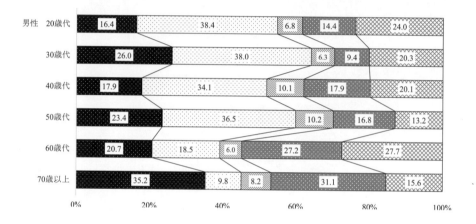

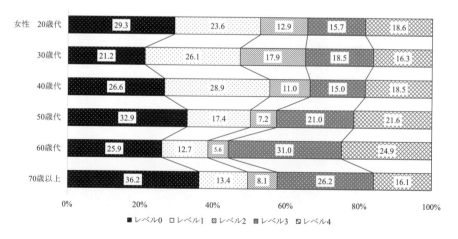

図4-2-5　性別・年齢別　運動・スポーツ実施レベル（笹川スポーツ財団, 2012）

また、健康的な家庭生活を過ごすうえでも、家族の触れ合いを高めるような親子でのスポーツの実践や、家族での自然体験やボランティア体験の機会の充実が求められる。特に、こうした親子のスポーツ・レクリエーション活動などを通じて、親から子どもへ文化としてのスポーツの伝承が期待されている。なお、第2章3節、第5章1節にも記載されているが、厚生労働省「健康づくりのための身体活動基準2013」では、18～64歳においては、身体活動（生活活動＋運動）として「3メッツ以上の強度（歩行またはそれと同等以上）の身体活動を毎日60分（＝23メッツ・時／週）」、運動として「3メッツ以上の強度（息が弾み汗をかく程度）の運動を毎週60分（＝4メッツ・時／週）」、体力としては「性・年代別に示した強度での運動を約3分間継続可能」としている（体力については表2-3-2を参照）。

3．中年期・高齢期

　中年期においては、加齢に伴い視力が低下したり、体脂肪率も徐々に高くなったりする傾向がみられるとともに、女性にあっては、特に骨量の急速な減少が進み始めるなど、老化による生理的変化が顕著になる。また、体力レベルの低下が著しく、息切れや柔軟性の低下といった自覚現象も現れるようになる。一方、職場や家庭においては、同僚や家族・子どもに対する対人的関係において、社会人として円満な人間性の確立が期待される。

　この時期は、健康とのかかわりからも規則的な運動・スポーツの実施が必要となり、スポーツ活動に親しんでいる人も一部に見受けられるものの、前掲した図4-2-5にあるように「40歳代」「50歳代」の運動・スポーツ実施率からみても、消極的な余暇活動が中心で運動不足型のライフスタイルとなっていることがうかがえる。したがって、運動不足の解消はもとより積極的なリラクゼーションを図る観点からも、自由時間を有効に活用し、個人の興味、関心、年齢、体力などに応じた運動・スポーツの規則的な実施が求められる。また、定年退職後の豊かな生活を築いていくために、退職への準備学習として継続して実施できる運動・スポーツを学習することや、配偶者や仲間との交流を楽しむことができるような運動・スポーツを始めることも有効であろう。

　一方、高齢期（前期）では、ライフスタイルの違いにより個人差はみられるが、加齢に伴い身体的な老化現象が顕著になるとともに、体力・運動能力が低下し疲

労回復に時間がかかったり、体温調節機能も弱くなったりしてくる。しかし、老化による身体機能の低下はあるものの、人間としての精神的な発達が完成される時期であり、人生のライフステージにおいて経験したことのない多くの自由時間をもてる時期でもある。

後期になると、身体面では前期以上に老化が進み、病気に対する抵抗力や回復力が衰えてくる。日常生活のなかで精神的に充実した活動を行う人もおり、健康や社会的交流（ふれあい）などの関心は高いが、健康に対する不安や一人暮らしなどによる孤独感から情緒不安になりやすく、心身の異常を訴える人も多くなる。

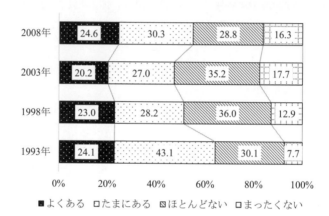

図 4-2-6　若い世代との交流の機会の有無（内閣府，2010）

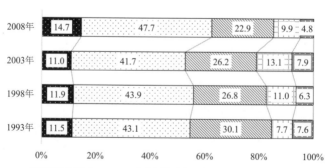

図 4-2-7　若い世代との交流への参加意向（内閣府，2008）

また、運動・スポーツを含め社交的な活動に親しめる機会が不足し、地域での社会参加の活動からも遠ざかる傾向がみられる。したがって、個人の日常生活においては栄養のバランスのとれた食事を心がけ、疲労が残らない程度に軽度の身体的な活動の機会をできるだけ増やすことが必要となる。また、その際には家族や社会からの温かい支援が必要となるが、まずは自ら健康づくりを心がけ、主体的に行動するとともに自立したライフスタイルが求められる。

　高齢期は、前後期いずれの時期にしても仲間や世代間を超えた人びととの交流をもつことが必要とされており、地域におけるスポーツ・レクリエーションの場に参加したり、ボランティア活動や趣味のサークルに積極的に出かけたりする機会をどれだけ確保できるかが喫緊の課題となっている。また、高齢者がそういった積極的な生活を送っていくためには若い世代の支援が必要であると考えるが、内閣府の調査（図4-2-6）によると、家族以外に若い世代と交流のない高齢者は約半数であり、世代間交流の機会が十分あるとはいえない半面、若い世代との交流を希望する高齢者は多い（図4-2-7）。高齢期における運動については、先に述べた「健康づくりのための身体活動基準2013」で65歳以上は身体活動のみ「強度を問わず、身体活動を毎日40分（＝10メッツ・時／週）」という基準が示されている。運動・スポーツの場面においては軽運動やレクリエーション活動をとおして世代を超えた交流が可能であり、今後は身体活動や運動・スポーツ活動を中核としたハイレベルな健康づくり支援を行っていくことが、心身ともに元気でアクティブな高齢者を支える重要な要素となるといえよう。

文献

窪龍子・井狩芳子・野田耕（2005）幼児期の生活と遊びに関する研究―幼稚園児の降園後の遊びから「三間がない」現象について―．実践女子大学人間社会学部紀要，第三集：1-18.

厚生労働省（2013）健康づくりのための身体活動基準2013.

文部科学省（1997）生涯にわたる心身の健康の保持増進のための今後の健康に関する教育及びスポーツの振興の在り方について（保健体育審議会答申）
http://www.mext.go.jp/b_menu/shingi/old_chukyo/old_hoken_index/toushin/1314691.htm（最終閲覧日2018年1月8日）

文部科学省（2012）幼児期運動指針ガイドブック.

内閣府（2008）高齢者の地域社会への参加に関する意識調査.

内閣府（2010）第7回高齢者の生活と意識に関する国際比較調査.

日本学校保健会（2020）平成30年度・令和元年度児童生徒の健康状態サーベイランス事業報告書．公益財団法人日本学校保健会.

3 節 ◆ アンチエイジングとアクティブな生活

1. アンチエイジングと健康

　わが国では、すでに超高齢社会に突入しており、4 人に 1 人が満 65 歳以上となっている。高齢化が進むなかで加齢（エイジング）の研究が進むとともにエイジングを予防する抗加齢（アンチエイジング）の研究も進んできた。超高齢社会になり、だれもが願うことは健康で充実した老後の生活である。また、老化を予防し寿命を全うすることはだれにでもできる。

　老化にともない細胞、臓器、生理機能、精神活動が衰退し、環境に適応できなくなる（今堀, 1993: Yamanaka, 2012）。老化は一般に不可逆的であるが、現在、医学生物学分野の進歩はめざましいものがあり、老化を遅らせ長生きできる遺伝子が発見されている（Imai, et al., 2000）。さらに、クローン技術、ES 細胞、iPS 細胞もこれからの医療に生かされ健康で長寿な人生を送ることができるかもしれない（Yamanaka, 2012: 中畑, 2012: Gurdon & Murdoch, 2008）。これらはまだ研究段階とはいえ少しずつ実用化され、将来、福祉の世界へも影響があると思われる。若さを保ちながら健康な人生も夢でない。ここでは、このような時代を背景としたうえで、これからの人の健康・幸福とは何か、エイジング、アンチエイジングという立場からライフ・ウェルネスについて考えることにする。

1）食と健康

　食と健康は密接な関係があることはよく知られている。「腹八分目」「リンゴを食えば医者いらず」「ダイコンどきの医者いらず」「サンマが出ると医者がひっこむ」。これらは中国から医食同源のなかで伝わったといわれている。わが国でも腹八分目はよく知られている。食事は腹一杯食べず、胃の八分目程度にするのが健康によいといういい伝えである。これは次項で詳しく述べるが、遺伝子とも関係してくる。

　食事のほかに、筋肉も健康と深く関係している。筋量が多いと基礎代謝量が上がり健康になることができる。筋トレなどを行えばバランスのとれた筋量を維持することができる。筋の量はそのまま維持されるのではなく、病院に入院などして寝たきりになると、筋は萎縮し減少する。宇宙飛行環境の無重力状態でも筋は萎縮し減少する。

2）運動と健康

食事も健康に重要なことはよく知られているが、運動も健康に重要である。人の骨格筋は約340あり、人体重量の約30〜40％である。筋力を維持することは行動の範囲を広げ、豊かな生活の基礎を作ることができる。筋はトレーニングにより筋力が増し、使わなければ筋力は減退する。トレーニングの効果は人さまざまで、各人の遺伝子によるといわれている。

わが国はすでに超高齢社会になり、医療、介護の予算などもさらに増加することが予想される。生活習慣病にならず、健康で充実した老後の生活を送り、寝たきりにならず長寿になることは多くの人の願いであり、ライフ・ウェルネスにとっても重要なことである。

運動して筋を使えば、筋内の動脈・静脈の血流がよくなり、代謝もよくなる。生活習慣病といわれる糖尿病、脳卒中、心臓病、高脂血症、高血圧なども運動による改善が見込まれる。また筋を使うと筋が肥大し、基礎代謝（何もしないときに体が必要とするエネルギー量）が増す。運動しないと筋は減り、脂肪は増える。同じ量を食べても、筋の多い人（基礎代謝量の多い人）は太らず、筋の少ない人は太る。運動すると、健康の改善が考えられる。運動はウォーキング、サイクリング、軽い水泳など有酸素運動が健康に効果的といわれている。これらの運動はだれでも行うことができ、家族と高齢者の健康づくりに効果的である。また、世代を超えた人とのコミュニケーションにも効果がある（大日方, 2006）。

3）活性酸素と細胞

運動して筋を使えばよいと述べたが、運動すると活性酸素が出る。活性酸素はスーパーオキシドともいわれ、酸素分子の電子が不足している物質である（O_2-1 O=O-）。ミトコンドリアは酸素を使ってアデノシン三リン酸（ATP）を作るので、絶えず酸素を消費する。その過程で活性酸素も作っている。若くて活性酸素と抗酸化系のバランスが取れている間はよい。しかし、老化したミトコンドリアでは多くの活性酸素が出て、抗酸化系によって処理しきれない場合がある。その活性酸素はさまざまな物質と化学反応し、細胞に損傷を与える。分解しきれない活性酸素はがん、生活習慣病、老化の原因となる。活性酸素を増やす要因には、食生活の乱れやたばこや大量の飲酒、過激なスポーツ、紫外線など、さまざまな要因があるが、ストレスも重要な要因の1つである。過度の運動もストレスとなり

活性酸素を増やす原因となる。

このような活性酸素に対する抗酸化物質にはつぎのようなものがある。水素水、ビタミンC、ビタミンE、ビタミンA、ベータ・カロチン、グルタチオン、スーパーオキシドディスムターゼ、タカラーゼなどである。このような活性酸素に対する物質を食物やサプリメントから摂取し、細胞の若さを保ち、体の健康を維持することはウェルネスにも重要なことである。また、若さを維持することは老化防止にもなり、生涯という長い期間の健康、ひいてはライフ・ウェルネスの構築に意義あることと思われる。

2．人生とアンチエイジング

1）不老不死伝説

だれもが願うことは「健康で充実した老後の生活」である。言葉を変えれば「いつまでも若く健康でありたい」ということでもある。これは人本来の欲望であり、歴史的人物にはその欲望は強いようである。人は権力の時代を長く維持したいという欲望から、不老不死、若返りの薬草を求めたようである。

不老不死伝説としてギルガメシュ（BC2600～？）や始皇帝（BC259～210）を例にあげたい。ギルガメシュはメソポタミア時代、ウルクという都市国家に実在した王である。友人の死から自分の死を悟り、不老不死の薬草を採りに行く。難関辛苦の末、シープ・イッサル・アメール（老いたる人が若返るという意味）という水草が不老不死の薬だということを知る。湖に飛び込み薬草を採り大喜びする。「帰って都市の老人に食べさせよう」と考えた。

しかし、ギルガメシュが水浴びをしている間に蛇が薬草を持って行ってしまう。がっかりしてウルクに帰ったという物語だ。ヘビはその薬草を食べたので、生きている間は脱皮し成長できるのだといわれている。

始皇帝は、中国の統一、万里の長城、兵馬俑などでも有名な人物である。やはり不老不死の秘薬を求め、徐福という部下に秘薬、薬草を採ってくるよう命じた。徐福は世界中を探し回り、最後に日本まで到達し、もう帰らなかったといわれている。日本にも人魚の肉を食べると不老不死になるという伝説が各地に存在する（八百比丘尼伝説、やおびくに伝説、はっぴゃくびくに伝説）。

アメリカ合衆国には若返りの泉伝説がある。ヨーロッパでは不老不死の概念と錬金術の歴史が密接に結びついている。錬金術がイスラム→エジプト→中国を経

るうちにそれらの文化の影響を強く受けるようになっている。錬金術により作った不老不死の秘薬を「エリクサー」といい、飲めば不老不死を獲得できるといわれている。また錬金術には物質を混合し、化学変化させ黄金をつくり、富を得ようという発想もあった。現在の化学と科学は錬金術から発達している（アレン，1999）。不老長寿という概念は長い歴史的な時間を経て次第に科学的な対象へと変化してきたことを示している。健康で若さを保ち、長寿、不老長寿という発想は今日の再生医療、臓器移植とクローン技術にまで脈々と受け継がれている。

2）長寿物質はあるのか

日本人の平均寿命は男性 81.3 歳、女性 87.3 歳（2018 年現在）であり、世界的にみても長寿である。日本人はタウリンの摂取量が多く、尿中に出てくるタウリンも多い（竹内，2016）。タウリンは加熱しても壊れないので調理の種類も多い。タウリンの摂取量が長寿と関係しているかもしれない。魚介類に多く含まれ、動物の肉、内臓にも多い。タウリンは尿中にでて排出される。理想的な 1 日あたりタウリンの摂取量は 150 mg である。

以下にタウリンの多い食べ物をあげる。数は 100 g に含まれるタウリンの量を示す。

トリレバー 129 mg、牛タン 238 mg、ブタタン 210 mg、サザエ 1536 mg、ホタテ 669 mg、カツオ 832 mg、カキ 1000 mg、ブリ 673 mg、タコ 1,536 mg、アサリ 230 mg、鰹節 555 mg

3）老化を遅らせ、長生きできる遺伝子

「腹八分目」は古くより健康の秘訣と考えられてきたが、現在の生物学の成果もその妥当性を裏づけている。食べ過ぎると、血中における栄養素の濃度が高くなる。そのため、これを外敵とみなして、顆粒球が増えて攻撃する。アメリカではいくつかの研究施設（国立老化学研究所やウィスコンシン大学など）で、寿命がヒトの 3 分の 1 程度で進化的にヒトに近い霊長類のアカゲザルを使った研究が行われていた。研究室で飼育されたアカゲザルの平均寿命は約 27 年、最長寿命は約 40 年と考えられていた。1989 年に開始されたウィスコンシン大学の研究では、カロリー制限開始時に 8 歳から 14 歳で、20 年経った現時点までにかなりの個体が老年病か、その他の原因で死亡している。自由に餌を食べてきたグループ

（自由摂食群）で50％が生存している時点で、カロリー制限をしてきたグループ（30％のカロリー制限群）では80％が生存していたということだった（Mattison et al, 2003）。

　図4-3-1に示したように、食事制限（右）したほうが自由摂取（左）より若々しい。自由摂取のサル（左）は背骨が曲がり、腹部、腰、脚、上腕部に脱毛がある。それに比べ食事制限されたサル（右）は背骨がまっすぐ、脱毛もみられない。左のサルは顔の表情も顔も若々しい。

　さらに、分子生物学的にも、つぎのようなことがわかっている。飢餓状態におかれると、細胞内のミトコンドリアは栄養の不足分を効率よく補おうとして増殖する。エネルギー発生時にでる老廃物の活性酸素の発生を抑える遺伝子、すなわち飢餓遺伝子（サーチュイン遺伝子）が働き始め、活性酸素を抑える酵素をつくる（Guarente, 2007）。これはアカゲザルの研究であるが、ミトコンドリアはほ

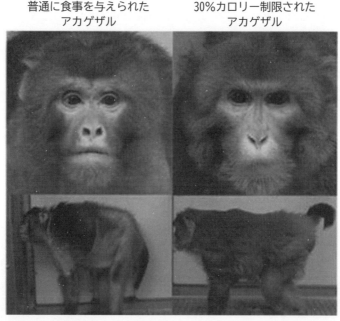

図4-3-1　自由摂食とカロリー制限のアカゲザル（出典：antiaging sore-1.net）

ぼすべての生物に存在するので、人にもサーチュイン遺伝子が存在する。いわゆる人体の組織と臓器を傷つける活性酸素をさまたげる酵素ができるので、人体は守られるわけである。別の分かりやすいいい方では、腹七〜八分目を続けるとサーチュイン遺伝子が目覚め、老廃物を排除し、若さが保たれる。

　食べ過ぎると、体脂肪が増える。体脂肪の増加による過体重を「肥満」という。肥満は、糖尿病、高脂血症、高血圧などの動脈硬化の原因となる病気を引き起こす。そればかりでなく、関節、特に膝の関節を痛め、変形性関節症も引き起こす。また最近、肥満が原因で寝ているときに無呼吸状態の長い睡眠時無呼吸症候群も多くなっている。

　腹八分目が健康を維持し、若さを保ち、長生きの方法である（渡辺, 2012）。これはアカゲザルの実験のように充分な科学的根拠があるが、カロリーに限らず、食習慣が生活習慣病の防止、ひいては老化防止に非常に大きく関係していることは明らかである。

長寿遺伝子が出るカロリー制限を自分で算出する
20歳代
　適正体重(kg)＝身長(m)×身長(m)×22(適正なBMI)
　適正カロリー(kcal)＝適正体重×基礎代謝基準値(24.0)×生活活動強度指数(1.5)
　適正カロリー×0.7が長寿遺伝子の発現するカロリー
　注）BMI：Body Mass Index　生活活動強度指数は年代によって異なる。
60歳代
　適正体重(kg)＝身長(m)×身長(m)×22＝58.5
　適正カロリー(kcal)＝適正体重×基礎代謝基準値(21.5)×生活活動強度指数(1.7)
　適正カロリー＝58.5×21.5×1.5＝1886.6kcal
　朝：スープとバナナ、昼：小さい弁当、夜：ジュースにバナナなど

　では、カロリー制限しなくてもサーチュイン遺伝子を活性化する物質はあるのだろうか？実は長寿遺伝子を活性化させる物質は存在し、レスベラトロールというポリフェノールの一種である（Guarente, 2007）。赤ワイン、ブドウの皮、リンゴの皮、ピーナッツの皮などに含まれる。レスベラトロールは老化をコントロールできると思われる。しかし、サーチュイン遺伝子を活性化するのはレスベラ

トロールとは別のニコチンアミド・モノ・ヌクレオチド（NMN）であるとの論文もある（Kaeberlein & Kennedy, 2007: Imai, 2010）。両物質の関連性はまだわかっていない。このような物質を摂取すれば大食しても大丈夫という考えにもなるが、やはりバランスの取れた食事をするのに越したことはない。

そのほかサーチュイン遺伝子を発現させるには早足で歩くことが知られている。15分でも早足で歩くとカロリーを消費し、内臓脂肪が減少し、サーチュイン遺伝子が出てくる。これは物質に頼らない確実な方法として知られている（青柳, 2014）。運動は健康と密接に関連し、若さの維持と老化防止に重要であることを示している。薬でやせるより運動が確実な健康を維持する方法である。

3. アンチエイジングとトレーニング

1) マイオカイン

筋のトレーニングを行うと長寿遺伝子が活性化されることは上述した。それ以外に運動すると、骨格筋からホルモン様の物質（マイオカイン、myokines）が分泌され、各臓器に作用し、病気になりにくくなることが報告されている（Febbraio & Pedersen, 2005）。マイオカインは複数の物質（インターロイキンなど）の総称であり、約30物質が特定されている（Carson, 2017）。インターロイキンは感染やがんに対する免疫系抵抗力を促進する物質、ペプチド（短い蛋白質）である。マイオカインは骨格筋を動かすことによって誘導され、大腸がん、糖尿病、動脈硬化、認知症などの予防に効果がある。

マイオカインを増やすには、下半身の運動がよい。少し早く歩く、サイクリングなど。マイオカインは蛋白質なので牛乳、ヨーグルト、チーズなどを食べるとよい。それらの吸収は糖により促進されるので、蜂蜜やチョコレートを食べると筋への取り込みが促進される。高齢者もトレーニングすると長寿遺伝子が発現し、マイオカインを分泌し、老後も健康に過ごすことができると思われる。

2) ロボットスーツ

エイジングとトレーニングについて、これまで述べてきた話題とまったく異なる概念の機器が開発されている。ロボットは高齢者の運動補助として導入するべき機器である。ロボットはまだ開発段階のものも、実用段階に入っているものも

ある。S社、H社などで開発が進んでいる。すべて体の外に装着する形式のものである。体の不自由な高齢者が装着することにより運動機能が回復し、マイオカインなどが分泌され体調がよくなることも考えられる。将来、障害者、体の弱い健常者の運動補助や機能回復、健康回復などに利用されることが考えられる。最も進んでいるS社の協力により、各種の装着型機器を試着したので記載する。S社のロボットスーツは筋を動かそうとするときに出る電流を捉え、関節のモーターを駆動するタイプである（写真4-3-2 a～c）。腰、大腿部、下腿部に装着すると、確かに運動意志と同時にロボットも動く。面白いように動く（写真4-3-2 a, b）。しかし、やや大股になることや、方向転換は小刻みになることなど、慣れが必要になる（写真4-3-2 b）。歩行できない人でも運動意志からの電流はあるので、訓練次第で歩行の可能性はある。そのほか腰に装着するタイプもある。ベッドに寝たきりの人を起こすときには、かがんで起こさなくてはならない。介護者の腰に大きな負担がかかる。この負担を軽減させるロボットである。装着すると確かに楽に動かせる。スクワットの運動になる（写真4-3-2 c）。

これらのロボットは運動補助だけではなく、逆に筋に負荷をかけるよう調節す

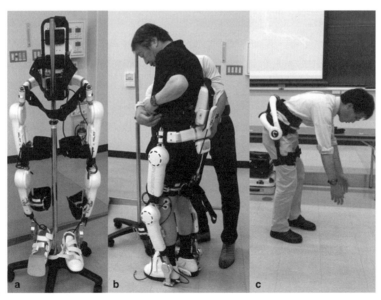

写真4-3-2　S社のロボット　a, 医療用下肢タイプ。b, 医療用下肢タイプを装着しているところ。c, 介護支援用（腰タイプ）を試しているところ

ることもできる。筋力の増強にも使用することができるのでアンチエイジングと
トレーニングの両方に応用することができる。これからライフ・ウェルネスの分
野、社会福祉の分野、一般社会の分野にも利用され、便利に使われると思われる。
また、超高齢社会となったわが国では、さらに少子高齢化が進み、労働人口が減
少する傾向にある。先端技術によって若さを取り戻した高齢者を活用し、労働人
口を補うことができるかもしれない。

文献

青柳幸利（2014）なぜ、健康なひとは運動をしないのか？. あさ出版.

アレン，G. ディーバス（1999）近代錬金術の歴史. 平凡社.

Carson, B.P. (2017) The Potential Role of Contraction-Induced Myokines in the
Regulation of Metabolic Function for the Prevention and Treatment of Type 2
Diabetes. Front Endocrinol (Lausanne) . 2 (8) : 97.

Febbraio, M.A. & Pedersen, B.K. (2005) Contraction-induced myokine production and
release: is skeletal muscle an endocrine organ? Exerc. Sport Sci. Rev., 33 (3) : 114-
9.

Guarente, L. (2007) Sirtuins in aging and disease. Cold Spring Harb Symp Quant
Biol.72 : 483-488.

Gurdon, J. & Murdoch, A. (2008) Nuclear transfer and iPS may work best together. Cell
Stem Cell. 2 (2) : 135-138.

Kaeberlein, M., Kennedy, B.K. (2007) Does resveratrol activate yeast Sir2 in vivo? Aging
Cell, 6 (4) : 415-416.

今堀和友（1993）老化とは何か. 岩波新書.

Imai, S. (2010) A possibility of nutriceuticals as an anti-aging intervention: activation
of sirtuins by promoting mammalian NAD biosynthesis. Pharmacol Res., 62 (1) :
42-47.

真柳誠（1988）医食同源の思想 - 成立と展開. 月刊しにか（大修館書店）. 9(10) : 72-77.

中畑龍俊（2012）再生医療の進歩（特集 最先端医療の進歩：臓器移植・再生医療・遺伝子治
療）－（再生医療の進歩）. 小児科診療, 75 (1) : 57-63.

西 宏・日野 昌弘（1964）蛋白質摂取量が動物に与える影響について（第 4 報）：蛋白質の臓器
成分と尿中アミノ酸について. 日本農芸化学会誌, 38 (8) : 396-400.

大日方 昂（2006）細胞と形のうごき V、細胞の運動と制御. サイエンス社.

太田保世（2007）凡夫凡婦のための生死観入門―善く生き善く死ぬために―. ごま書房.

東京都老人総合研究所編（1998）サクセスフル・エイジング―老化を理解するために―.

渡辺完爾（2012）病気知らずの体になる「腹八分目」の満腹法. 新春新書プレイブックス.

Yamanaka, S. (2012) Induced pluripotent stem cells: past, present, and future. Cell
Stem Cell. 10 (6) : 678-84.

第5章
ライフ・ウェルネスと身体活動・運動

　アクティブな生活を構築するために身体的に健康であることは重要な要素である。ここでは、身体の強化とかかわりのある身体活動・運動の心理的効果（ストレス解消効果）や身体的効果を論じつつ、ライフ・ウェルネスを高める方法論について述べる。なお、運動と身体活動の概念の違いを明確にしつつ、ライフ・ウェルネス向上に向けて身体活動の促進を強調する。

1節 ◆ ライフ・ウェルネスを高める身体活動・運動

　ここでは、身体活動と運動の捉え方について解説したうえで、身体活動や運動が心身にもたらす効果について解説する。また、安全かつ効果的に身体活動・運動を行うためのポイントについて詳述する。

1．身体活動と運動の定義
　身体活動（physical activity）とは、骨格筋の収縮によってなされるあらゆる身体の動きのことであり、運動とは1つまたはそれ以上の体力要素の維持・推進を目的とする計画的、反復的、意図的な身体活動と定義される（Caspersen, et al., 1985）。つまり、身体活動は労働や家事をはじめとする生活活動動作のみならず、レジャーや余暇活動、ジョギングや水泳などのいわゆる運動、スポーツなどのすべての活動を含んだ概念である（図5-1-1）。医学の祖と称されるピポクラテス（Hippocrates）は「一般的にいうと、身体のなかで機能を有するすべての部分は、それらが適度に使用され、それぞれ慣れている労働で動かされるならば、健康的になり、よく発達するようになり、そしてゆっくりと老化していく。しかし、もし未使用であったり、何もしないでほうっておくと、それらの部分は病気になりやすく、成長が抑制され、そして早く老化する」と紀元前に述べている。このように、身体活動が健康にもたらす影響は、人類の長い歴史のなかで認識さ

第5章　ライフ・ウェルネスと身体活動・運動　　107

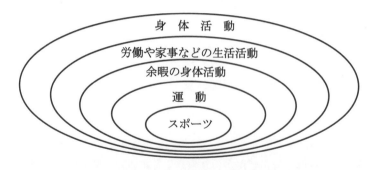

図 5-1-1　身体活動の捉え方

れてきたことであるにもかかわらず、第2章1節で述べたように身体活動量の低下はとどまるところを知らない。こうした状況は運動不足病をはじめとするさまざまな現代病を生み出している。

2．身体活動・運動の有益性

　モリスら（Morris, et al., 1953）は、ロンドンのバス会社における心臓疾患の発症頻度を調査し、バスの運転手における心臓病に起因する突然死や心臓発作の発症率が車掌よりも有意に高いことを明らかにした。これは、運転手と車掌における仕事中の身体活動量の違いによるものと結論づけ、身体活動の効果に関する研究の火付け役となった。その後には、スポーツを継続的に行うことによって高血圧を発症する危険性が19〜30%低下することが示されたり（Paffenbarger, et al., 1983）、身体活動量を高めることによってHDLコレステロールが増加する（Durstine, & Haskell, 1994）ことなどさまざまな健康に対する身体活動の効果が報告されている。このように、身体活動量の多い人のほうが、不活発な人と比較して心血管疾患の発症リスクが低いことが報告されている。

　アメリカスポーツ医学会によると、身体活動を行うことは心血管疾患、高血圧をはじめ脳卒中、骨粗鬆症、2型糖尿病、肥満、大腸がん、乳がん、不安・抑うつの軽減に対して有益であることが示されている。また、高齢者においては、身体活動を積極的に取り入れるほうが、座位中心の生活を送る高齢者よりも身体機能の低下が少ないことが示されている（DiPietro, 1996）。表5-1-1には、身体活動・運動がもたらす有益性について示した。

表 5-1-1　定期的な身体活動・運動がもたらす有益性
（日本体力医学会体力科学編集委員会, 2011）

心血管系と呼吸系機能の向上
○中枢性と末梢性両方の適応による最大酸素摂取量の増加
○同一の最大下強度における分時換気量、心筋酸素消費の減少
○同一の最大下強度における心拍数と血圧の減少
○骨格筋における毛細血管密度の増加
○血中乳酸蓄積の運動閾値増加
○疾患の徴候と症状が起こる運動閾値の増大（たとえば、狭心症、虚血性 ST、跛行）
冠動脈疾患リスク因子の減少
○安静時収縮期 / 拡張期血圧の低下
○血清 HDL コレステロールの増加と血清中性脂肪の減少
○全身の体脂肪の減少、腹腔内脂肪減少
○インスリン必要性の減少、耐糖能の向上
○血小板の粘着性と凝集性の低下
有病率や死亡率の減少
○一次予防（最初の発生を予防する介入）
　・活動性や体力レベルが高いと冠動脈疾患による死亡率が低い
　・活動性や体力レベルが高いと心血管疾患、冠動脈疾患、脳卒中、2 型糖尿病、骨粗鬆症
　　による骨折、大腸がん、乳がんおよび胆のう疾患の組み合わせ発症頻度が低い
○二次予防（心イベント後に次の発症を予防する介入）
　・メタアナリシス（研究横断的に集積されたデータ）によれば、心筋梗塞後の患者の心
　　臓リハビリテーションの運動訓練に参加した患者において心血管死亡と総死亡は減少
　　する
　・心筋梗塞後の患者の心臓リハビリテーションの運動訓練における無作為コントロール
　　試験では非致死性の再梗塞率は減少しない
その他の有益性
○不安や抑うつの減少
○高齢者の身体機能と自立生活の向上
○幸福感の増加
○仕事、レクリエーション、スポーツ活動のパフォーマンス向上
○高齢者の転倒リスクと転倒による外傷の減少
○高齢者における機能制限の予防あるいは緩和
○高齢者における多くの慢性疾患に対する効果的治療

3．身体活動・運動を行ううえでのポイント

1）トレーニングの原則

　身体活動によって体力の増進を図るためには、過負荷（オーバーロード）の原則はもっとも重要なポイントとなる。この原則に基づかなければ、身体活動による効果は得られない。また、身体活動による体の変化（適応）は、その活動の種類に応じて生じる。これを特異性の原則という。すなわち、持久的な運動によっ

て筋力の向上はほとんど望めず、筋力トレーニングでは心血管持久力の向上は期待できない。これらに加えて、同じ種類、同一負荷の運動を行った場合でも個人間で効果が異なることがある。これを個別性の原則といい、個人間での運動の経験や体力要素の特性などの違いによるものと考えられている。

2）身体活動ピラミッド
コービンとリンゼイ（Corbin, & Lindsey, 1997）は、歩行をはじめとする日常的な身体活動を基盤とし、ついで健康関連体力を高めるような運動の実践とスポーツ活動の必要性を説き、これらを階層化した Physical Activity Pyramid（身体活動ピラミッド，図 5-1-2）を提唱した。この概念では身体活動領域を 4 つのレベルに分け、レベル 1 〜 3 では健康づくりに直接的にかかわるとされている健康関連体力を向上させるための身体活動を基盤になるものから順に下層から示し、レベル 4 は非活動的な行動（inactivity）としている。

レベル 1：「適度な身体活動」の領域であり、身体活動の基盤となる日常の生活活動も含んでいる。運動や余暇としてはウォーキングやフィッシング、ゴルフなどがあげられる。日常生活においてはエレベーターやエスカレーターではなく階段を利用したり、1 つ手前のバス停で降りて歩くなど各個人の工夫によって取り組みの幅を広げやすい。こうした活動により、糖尿病や心血管疾患のリスクを軽減できるとされている。

レベル 2：「活発な身体活動」の領域であり、有酸素運動やレクリエーションを含んだスポーツ活動のことである。この領域のなかでも、エアロビックダンス、ジョギング、水泳などの全身運動は、特に心血管持久力の向上に有効である。心血管系に比較的強い負荷を与えることで効果が高まることから、一定の時間は活動が停止することなく、レベル 1 よりも心拍数の上昇が顕著であるほうが望ましい。

レベル 3：健康関連体力のうち、柔軟性と筋力あるいは筋持久力の向上を目的とした領域である。レベル 1 あるいは 2 の身体活動だけではこれらの体力要素を高められないことから、積極的に導入する必要があろう。特に 65 歳以上においては、生活の質を高めるうえで極めて重要であるとされている。

レベル 4：休養は健康を維持するうえで重要な要素であるが、非活動的な生活（座位中心の仕事、テレビゲーム）を続けることは体力の低下、ひいてはウェルネ

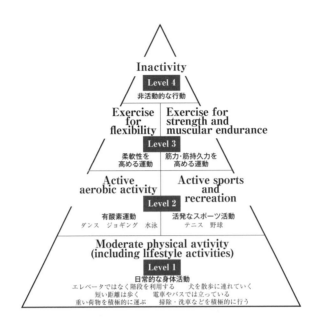

図 5-1-2　身体活動ピラミッド（Corbin, et al.（2008）を改変）

スや健康を損なうことになる。こうしたことから非活動的であることは望ましい生活スタイルとはいえず、身体活動ピラミッドではサイズがもっとも小さくなる最上部に配置されている。

3）身体活動・運動の推奨ガイドライン

　1995年、アメリカ疾病管理センターをはじめとする専門家委員会では、「持続的な速歩のような中等度の身体活動を30分間、少なくとも週に5回、可能であれば毎日行うべきである」との身体活動に関する勧告を出した。こうした運動が1つのセッションで持続的に実施できない場合は、1日のなかで分散させて実施しても効果は変わらないとされている（Pate, et al., 1995）。米国公衆衛生局長官の報告書「身体活動と健康」（A report of the Surgeon General, 1996）では、身体活動の総量（頻度・時間・強度を掛け合わせたもの）が健康に関連していることとあわせて、1日に150kcalあるいは1週間に1000kcalのエネルギー消費を高めることが、座位中心の生活を送る人たちの健康改善に必要であることが示された。この報告書でも、「できれば毎日、できなければ週に数回、中等度の身体活

動を行うことによって、健康に対する明らかな恩恵を受けることができる」としている。

　身体活動・運動の効果を高めるためは、FITT の原則に基づいて実施する必要がある。実施する運動の頻度（F：frequency）、強度（I：intensity）、時間あるいは回数（T：time）、種類（T：type）の 4 要素を運動の目的によって適切に選択し、効果の程度あるいは体調の変化などによって適宜変える必要がある。アメリカスポーツ医学会は、健康な成人に対して推奨される至適な有酸素性運動のガイドラインを下記のように定めている。なお、体力・活動レベルによる詳細なガイドラインは表 5-1-2 に示した。

①頻度：週 3 〜 5 回

②強度：少なくとも中等度の（$\dot{V}O_2R$ の 40 〜 60% で心拍数と呼吸数が増加するもの）が成人の健康・体力を改善する上で推奨される。また、中等度と高強度（$\dot{V}O_2R$ が 60% 以上で心拍数と呼吸数が大きく増加するもの）の運動の組み合わせがより理想的な運動である。なお、心拍数で運動強度を設定する際に、「最大心拍数（HR max）＝ 220 −年齢」を用いることが一般的であったが、より厳密に算出するには下記のガイドライン（Gellish, et al., 2007）を採用すべきである。

$$HR\ max = 206.9 - (0.67 \times 年齢)$$

　※ $\dot{V}O_2R$ は最大酸素摂取予備能（最大酸素摂取量−安静時酸素摂取量）であり、HRR（最大心拍予備能：最大心拍数−安静時心拍数）とほぼ一致する。

③時間：中等度であれば 1 日 30 分以上、高強度であれば 1 日 20 〜 25 分以上、あるいは両者の組み合わせであれば 1 日 20 〜 30 分以上行うことが、ほとんどの成人に推奨される。

　レジスタンストレーニングは通常、ウェイトトレーニング（フリーウェイト、マシーン）の形態をとるが、ラバーバンド、トレーニングチューブなども正しく行えば効果が得られる。筋機能（筋力、筋持久力）は個人の QOL に関連する要素で、レジスタンストレーニングは有酸素運動とともに積極的に取り入れることが推奨されている。トレーニング期間に効果が認められる場合には漸進的に負荷を高める必要がある。実施する際の注意点としては、重りを上げる際に息を吐き、下ろす際に息を吸うことを心がける。表 5-1-2 に、レジスタンストレーニング

表 5-1-2　健康な成人に対する有酸素運動の頻度、強度、持続時間の推奨値
（日本体力医学会体力科学編集員会, 2011）

日常の運動・活動レベル	体力分類	頻度		強度			時間		
		kcal/週	回/週	HRR/VO_2R	%HRmax	自覚強度	総時間（分/日）	運動時歩数（歩/日）	週合計（分/週）
座りがち／運動／身体活動の習慣なし極度の体調不良	劣る	500～1,000	3～5	30～45%	57～67%	軽～中等度	20～30	3,000～3,500	60～150
最低限の生活活動のみ／運動習慣なし／中等度～高度の体調不良	劣る～やや劣る	1,000～1,500	3～5	40～55%	64～74%	軽～中等度	30～60	3,000～4,000	150～200
たまに運動する／運動習慣なしか適した運動ではない／軽度～中等度の体調不良	やや劣る～普通	1,500～2,000	3～5	55～70%	74～84%	中等～高強度	30～90	3,000～4,000以上	200～300
運動習慣あり／中等度～高強度の定期的な運動	普通～良好	>2,000	3～5	65～80%	80～91%	中等～高強度	30～90	3,000～4,000以上	200～300
大量の運動習慣／高強度の定期的な運動	良好～優秀	>2,000	3～5	70～85%	84～94%	やや高強度～高強度	30～90	3,000～4,000以上	200～300

のガイドラインを示す。また、表5-1-3に基づいてトレーニングセッションを構成することが望ましい。

①頻度：すべての成人に対して、大きな筋群をそれぞれ週2～3回、同じ筋群では少なくとも48時間以上間隔をあけて行う。

②強度：筋力向上トレーニングであれば、最大重量に対する60～80%が適切である。筋持久力向上トレーニングであれば40～50%で行い、この場合はインターバルを短くする。

③回数：筋力向上トレーニングであれば、前述の強度で行うと8～12回の反復回数に相当する。これを2～4セット行う。また、筋持久力向上トレーニングでは15～25回を2セット程度とする。

④種類：大きな筋群（胸部、肩、腰、背部、殿部、下肢、上肢）などを中心とした 8 〜 10 種目。

表 5-1-3　運動トレーニングセッションの構成要素
（日本体力医学会体力科学編集委員会，2011）

○準備運動：最低 5 〜 10 分の低強度（<40% $\dot{V}O_2$ R）から中等度（$\dot{V}O_2$ R が 40 〜 60 % $\dot{V}O_2$ R）の有酸素運動や持久性運動
○コンディショニング：20 〜 60 分間の有酸素運動、レジスタンス運動、運動制御能力を高める運動あるいはスポーツ活動（合計して 1 日最低 20 〜 60 分運動を行う場合、1 回の運動は 10 分でもよい）
○整理運動：最低 5 〜 10 分程度の低強度（<40% $\dot{V}O_2$ R）から中等度（$\dot{V}O_2$ R が 40 〜 60% $\dot{V}O_2$ R）の有酸素運動や持久性運動
○ストレッチング：準備運動または整理運動の後に行う最低 10 分のストレッチング運動

　なお、身体活動・運動の強度指標の 1 つに METs（metabolic equivalents）がある。METs とは、身体活動時の酸素摂取量が安静時の酸素摂取量の何倍かを示す値である。安静時の酸素摂取量は個人差が小さく 3.5 mℓ/kg/ 分を 1MET として考える。また、METs は酸素摂取量を基準としているので、身体活動時のエネルギー量を概算できる。その場合には、酸素 1 ℓにつき 5kcal とする。たとえば、体重 60kg の人が 4METs の運動を 30 分行った場合は下記のようにエネルギー消費量を算出する。

表 5-1-4　主な健康づくり運動での METs
（国立健康・栄養研究所：身体活動のメッツ（METs）表より，2012）

METs	運動の内容
2 〜	ストレッチ
3 〜	ボウリング・バレーボール・社交ダンス（ワルツ・サンバ・タンゴ）・ピラティス・太極拳・ゴルフ（カート使用）・釣り
4 〜	卓球・パワーヨガ・ラジオ体操第 1・テニス（ダブルス）・水中歩行（中等度）・ゴルフ（クラブを担いで）・ラジオ体操第 2
5 〜	野球・ソフトボール・サーフィン・バレエ・水泳（平泳ぎ）
6 〜	ジョギング（ゆっくり）・バスケットボール・ウェイトトレーニング（高強度）
7 〜	ジョギング・サッカー・スキー・エアロビクス・テニス（シングルス）・登山
8 〜	サイクリング（約 20km/ 時）・ランニング（約 134m/ 分）・水泳（普通の速さ：46m/ 分未満）
9 〜	ランニング（約 139m/ 分）・水泳（速い）

$3.5(\text{ml/kg/分}) \times 4(\text{METs}) \times 60(\text{kg}) \times 0.5(\text{時間}) \times 5(\text{kcal}) \div 1000(\text{ml}) = 126\ \text{kcal}$

　また、METs の値と、1 時間あたり体重 1kg あたりのエネルギー消費量とはほぼ等しいとされている。すなわち、$4(\text{METs}) \fallingdotseq 4(\text{kcal/kg/時})$ と考えられることから、次のように計算しても簡単に推定することができる。

$4(\text{kcal/kg/時}) \times 60(\text{kg}) \times 0.5(\text{時間}) = 120\ \text{kcal}$

文献

Caspersen, C.J., Powell, K.E., & Christenson, G.M. (1985) Physical activity, exercise, and physical fitness: Definition and distinctions for health-related research. Public Health Reports, 100 : 126–131.

Corbin, C.B., & Lindsey, R. (1997) Fitness for Life (4 th ed.). Scott, Foresman and Co.

Corbin, C.B., Welk, G.J., Corbin, W.R., & Welk, K.A. (2008) Concept of fitness and wellness-A comprehensive lifestyle approach- (8 th ed.). McGRAW-HILL Int. Co.

DiPietro, L. (1996) The epidemiology of physical activity and physical function in older people. Medicine and Science in Sports and Exercise, 28 : 596–660.

Durstine, J.L., & Haskell, W.L. (1994) Effects of exercise training on plasma lipids and lipoproteins. Exercise and Sport Sciences Reviews, 25 : 477–521.

Gellish, R.L., Goslin, B.R., Olson, R.E., McDonald, A., Russi, G.D., & Moudgil, V.K. (2007) Longitudinal modeling of the relationship between age and maximal heart rate. Medicine and Science in Sports and Exercise, 39 : 822–829.

Morris, J.N., Heady, J.A., Raffle, P.A. B., Roberts C.G., & Parks, J.A. (1953) Coronary heart-disease and physical activity of work. Lancet, 265 : 1111–1120.

日本体力医学会体力科学編集委員会［監訳］(2011) 運動処方の指針―運動負荷試験と運動プログラム（第8版）.　南江堂.（American College of Sports Medicine. ACSM's guidelines for exercise testing and prescription eighth edition. LWW, 2009）

Pate, R.R., Pratt, M., Blair, S.N., Haskell, W.L., Macera, C.A., Bouchard, C., Buchner, D., Ettinger, W., Health, G.W., King, A.C., Kriska, A., Leon, A.S., Marcus, B.H., Morris, J., Paffenbarger, R.S., Patrick, K., Pollock, M.L., Pippe, J.M., Salis, J., & Willmore, H.H. (1995) Physical activity and Public health: A recommendation from the Centers for Disease Control and Prevention and American College of Sports Medicine. Journal of the American Medical Association, 273 : 402–407.

Paffenbarger, R.S., Wing, A.L., Hyde, R.T., & Jung, D.L. (1983) Physical activity and incidence of hypertension in college alumni. American journal of Epidemiology, 117 : 245–257.

U. S. Department of Health and Human Services (1996) Physical activity and health. A report of the Surgeon General. Centers for Disease Control.

2 節 ◆ 効果的な身体活動・運動の実践方法

1．高齢者向けの運動教室プログラム

1）わが国の介護予防の現状

　日本は超高齢社会を迎え、少子高齢化が急速に進み、2025 年には高齢化率が30％ を超えると予想されている。高齢化率の上昇により、要介護高齢者も増加し、今後さらに医療費や介護費の増加が問題となってくる。これに対し、わが国は少しでも介護人口の増加を食い止めるため、介護予防事業を展開してきた。この事業の目標は、心身機能の改善や環境調整などを通じて、生活の質（QOL）の向上を目指すものである。近年、この介護予防事業は、これまでの成果をもとに、「機能訓練」に偏ることなく、「活動」や「参加」といった生活の場で役割をもつことや社会参加をすることも推奨されている。さらに、健康日本 21 では、身体活動量の増加は、高齢者において、寝たきりや死亡の減少に効果があり、加えて、メンタルヘルスや生活の質の改善にも効果があるとされている。よって、70 歳以上の高齢者において、今後 10 年間で 1 日当たりの歩数を男女とも 1,300 歩増加を目指し、平均歩数を男性 6,700 歩、女性 5,900 歩程度とすることを目標としている（健康日本 21, 2013）。介護予防事業においても、介護予防のための運動指導のみではなく、少しでも日常生活を活動的に過ごし、身体活動量を増やす取り組みを行うことにより、心身機能への相乗効果が期待できる。

2）介護予防事業における運動の習慣化を目的としたプログラムの例

　高齢者においても、運動を実施することにより、身体的にも心理的にも効果があることが多くの研究により証明されている。しかし、運動継続に目を向けると、厚生労働省（2010）より出されている介護予防事業マニュアルには、トランスセオレティカル・モデルや社会的認知理論を用いた行動変容技法の方法（第 3 章 2、3 節参照）も一部導入されているが、現在でも介護予防事業の大きな課題として、教室終了後の運動そのものの定着化や日常生活の活性化があげられている（永富, 2008）。運動教室中は定期的な運動の実施により心身機能の改善がみられるが、教室終了後に運動が継続できない者は、心身機能が低下することが報告されている（矢野ら, 2006）。よって、教室終了後の心身機能は日常生活における身体活動レベルに規定されることが示唆される。このように、運動を継続させることが

心身の効果の維持につながることから、身体機能の向上に考慮した運動プログラムだけではなく、運動の継続要因としてあげられている運動行動に対する意図、自己動機づけ、セルフエフィカシー、ソーシャルサポート、楽しさなどを強化する事業のプログラムを構築することが重要となる。よって、これらの運動継続要因に着目し、行動変容理論ベースのプログラムを構築し、理論に準拠したプログラム介入が必要である。

そこで、ここでは介護予防マニュアルをもとに、運動継続要因の行動変容プログラムを組み込み、心身機能の改善だけではなく、運動継続につながる介護予防プログラムを作成した（表5-2-1）。プログラムは、1回120分の教室を、3カ月間14回＋フォローアップ3回（週1回の教室修了後、月1回3カ月間）で、1カ月毎に、①コンディショニング期、②筋力向上期、③機能的運動期と、14回修了後3回の④フォローアップ期の4期にわけ、それぞれの期に合わせた運動、宿題、行動変容技法を指導した。

まず、①コンディショニング期では、運動は下肢の筋力強化をメインに、種目数は4〜6種目程度から、主観的運動強度（ボルグ指数）における「9:かなり楽である」から「11:やや楽である」程度の強度を10回程度で実施した。初めて運動を行う人にも、急な運動で体に痛みが出ないように配慮しながら、正しいフォームで運動に身体を慣らしてもらうことを目標とした。宿題は、まず、自宅での身体活動を増やすことを目標に、歩数計をつける、運動仲間をつくる、犬の散歩を行う、庭いじりを15分行うなどの身体活動を増やす準備や今より少し活動量を増やすための活動を1つ選ばせ、実施してもらった。さらに、行動変容技法では、目標設定と意識の高揚とし、教室の初めに目標設定を一緒に行い、テキストの表紙に貼り付け、毎日見てもらうこととした。また、教室の最初の学習の時間に、運動のメリットを毎回伝えるようにした。

②筋力向上期では、運動は6〜8種目のなかから、立位など動的バランスや負荷強度を上げることができる種目は、参加者の痛みのない範囲でレベルアップを行った。また強度もややきつい程度で10回2セットを、参加者の体力レベルに合わせながら行った。この期間では、筋力向上と合わせて、自身に合った運動種目と強度を身につけてもらうことを目標とした。宿題は、日常生活に運動を定着することを目的として、入浴中にグーパーをする、テレビを見ながらつま先かかと上げをする、台所で片足立ちをするなど、日常の生活のなかで、教室で習っ

第5章　ライフ・ウェルネスと身体活動・運動　117

た運動を実施してもらった。さらに、行動変容技法では、ソーシャルサポートとし、参加者の家族や友人に、自宅などで、参加者が運動することを褒めたり、運動するよう声かけしてもらうなどのお願いを書いた手紙を渡した。また参加者にも、どのような運動をしているかを家族や友人に伝えるよう依頼した。さらに、教室中、参加者同士で、どのような運動を自宅で行っているかなどの情報を、交換する時間を設けた。

③機能的運動期では、運動は筋力向上期で実施した8種目の強度や回数を増やして行った。また生活動作などにもつなげられるよう椅子からの立ち上がりなど複合的な動きも入れ、生活のなかでの動きの獲得も目標とした。宿題は、日常生活に自分の身体に合った運動を定着することを目標に、膝痛予防のために朝ベッドで腿裏伸ばしをする、腰痛予防のために、寝る前に腹式呼吸をするなど、日常の生活のなかで、自分の身体に合った運動を実施してもらった。さらに、行動変容技法では、結果の知識、逆戻り予防、運動環境設定を行った。結果の知識では、授業初回と終了時に体力測定を行い、測定結果から、自身の身体の変化を理解し、どのような運動が必要かを個別で指導した。逆戻り予防では、教室終了後に自宅での運動がどのようなときに中断しそうかを考えてもらい、運動が中断しないよう先に対処方法を考えてもらった。運動の環境設定では、教室終了後にい

表 5-2-1　介護予防事業における 3 カ月間 + フォローアッププログラム例

第1期：コンディショニング期
運動：基本動作の獲得
宿題：日常生活の身体活動量増加
行動変容：目標設定、意識の高揚
第2期：筋力向上期
運動：内容、強度、回数の個別化
宿題：日常生活と運動の組み合わせによる習慣化
行動変容：ソーシャルサポート
第3期：機能的運動期
運動：複合運動へのレベルアップ
宿題：個人別の弱点強化とモニタリングの徹底
行動変容：結果の知識、逆戻り予防、運動環境設定
第4期：フォローアップ期
運動：運動方法の確認
宿題：セルフモニタリングによる自己管理
行動変容：ソーシャルサポート、逆戻り予防、運動環境設定

つ、どこで、だれと、どのくらい運動をするのかを決め、実際に教室中に実施させ、自宅でも計画を実行できたかを確認してもらった。

フォローアップ期では、教室終了後に上記の運動を自宅で実施ができているか、できていない場合は、計画の再考や参加者同士で自宅での運動方法の情報交換をしてもらった。このように運動だけではなく、運動の継続も考慮することにより、教室終了後の運動継続にも配慮したプログラムにしている。

このプログラムにより、運動の実施頻度は有意に増加し、教室修了後、参加者の約9割が週3回以上の運動習慣を身につけた。また、フォローアップ修了後も8割以上がこの運動習慣を継続していた。身体機能では、身体の痛みの改善、および体力測定項目5種目（握力、開眼片足立位時間、5m通常歩行、5m最大歩行、Timed up & go test）のうち、5m通常歩行、5m最大歩行、Timed up & go testが有意に改善した。また、フォローアップでも、効果は維持されていた。心理・社会的要因においては、運動セルフエフィカシー、および友人のソーシャルサポートが有意に向上した。このことから、ソーシャルサポート強化や逆戻り予防などの行動変容技法を取り入れることにより、上記の高い運動の継続率につながったと考えられる。また、メンタルヘルスにおいても、橋本・徳永（1999）のメンタルヘルス診断検査のストレス度、および生きがい度が有意に改善した。参加者からも、「友人ができ、教室に来ることが楽しみだった」「痛みもなくなり、明るくなった」などの意見があり、このような人とのかかわりや心身機能の改善が、メンタルヘルスの改善にもつながったことが考えられる。よって、このプログラムにより、心身機能の改善、および、教室修了後の運動継続にもつながるプログラムとしての有効性が確認された。

2．運動教室参加者の身体的、心理的、社会的効果

1）高齢者における運動の身体的効果

高齢者における運動による身体的側面への効果をみていくと、転倒予防、身体の痛みの軽減、体力の向上など、多くの身体的側面に対する運動の有効性が報告されている。転倒予防に関しては、プロビンスら（Province, et al., 1995）は全米8つの地域から2400人以上を対象に行った研究で、太極拳を中心としたバランス訓練と筋力トレーニングが転倒予防に有効であると報告している。また、体の痛みの軽減効果に関しては、特に軽度介護者に多い関節痛において、柴田・岡

（2010）はシステマティックレビュー[注1]を行い、変形性関節症の運動療法の効果は、1つの論文を除き、筋力増強運動または有酸素運動などさまざまな形態の運動が疼痛および機能障害の改善などに有効であったと述べている。さらに、腰痛に関しても、筋力増強運動、ストレッチ、有酸素運動、スタビライゼーションなどの有効性が支持されている。また、大淵ら（2007）の膝痛軽減の運動器機能向上プログラムの有効性に関する研究では、JKOM（Japanese Knee Osteoarthritis Measure, 膝痛評価）得点の改善がみられている。その他、カールソンら（Karlsson, et al., 2002）の骨折予防の120編のレビュー論文でも、70％以上の報告で運動が有効であり、平均2.4%の骨量の増加がみられ、骨折が40％以上減少したことが報告されている。さらには、二次予防対象者における運動の効果としては、厚生労働省（2007）の介護予防事業等の効果に関する総合的評価・分析に関する研究報告書がある。そこでは、運動器機能向上にかかわる測定項目（開眼片足立ち、5m普通歩行、5m全力歩行、Timed up & go test）において、どの項目も70％以上のものが維持・改善していることから、二次予防事業における運動の有効性が報告されている。

2）高齢者における運動の心理的効果

　運動や身体活動によるメンタルヘルスへの効果は、国際スポーツ心理学会（ISSP, 1992）より「運動はさまざまなストレスの軽減をもたらす」、「運動は男女およびすべての年代をとおして有益な情緒的効果をもたらす」などが提言されている。高齢者においては、ネッツら（Nets, et. al., 2005）の高齢者を対象としたメンタルヘルスと運動の効果のメタ分析[注2]において、有酸素運動は、レジスタンス運動や柔軟運動と比較して大きな効果を示しており、メンタルヘルスを改善するための介入効果が最も大きいことが明らかにされている。また、レジスタンス運動においても、高齢女性を対象に腰痛や健康関連QOLに及ぼす運動の効果を比較した25週間の無作為化比較対照試験において、レジスタンス運動と敏捷性を高めるための運動プログラムが、腰痛や、それに関連する障害を軽減させ、その痛みの改善は、健康関連QOLとの有意な相関を示すことが報告されている。二次予防対象者における運動の心理的効果としては、厚生労働省（2007）の介護予防事業等の効果に関する総合的評価・分析に関する研究報告書より、主観的健康感、高齢者抑うつが改善していることから、二次予防事業参加者への運動の心

理的効果が有効であることが示唆される。このような教室形式のように集団で行われる運動における効果としては、モチベーションの向上（Faber, et al.2006）、自己評価、楽しさ、達成感、満足感、有能感などが有意に増加することも報告されている（横山ら，2003）。これらは、集団で行うことによる＋αの効果であると考えられるため、高齢者の運動はできるだけ集団で行うことにより、より多くの心理的効果が期待できるだろう。

3) 高齢者における運動の社会的効果

ソーシャルサポートとは「個人を取り巻く重要な他者からの有形・無形の援助」と定義され、ハウス（House, 1981）によると、情緒的サポート、物質的（手段的）サポート、情報的サポート、評価的サポートの４つの支援行動があるとされている。このソーシャルサポートは、運動実施の重要な決定因の１つである（McAuley, et al., 2000）。よって、運動習慣を身につけるためには、家族や友人のソーシャルサポートが重要であるといえる。また、ソーシャルサポートなど社会関係を充実させていくことは、高齢期のメンタルヘルスを維持するための重要な要因の１つであるといわれている（安永ら，2002）。これらのことから、メンタルヘルスの向上と運動継続には、仲間の存在の重要性が示唆されるため、事業終了後の運動を継続するための方法としてソーシャルサポートを多く授受することが重要と考えられる。

また、このソーシャルサポートをより増やすためには、人とのつながりが重要であり、この人とのつながりからもたらされる力をソーシャルキャピタルという。このソーシャルキャピタルが豊かであると、仲間から心理的なサポートが受けられ、ストレス軽減効果があること、またそこから、心臓発作や脳卒中、うつ病などにも罹りにくく、主観的健康感が高いことが報告されている（木村，2010）。運動教室によりソーシャルキャピタルが豊かになり、健康や運動の情報の共有や自主的な介護予防教室の運営につなげることは、わが国のこれから求められている介護予防の形であり、核となっていくだろう。

3．身体活動・運動とアクティブライフ

身体活動・運動は、われわれの生活のなかで身体の健康だけではなく、心理的、社会的健康にも重要な役割を果たしている。世界の全死亡率の9.4％は身体活動

不足が原因であり、これは肥満や喫煙に匹敵するといわれている（Lee, et al.,
2012）。アクティブライフとは、直訳すると活動的な生活を送ることだが、ここ
では、生活のなかでの身体活動・運動を増やし、心身の健康に積極的に取り組む
ことにより、生きがいをもち、人生を豊かにすることとする。活動的な生活をす
るために運動を始めたとしても、続かない者が多い。健康日本 21（2013）での
目標歩数に達している者は、男女とも 30％程度で停滞している。よって、アク
ティブライフの実現のためには、多くの人に、社会とかかわりながら日常生活や
運動を活動的にさせる方略が必要となってくる。竹中（2015）によると、米国地
域予防サービス対策委員会では、人びとをより活動的にさせる方略について、効
果の程度に応じて 3 つのアプローチを推奨レベルによって分けている。

1）広報アプローチ

広報アプローチは、ポスターやバーナーなどを使用し、人びとを動機づけ、行
動変容につなげるアプローチである。人びとの身体活動量を増加させることに焦
点を絞った方略であり、地域規模のキャンペーン、マスメディアキャンペーンな
どがあげられる。たとえば、大学の校舎内のエレベーターの横に、階段利用を促
すようなポスターを掲示することにより、学生が身体活動量を増やす機会に気づ
かせることも、このアプローチ法の 1 つとなる。このアプローチは、地域社会
全体から、学校のクラス単位まで、さまざまな対象規模に対応可能である。

2）行動・社会的アプローチ

行動・社会的アプローチは、実用的な行動マネジメント・スキルを教授し、人
びとの行動変容を開始、維持させるようなサポートを提供し、介入する集団だけ
でなく、個人の社会環境を構成する家族や友人へも影響を与えながら社会的環境
を構築することにより、身体活動量を増加させる方略である。特に、身体活動量
に関して社会的環境を強化することを目的としたソーシャルサポート介入が、介
入方法として効果がみられるとされている。また、健康行動変容モデルを使用し、
セルフモニタリングや逆戻り予防などのスキルをプログラムに組み込み、集団や
郵便、電話、IT などを使用して介入を行う。このアプローチは、個人、または
家族や学校単位など、やや小規模の介入に使用される。前述した介護予防プログ
ラムもこのアプローチの 1 つである。

3) 環境・政策アプローチ

　環境・政策アプローチでは、人びとに対して、健康行動を採択させるように、ソーシャルネットワークや組織的規範・政策、物理的環境を整備したり、規則・法律の制定を行うことである。この介入は、個々人を対象とせず、物理的、組織的な構造を変えることにより、住民全体に影響を与えようとするものである。身体活動を増やすような都市計画や、車による移動を減らし、身体活動を増やすような移動や輸送などインフラへの介入もこのアプローチの１つとなる。海外の都市では、街の中心部には自転車と歩行者しか入れないような構造をした地域などもみられる。また、歩道や自転車道の整備、運動施設の建設、施設利用しやすい時間への変更、利用料金の値下げ、施設までの送迎なども、バリア要因を減らし、身体活動量を増やす方法の１つとされている。

　以上の３つのアプローチを紹介したが、より効果的に活用し、身体活動・運動を増加させるには、対象となるグループへのフォーマティブリサーチ、つまりプログラムのデザインや実践に先立って環境や対象者のニーズや特徴を分析すること（Schiavo., 2007）が重要である。

　さらに、このような身体活動・運動は、それ自体が目的ではなく、アクティブライフを送ることで、生きがいをもち、豊かな人生につなげていくことがライフウェルネスにつながると考える。

注1）システマティックレビュー：現存する文献の徹底的なレビューを行い、ランダム化比較試験など質の高い研究データを、データの偏りやバイアスを最小限に抑えた方法を用いて、系統的に検索、特定、選択、評価統合を行うこと。
注2）メタ分析：同じテーマを扱った過去の複数の研究結果を統合し、量的・統計的に分析する方法。

文献

Faber. M.J., Bosscher, R.J., Chin. A., Paw. M.J. & Wieringen P.C. (2006) Effect of exercise programs on falls and mobility in frail and pre-frail older adults: A multicenter randomized controlled trial. Archives of Physical Medicine and Rehabilitation., 87 : 885 − 896.

橋本公雄・徳永幹雄（1999）メンタルヘルスパターン診断検査の作成に関する研究（1）− MHP 尺度の信頼性と妥当性−．健康科学, 21 : 53 − 62.

House, J.S. (1981) Work stress and social support. Reading, MA: Addison Wesley.

International Society of Sports Psychology (1992) Physical activity and psychological benefits: A position statement. International Journal of Sports Psychology, 23 : 86 － 90.

Karlsson M. (2002) Exercise increases bone mass in children but only insignificantly in adults. Lakartindningen. 99 (35) : 3400 -3405.

木村美也子（2010）ソーシャルキャピタルと介護予防. 体育の科学 , 60（10）: 687 – 691.

健康日本 21（2013）財団法人健康・体力づくり事業団 , http://www.kenkounippon21.gr.jp/kenkounippon21/about/kakuron/2_undou/genjyou.html（平成 29 年 10 月 2 日参照）

厚生労働省介護予防マニュアル（2007,2010）http://www.mhlw.go.jp/topics/kaigo/index_yobou.html（平成 29 年 10 月 2 日参照）

Lee, I.M., Eric J Shiroma, MSc, Felipe Lobelo, M.D., Pekka Puska, M.D., Steven N. Blair, PED, Peter T. Katzmarzyk, PhD, for the Lancet Physical Activity Series Working Group（2012）Effect of physical inactivity on major non-communicable disease world-wide: an analysis of burden of disease and life expectancy. Lancet, 380 : 219 － 229.

McAuley, E., Blissmer, B., Marquez, D., Jerome, G., Kramer, A. & Katula, J.（2000）Social relations, physical activity and well-being in older adults. Preventive Medicine.,31 : 608 － 617.

永富良一（2008）高齢者に対する運動介入の効果. 体育の科学, 58（12）: 859 － 864.

Nets, Y., Wu, M.J., Becker B.J. & Tenenbaum, G.（2005）Physical activity and psychological well-being in advanced age: A meta-analysis of intervention studies., Psychology and Aging, 20 : 272 － 284.

大淵修一・小島基水・新井武志・小島成実・榮喜崇・河合恒（2007）膝痛軽減を目的とした運動器の機能向上プログラムの有効性. 日老医誌 , 47 : 611 － 616.

Province, M.A., Hadley, E.C., Hornbrook M.C., Lipsitz L.A., Miller, J.P., Mulrow, C.D., Ory, M.G, Sattin, R.W., Tinetti, M.E. & Wolf, S.L. (1995) The effects of exercise on falls in elderly patients. Aprepalnned meta-analysis of the FICSIT trials., JAMA, 273 : 1341 － 1347.

Schiavo. R.. (2007) Health communication: From theory to practice. Jossey Bass, CA.

柴田愛・岡浩一朗（2010）介護予防における運動器疾患対策―膝痛・腰痛の自己管理戦略としての運動のエビデンス―. 体育の科学, 60（10）: 674 － 679.

竹中晃二（2015）アクティブ・ライフスタイルの構築―身体活動・運動の行動変容研究―. 早稲田大学出版部.

安永明智・谷口幸一・徳永公雄（2002）高齢者の主観的幸福感に及ぼす運動習慣の影響. 体育学研究 , 47（2）: 173 － 183.

矢野秀典・他（2006）地域虚弱高齢者に対する体力レベル別運動指導の効果. 日老医誌, 43 : 390 － 397.

横山典子・西嶋尚彦・前田清司・他（2003）中高年における運動教室への参加が運動習慣化個人的要因に及ぼす影響―個別運動実施プログラムと集団実施運動プログラムの比較―. 体力科学, 52（suppl）: 249 － 258 :

3 節 ◆ 地域ウォーキング事業における継続化方略の実践事例

1. 健康づくり推進事業とウォーキング

　人類は 700 万年の悠久の歴史のなかで、直立二足歩行を獲得してきた。よって、移動手段は基本的には歩行である。それゆえ、下肢に障害がなければ、いつでも、どこでも、だれにでも、歩くことはできる。にもかかわらず、文明の発達した先進諸国の人びとは、近代化、省力化、機械化によって身体不活動化が生じ、そのうえに座位中心の生活となっており、直立二足歩行すら忘れている。そこで、運動不足の解消のために身体活動・運動が奨励されているのである。しかし、人はあえて運動をしたがらないし、行ったとしても継続できないという現実がある（第 3 章 2 節参照）。それは、運動することに対するバリア（時間がない、場所がないなど）があり、このバリアに抗して運動を行うという効力感が低いからである。よって、このバリア感を取り除くことが運動の開始・継続に重要なこととなる。運動様式としては歩行やウォーキングは人間の基本動作であるので、身体的なバリアはないはずである。あるとすれば、他の要因であろう。

　市区町村の行政では、市民の健康維持の一次予防として運動を推進するために、さまざまな健康・体力づくりに関する教室や行事を開設し、市民がそれらに参加している。しかし、参加している人数は住民の人口比からすればほんのわずかであり、リピーターも多く事業をとおしての波及効果は期待できない。健康・体力づくりの教室や事業をとおして多くの人びとが身体活動・運動を実施するような波及効果をも考えなければ、さまざまな健康づくりに関する企画・実施の意義は半減するであろう。

　このような状況のなかで、F 県 C 市の健康づくり推進協議会は総合保健福祉センターの開設（平成 14 年）と同時に、市民の健康づくりを意図して、「なかなかよか健康チャレンジ」事業の一環としてウォーキング事業を企画した（橋本・村上，2006）。この事業には、すでに第 3 章 2 節、3 節で紹介した行動変容理論やそれに基づく行動変容技法が用いられ、事業推進が図られているので、これまでの取り組みおよび成果を紹介したい。

　この事業推進の主な観点は、①運動の効果より継続化、②一般市民への波及効果、③ボランティアによる事業推進の 3 点にある。

第 5 章　ライフ・ウェルネスと身体活動・運動　　125

①運動の効果より継続化

人は健康づくりのための運動で効果を求めるが、効果は運動継続の結果である。それゆえ、運動の効果より継続化を図ることに重点を置くべきである。そこで本事業では、ウォーキング参加者の継続化を促進するため、後述するさまざまな動機づけや行動変容技法が用いられている。

②一般市民への波及効果

ウォーキング事業に参加する人だけでなく、事業の波及効果をめざすことがウォーキング人口の拡大につながる。

そこで本事業では、キャッチフレーズとして、「一人の一歩より100人の一歩」を掲げ、一般市民全体のアクティビティを高めることを狙った。もう1つのキャッチフレーズはウォーキングに対する時間的バリア感を克服させるため、「ちょいと10分ウォーキング」とした。10分間のウォーキングでは身体的な効果はないかもしれないが、アクティブな生活を営ませるために、運動への第一歩を踏み出させることに主眼を置いた。

また、ウォーキング事業の最後の仕上げとして「万葉の里ちくしのウォーキング」のイベントが開催されるが、これには事業参加者のみならず、全市民が参加できるようにした。

さらには、市には現在ウォーキングトレイルが6コース設定され、ウォーキングマップも作成されている。このマップは5つコミュニティセンターに置かれており、市民のみなさんが自由にウォーキングを楽しめるようになっている。また、1年間をとおして全コースをウォーキングすれば景品がもらえるような動機づけもなされている。コース設置およびウォーキングマップ作成は下記に示す運動ボランティアの方々によってなされた。このように、事業をとおして一般市民への波及効果を目指す方略がいくつかとられている。

③ボランティアによる事業推進

ウォーキング事業は市行政の事業であるが、市民との協働の事業とするため、ウォーキング参加の経験者のなかから運動サポーターを養成し、そのボランティアによる運営を企図した。その理由には、第9章3節で述べられるが、ボランティア活動による援助成果（ボランティアを行う人自体の恩恵）が得られることもあり、自身の健康づくりとともに新たな生きがいづくりという二重の効果・成果が期待できるからである。現在では、多くの運動サポーターが養成され、各コミュニティ単位で運動サポーターによるウォーキング事業が推進されている。

2．ウォーキング行動の実態

　不特定多数の人びとを対象にウォーキングを促進するとき、住民のウォーキング行動の実態を把握しておく必要があり、2008・2009年度に市の健康診断を受診した成人男女691名を対象に実態調査を実施した（橋本，2010）。ウォーキングの行動変容ステージを図5-4-1に示した。男女とも実行期は少ないが、その他の前熟考期、熟考期、準備期、維持期はそれぞれ20％台である。ウォーキングを実施していない前熟考期と熟考期を合わせると、55.5％を占めており、これらの人びとへのアプローチがウォーキング実施人口の増大の鍵となる。よって、本来であれば、前熟考期や熟考期の人びとにプロモーションを掛け事業推進することが、ウォーキング人口の増大につながるが、そこまでは行わず、全市民を対象に参加を呼びかけている。したがって、普段ウォーキングを実施している人も

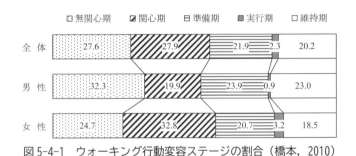

図5-4-1　ウォーキング行動変容ステージの割合（橋本，2010）

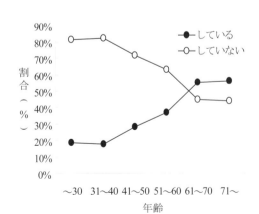

図5-4-2　年代別にみたウォーキング実施率（橋本，2010）

第5章　ライフ・ウェルネスと身体活動・運動

本事業には参加していることになる。

　ウォーキング実施率を図 5-4-2 に示した。ウォーキング実施者は若年層に低く、40 歳代未満では 20% 程度であるが、40 歳代以降徐々に増加し、60 歳代では 55% に達し、2 人に 1 人はウォーキングを実施していることがわかる。このことから、ウォーキングは中高年者に愛好される運動であり、事業を開設したとしても、中高年者の参加が多いことが推測される。実際に実施してみると、平均年齢 60 歳前後の方々の参加であり、若い人の参加が極めて少なかった。そこで現在では、年 1 回の「万葉の里ちくしのウォーキング・イベント」の参加コースの 1 つとして、親子で参加しその途中で子どもに工作の学習をさせるコースを設定し、ウォーキングへのきっかけづくりとしている。

　中高年者になぜウォーキングが愛好されるのか。その実施理由をみると、「からだの健康と体力づくり」「健康に役立つ」「生活習慣病予防・改善」が 50% 以上を占め（図 5-4-3）、半数以上の人びとが健康の維持増進のためにウォーキングを実施していることがわかる。つまり、健康に対する意識が高まる中高年者にとって、ウォーキングは最も身近で手軽な運動となっているわけである。よって、ウォーキングを事業内容とすることには意義がある。

　一方、非実施の理由としては、「時間がない（43.6%）」が最も多く、「特に理由はない」も 38.6% を占めていた（図 5-4-4）。このことから、ウォーキング実施の最大のバリア要因は時間であることがわかる。前述したように、実際には若

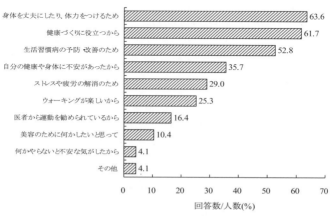

図 5-4-3　ウォーキング実施の理由（橋本，2010）

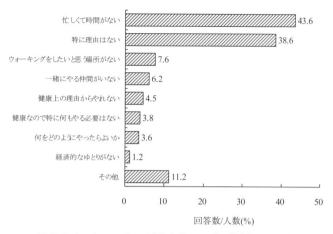

図 5-4-4　ウォーキング非実施の理由（橋本，2010）

年層にはそれほど好まれていないし、「時間がない」という理由からウォーキングは実施されていない。しかし、1日のなかで5分や10分の時間は容易に作れないことはないはずである。つまり、時間がなくてできないのではなく、時間がないという誤った認識のためにウォーキングが選択されないだけの話である。このバリア感を崩すことが重要となる。「ちょいと10分ウォーキング」のキャッチフレーズはこの時間バリアを克服させるために掲げられているのである。

3．ウォーキング継続化における行動変容技法

1）セルフモニタリング

ウォーキング事業は非監視型であるので、ウォーキングの継続化を図るため参加者全員にセルフモニタリングノートを配布し、目標設定やウォーキング実施の記録をつけさせた。この冊子には、日々のウォーキングの実施記録だけでなく、九州一周のJR鉄道の地図に塗りつぶしていくページもあり楽しみもある。また、運動継続化のためのさまざまな行動変容技法が紹介されている。

2）目標達成者への恩恵

6カ月間にどれくらいウォーキングを行えるか、各自で目標設定（1日10分間で1ポイントで計算）をさせ動機づけとした。目標の達成者には、事業終了時に

景品が当たる抽選会への参加の権利を付与するという、いわゆる外発的動機づけを行った。

3）魅力的な事業プログラム
　実施期間中に、大学教員による「健康講座と運動実習（毎月1回、計6回）」、「ミニ運動チャレンジウォーキング」、そして最終の仕上げとしての「万葉の里ちくしのウォーキング」が組み込まれた。このようにして、実施期間中にいくつかのイベントを設け離脱者を出さないような配慮がなされた。

4）ニューズレター（PEACE）の配布
　ウォーキングの継続化のために情報誌としてのニューズレター「PEACE: Promote Exercise and Create Energy」をA4版1枚で発刊した。郵送とメールを用いて、事業前半は月2回、後半は月1回のペースで計12回配布した。

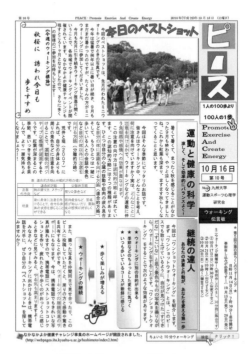

図5-4-5　ニューズレター

PEACE は、運動の身体的、心理的、社会的な効果、さまざまな行動変容技法、ウォーキング標語、ワンショット写真で構成された（図 5-4-5）。

4．ウォーキング継続化の方略の効果

本事業では、ウォーキングの継続に向けてさまざまな行動変容技法が用いられているが、2010 年度の成果をみてみよう（表 5-4-2）。ニューズレター「PEACE」がウォーキング継続にどの程度役に立ったかを尋ねた。「（やや、非常に）役に立った」と回答した者は 71.0% であった。また、PEACE およびセルフモニタリングノートに記載したウォーキングの継続化のための具体的な行動変容技法については、68.1% の者が肯定的回答であり、ともに評価は高かった。ウォーキング九州一周地図への記載は 49.3% の者が肯定的回答であり、思ったほど高い評価は得られなかった。しかし、セルフモニタリングノートの評価に関しては、全体的内容構成では 77.2%、行動記録表では 72.7% と、好評であった（表 5-4-3）。

PEACE については、71% の者がウォーキングの継続化に「役に立った」と回答していたが、多様なプログラムとさまざまな仕掛けを行っているので、PEACE だけのウォーキング継続への寄与は定かでない。おそらくは、さまざまな要素が複合して継続に影響しているものと思われる。ウォーキングを継続したかどうかは、当初参加の全対象者には調査していないが、事業の最後にセルフモニタリングノートの提出を求めている。そのノートを提出しなかった者は非継続の可能性があり 39 名いた。ウォーキング事業参加者は 130 名であったので、継続率は 70% であった。同市で開催されている教室型の「健康づくり教室」の参

表 5-4-2　行動変容の有益性（%）

	n	役に立たなかった	あまり役に立たなかった	どちらともいえない	やや役に立った	非常に役に立った
PEACE	69	1.4	7.2	20.3	53.6	17.4
継続化の具体的方法	69	2.9	7.2	21.7	42.0	26.1
ウォーキング九州地図	67	10.4	20.9	19.4	26.9	22.4

表 5-4-3　セルフモニタリングノートの評価（%）

	n	良くなかった	あまり良くなかった	どちらともいえない	まあまあ良かった	非常に良かった
記録表の全体的内容構成	70	1.4	1.4	20.0	52.9	24.3
行動の記録表	70	0.0	0.0	27.3	43.9	28.8

加率は 8 カ月後に 20% 前後であること（第 3 章 2 節）を考えると、ウォーキング事業における継続率は高く、行動変容技法や PEACE の情報誌はウォーキング継続化に寄与していたと考えられる。

5．地域住民を対象とする場合の介入の難しさと今後の対策

職場や学校を対象に身体活動・運動の増強を図るのは、中流アプローチ（ポピュレーション・アプローチ）といわれるが、そこには特定の人びとがいるので比較的介入しやすい。しかし、不特定多数の一般住民を対象として身体活動・運動を促進する介入を行うのは容易ではない。体育館や公民館に参加者を集め、教室型で行うのは通常の健康・体力づくりのやり方であり、運動推進・普及という意味ではあまり波及効果はない。不特定多数の一般住民を対象とするなら、飲酒運転の罰則強化で飲酒運転をする人が激減したように、法、制度、規則で縛りを掛けるという環境操作する上流アプローチが効果的である。しかし、身体活動・運動は個々人の自由であるので、そのような環境操作はできない。そこで、2009 年3 月、「ウォーキング都市宣言」を市長にしてもらった。このように、都市宣言を行うことはウォーキング人口を増やすのに、市の広報誌、キャンペーン、ポスター、チラシなどで情報を発信しやすくなるが、事業予算のこともありこの成果については定かでない。しかし、上流アプローチは重要なことである。

情報誌発刊も効果的であることがわかるが、誰が作成するかという問題がある。本事業には行動変容理論および行動変容技法に明るい多くの大学院生が協力してくれたので、発行が可能であった。しかし、紙媒体での情報誌を発行するのもコストがかかるので、今後はパソコンやスマートフォンなど、オンライン端末を用いた情報発信を考える必要があるだろう。

本ウォーキング事業はすでに 19 年目を迎えているが、行政と市民との協働事業としての成功例といえ、現在では市の健康づくりの目玉事業となっている。

文献
橋本公雄・井上百愛・甲木秀典（2008）平成 20 年度筑紫野市民のウォーキングの実態調査報告書．筑紫野市健康づくり推進協議会編．
橋本公雄（2010）ウォーキングの実態調査報告書．九州大学健康科学センター．
橋本公雄・村上雅彦（2006）地域保健センターにおける成人の身体活動・運動プログラム．現代のエスプリ，463：135-146．

第6章
ライフ・ウェルネスと余暇活動

　生活の充実のために余暇をどのように善用するかは重要なことである。そこで本章では、わが国の余暇活動の歴史的経緯と実態を概観するとともに、余暇活動と健康、ライフ・ウェルネスの向上と余暇活動の関連を論じる。

1節 ◆ わが国における余暇活動

1．余暇活動とは―余暇の意味と解釈から―

　公益財団法人日本生産性本部の調査（レジャー白書2019）によると、2018年度余暇活動の参加人口上位は「国内観光旅行（避暑、避寒、温泉など）」「外食」「読書」「ドライブ」「映画（テレビは除く）」「複合ショッピングセンター、アウトレットモール」「音楽鑑賞（配信、CD、レコード、テープ、FMなど）」「動物園、植物園、水族館、博物館」「ウィンドショッピング（見て歩きなど娯楽としての）」「ウォーキング」となっている。このように現代におけるわが国では、旅行、趣味、娯楽、運動などさまざまな領域の余暇活動が国民に親しまれている。

　さまざまな領域に広がる余暇活動であるが、その1つの共通項は「余暇」に営まれる活動という点である。「余暇」とは「余」った「暇」と捉えることができる。「余った」とは、人間が生きるために必要なもの、必要な活動、すなわち「生命維持の生理的活動」と「生活維持や社会的義務としての労働活動」から「余った」と捉えることができる。つまり、「余暇」とは人間の生活、生きていくなかで「生理的活動に要する時間」と「労働に要する時間（社会的義務の活動を含む）」を除いた時間（「暇」）と解釈することができる。こうした「余暇」の解釈は近代における労働との関係に依拠するものである。近代の資本主義社会において労働は個人の生活を維持するばかりでなく安定的な社会の維持や発展に必要となり、勤労であることが人間に求められることとなる。そこでは、労働が人生、生活の中心であり、労働によって得られる賃金によって、人生、生活の豊かさが

第6章　ライフ・ウェルネスと余暇活動　　133

実現されるものであると考えられていたのである。こうした労働に対する意味づけがなされるなかで、余暇は労働との対比において労働をより効率的に行うための意味や機能をもつものとして位置づけられることとなった。そこでは余暇活動はいかに労働を効率的に行うかのための活動として考えられており、余暇活動の主たる目的は労働によって消耗した心身を回復させ、再び効率よい労働を繰り返すことであった。フランスの社会学者デュマズディエ（1972）は余暇における機能について、「休息」「気晴らし」「自己開発」の三段階に分け説明している。労働によって消耗される身体の回復としての「休息」や労働に伴う精神的ストレスの解消としての「気晴らし」はどちらも労働によって消耗した心身の回復と再びやってくる労働をより効率的に行うために心身を休める、リフレッシュすることがその活動の主たる目的であった。たとえば、食事をして栄養を取り、睡眠、読書や音楽を聴くなど、比較的静的な活動からカラオケやショッピング、運動、スポーツといった比較的動的な活動までその活動内容は幅広い。しかしながら、こうした労働の従属的な余暇という関係性に変化がみられるようになった。現代における労働の効率化や労働形態の多様化は労働時間の短縮や労働負担の軽減を実現し、ますます余暇時間を増加させることとなった。また、週休2日制の浸透や年次有給休暇取得の促進、平均寿命が80歳を超える長寿社会の実現などにより、さらなる余暇時間の増加とととともに社会における余暇時間の積極的な活用が求められることとなった。一方、労働による経済発展を繰り広げるなかで過酷な労働は人びとに身体的疾病や精神的ストレスなど、さまざまな心身的弊害をもたらす状況が散見されるようになった。こうした状況は労働によって得られる経済的な豊かさと生活、人生における豊かさにズレを生じさせ、生活や人生を豊かにすることは労働によって経済的対価を得ることのみならず余暇を充実させること、すなわち豊かな人生、生活を営むためには余暇に目を向け、その充実を図ることが必要不可欠であるという考え方へとつながっていくこととなったのである。

　現代社会における労働環境の変化やライフスタイル・幸福に関する価値観の多様化は余暇活動を労働への従属といった関係性から捉えることに限界を生じさせることとなった。そして労働を効率的に行うための手段的活動としての余暇活動は活動自体に意味や価値をもつ目的的活動としての余暇活動へとシフトしていくこととなる。すなわち、労働に対する「休息」「気晴らし」から「自己開発」としての余暇活動への拡大がみられるようになったのである。デュマズディエ

（1972）は「自己開発」とは「個人は自ら選んだ自由な訓練を通じ、個人的、社会的な生活態度のなかで自我実現の道を切り開く」と述べている。を意味するものである。つまり「自己開発」のための余暇活動とは自発的な学習の形態や新しい創造的態度の形成がなされるものと解釈される。たとえば、「運動によって健康的な肉体をつくりあげる」「スポーツで記録、勝利を追求する」「読書によって知識を増やす」「ボランティア活動によって他人の役に立つ」などさまざまな余暇活動によって「自己開発」は可能となる。そこではあらゆる余暇活動に対して各人が自由に、創造的に活動することが主たる課題となる。そして余暇活動そのものが意味や価値をもつことで生活の向上や人生の幸福に直接的につながるものとして期待されることとなったのである。

２．わが国における余暇活動の歴史的変遷

　余暇活動が労働への従属といった関係性に留まらず、余暇活動そのものが人間の生活に必要であり、その活動自体が生活において意味をもつ活動であるといった捉え方をするならば、わが国における余暇活動の歴史は古代や中世といった時代にさかのぼる必要がある。

　古代の農業社会では自然や神に対する祭事、神事といった儀式は日常生活に密接した余暇活動として営まれていた。稲作の豊作やその収穫、季節の節目など、年中行事において自然や神を崇め奉る祭りが行われていた。そこでは、神聖的な儀式とともに酒を飲み踊りが踊られるなどの宴が繰り広げられ人びとは非日常（ハレ）な世界を楽しんでいたのである。その後こうした宗教的な神事や祭事を土台として田楽や能といった伝統的な芸能が創りあげられることとなる。また、中世における書や歌、茶やお花といったさまざまな芸術的な活動は日常生活における楽しみとして営まれており、こうした余暇、あそびといった活動からさまざまな伝統文化が創りあげられていったのである。

　さらに、江戸に入ると古代から中世にわたって創りあげられてきた伝統芸能を土台として大衆芸能へ、そして町人文化として発展することとなる。薗田（1994）は江戸の都市娯楽として、遊郭、芝居、旅、相撲、俳諧・川柳、園芸などをあげ、「江戸をはじめ、京都や大阪のような大都市は居住民のためのさまざまな娯楽施設を生み出し、あそびと余暇を基盤とする独自の文化がつくられた」と述べている。また、こうした歴史におけるわが国の余暇について、荒井

（2004）は「宗教との関わり、自然との交わり、生活美の精神、これら3つの特色をバックにして『道』の精神」といった特色をあげ、わが国の余暇の歴史は「創造的な余暇の宝庫」と評している。

　明治期以降、わが国も欧米の影響を受け近代的な産業社会へと移行していくこととなる。そこでは余暇を労働との従属的な関係性において捉えるという価値観が強く打ち出されることとなっていく。労働こそが人生において重要であり、余暇は労働のためのものである。労働によって疲弊した心身を再び労働へと向かわせる回復のために、余暇は営まれるものであるといった考え方である。そこではレクリエーションを「厚生」と訳し「生まれ変わる」「労働からの回復」といった意味として捉え、労働との関係性から re（再）-creation（創造）として回復、創りかえる活動として普及させていくこととなった。

　このような余暇の考え方、すなわち労働への従属という関係性のなかで行われる再創造的活動という考え方に権田（1989）は異を唱えた。権田は労働という生産活動が「生命活動維持の欲求」であるのに対して、娯楽は生活をよりよくし、より楽しく生きる「生活美化の欲求」であるとして、この欲求は人間にとって必要不可欠なものとした。そして、余暇活動が労働によって疲弊する心身の回復のための再創造ではなく、余暇に営まれる娯楽そのものが生活創造をする不可欠な活動であると主張した。こうした主張は現代における余暇に重要な視点をもたらすこととなっている。その後、大正期以降スポーツやレクリエーション、写真やレコード、映画や劇場、新聞、雑誌など、さまざまな領域の余暇活動が民衆娯楽として楽しまれるようになっていった。

　さまざまな民衆娯楽は大正、昭和の戦後にわたって多くの人びとに楽しまれていた。こうした民衆娯楽の流れに変化をもたらしたのが昭和、戦後のレジャーブームである。戦後日本は驚くべきスピードで復興し、1960年代には高度成長期に入る。そこでは余暇はお金を使ってあそぶといった消費志向のレジャーとして楽しまれることとなった。高度経済成長期にはボウリングやゴルフなどのゲームやスポーツ、避暑地へのバカンス、ドライブなどといった消費志向型のレジャーが拡大し、余暇＝レジャーといった考え方が定着した。そして高度経済成長期以降、消費型のレジャーに対する批判からあそび論に依拠したレクリエーションや学習、文化的活動が余暇活動として求められるようになっていった。こうしたわが国における余暇活動の変遷は産業構造の変化による労働形態の変化と相まって

余暇活動への総体的な注目を高めることとなった。1980年代に入ると、国民の意識調査においても生活の力点をレジャー・余暇生活に置く、あるいは労働よりも余暇に置くといった傾向がみられるようになり、余暇活動はますます人びとに欠かせないものとなっていった。また、余暇行政や余暇産業による文化的活動や生涯学習活動、そして娯楽的活動など余暇活動はさまざまな領域の活動として楽しまれるものとなった。

3．現代におけるわが国の余暇活動

　現代において余暇時間の増加と余暇活動の多様化は新たな余暇時間の過ごし方を創造することとなった。公益財団法人日本生産性本部の調査（レジャー白書, 2012）では余暇活動の目的について「心の安らぎを得ること」が63.5％と最も高く、次いで「健康や体力向上をめざすこと」53.4％、「家族との交流を楽しむこと」49.5％「友人や知人との交流を楽しむこと」48.3％、「身体を休めること」48.1％という結果になっている（表6-1-1）。

表6-1-1　余暇活動の目的（2012年）

余暇活動の目的	％
心の安らぎを得ること	63.5
健康や体力の向上をめざすこと	53.4
家族との交流を楽しむこと	49.5
友人や知人との交流を楽しむこと	48.3
身体を休めること	48.1
知識や教養を高めること	38.9
好奇心を満たすこと	35.8
日常生活の解放感を味わうこと	34.6
自分で作れる喜びを満たすこと	30.9
芸術や美的な関心を満たすこと	24.4
社会や人のために役立つこと	20.5

出典　レジャー白書 2012

　ここでは、余暇活動にはさまざまな目的が求められており、余暇活動の目的が多様化、複合化していることが示唆される。また、余暇活動の傾向として「安全・安心志向」「絆と繋がり志向」「社会貢献志向」「健康志向」「自分らしさ志向」といった傾向をあげている。さらに、今後余暇活動に求める目的では「社会や人のために役立つこと」の増加率が最も高くなっている（12.7％増の33.2％が今後の目的としてあげている）。

　公益財団法人日本生産性本部の調査（レジャー白書, 2019）によると2018年度の余暇活動の参加人口が最も多いのは「国内観光旅行」で5,430万人となっている。次いで「外食」が4,180万人、「読書」が4,170万人、「ドライブ」が4,160万人と続いている（表6-1-2）。その他上位20位までをみても運動・スポーツから観光、趣味、娯楽とその活動は多様化し、さまざまな活動が余暇活動で

第6章　ライフ・ウェルネスと余暇活動　　137

表 6-1-2　余暇活動の参加人口上位 20 種目（2018）

順位	余暇活動種目	万人
1	国内観光旅行（避暑, 避寒, 温泉など）	5,430
2	外食（日常的なものは除く）	4,180
3	読書（仕事, 勉強は除く娯楽としての）	4,170
4	ドライブ	4,160
5	映画（テレビは除く）	3,610
6	複合ショッピングセンター　アウトレットモール	3,560
7	音楽鑑賞（配信、CD, レコード、テープ、FMなど）	3,470
8	動物園　植物園　水族館　博物館	3,340
9	ウィンドウショッピング（見て歩きなど娯楽として）	3,070
10	ウォーキング	3,030
11	温浴施設（健康ランド、ケアハウス、スーパー銭湯など）	2,990
12	カラオケ	2,980
13	ビデオ鑑賞（レンタル含む）	2,710
14	SNS　ツイッターなどのデジタルコミュニケーション	2,620
15	園芸　庭いじり	2,560
15	宝くじ	2,560
17	体操（器具を使わないもの）	2,410
18	トランプ　オセロ　かるた　花札など	2,370
19	音楽、コンサートなど	2,310
20	ジョギング　マラソン	2,160

出典　レジャー白書 2019

行われていることがわかる。観光・行楽関連は余暇活動人口において上位を占めており（「国内観光旅行」「外食（日常的なものは除く）」「ドライブ」）、次いで、趣味（「読書」「映画」「複合ショッピングセンター、アウトレットモール」「音楽鑑賞」）となっている。運動・スポーツ関連に注目すると、「ウォーキング」が3,030万人（10位）、「体操（器具を使わないもの）」が2,410万人（17位）、「ジョギング、マラソン」が2,160万人（20位）となっており余暇活動においても健康志向の影響が示唆される。こうした健康志向に加え東京オリンピック・パラリンピック開催に向けたムーブメントはますます運動・スポーツ関連の余暇活動への参加者が増えることが予想される。

　近年の余暇市場をみると観光・行楽が比較的順調に伸びており、特に 2011 年

からは「国内観光旅行」が常時参加人口トップを占めており、大きな余暇市場となっている。2018年度の調査では余暇時間が増加し、余暇支出についてもやや上昇し日帰りでの旅行や観光が人気となっている。運動・スポーツに注目してみると、健康に関する関心の高まりからここ数年「ウォーキング」「ジョギング」「体操（器具を使わないもの）」がほぼ横ばい、あるいは微増となっており継続して健康志向を反映した結果となっている。全体的な余暇活動の傾向として運動やスポーツ、日帰り旅行やショッピング、日曜大工といった身近で簡単にできるものが選ばれる傾向がみられる。また、2018年の余暇市場はほぼ横ばいの傾向が続いている。そのなかでもスポーツと観光・行楽部門は微増となっており、他の部門（趣味・創作部門、娯楽部門）は減少した。スポーツ部門ではフィットネスとスポーツ観戦やアウトドア、フィットネス、ランニング関連のスポーツ用品についても増加している。健康関連とスポーツ観戦には潜在的な市場価値がみられ今後も伸びることが期待されている。

2節 ◆ 余暇活動と健康

1. 余暇活動とライフスタイル

ライフスタイルとは生活の型（仕方）といえる。どのような日常生活を営んでいるかは社会、風土、国民性、経済など、さまざまな要素に影響され社会や時代によっても異なるものである。1日24時間、あるいは1年365日どのようなサイクル（配分）で、どのような活動を営んでいるか。つまりライフスタイルにおいてはこうした生活時間のサイクル（配分）と具体的な活動内容が大きな課題となる。

生活の時間構造について、NHK国民生活調査におけるその分類をみると、「必需行動（睡眠や食事など）」「拘束行動（仕事関連、学業など）」「自由行動（会話・交際、レジャー活動など）」と大きく分類している（NHK国民生活調査, 2015）。一方、総務省の社会生活基本調査では、1日の生活時間の配分を「睡眠や食事など（1次活動）」「仕事、家事関連など（2次活動）」「休養、くつろぎ、趣味、娯楽、スポーツなど（3次活動）」に分類している（平成28年度社会生活基本調査）。こうした各種社会調査における生活時間の分類からはその量的配分と活動（行動）の内容がライフスタイルを決定づける要因になる。そして、これらの生活時間の分

第6章　ライフ・ウェルネスと余暇活動　139

類とその量的配分とともに自由な時間における活動（行動）内容が生活の型、ライフスタイルと関係しているということとなる。すなわち労働と余暇に注目するならば、労働（仕事や学業などの時間）と余暇（自由な時間）の量的配分（バランス）と余暇の活動内容にライフスタイルは大きく影響するものと考えられる。

　近代産業社会以降の余暇と労働の関係性は本論でもすでに述べてきた。近年わが国でも「働き方改革」や「ライフ・ワーク・バランス」など、労働に関連する改革によって労働時間の短縮、抑制がますます進められている。厚生労働省によると、「年間総実労働時間は減少傾向にあり、近年では1,700時間半ばの水準となっているが、いわゆる正社員等については2,000時間前後で推移している」とされている（厚生労働白書, 2017）。1日8時間労働で週休2日の週40時間労働として、年間52週間とするならば約2000時間、そして有給休暇20日等各種休暇取得を想定するならば1年間の労働時間はおおよそ1800時間程度になる計算となり、概ね厚生労働省の発表する年間総実労働時間と合致することとなる。

　労働時間の抑制に対するさまざまな試みは一定の成果として労働時間の減少、すなわち余暇時間の量的増加をもたらし余暇時間における活動内容への関心を高めることとなった。そして、余暇時間の量的配分の増加とともに余暇への関心の高まりは仕事と余暇のバランスに対する意識に大きな変化をもたらした。NHK放送文化研究所が実施する日本人の意識構造調査（1973年から5年ごとに調査を実施）で余暇と仕事のバランスについてみると1983年までは「仕事志向（『余暇も時には楽しむが仕事のほうに力を注ぐ』『仕事に生きがいを求めて、全力を傾ける』）」が「余暇志向（『仕事よりも余暇のなかに生きがいを求める』）（『仕事はさっとかたづけて、できるだけ余暇を楽しむ』）」を上回っていたが、1988年以降は「余暇志向」が「仕事志向」よりも高い割合を占めるようになった。また、中藤（2004）が指摘するように内閣府の調査（国民生活に関する世論調査）では、「今後の生活において、特に力を入れたいこと」において1983年を境として「レジャー・余暇生活」がトップとなっている。さらに余暇時間の増大、余暇志向の高まりは余暇にどのような活動を行うかといった活動内容のみならず、その目的や質がどうかといった視点に広がっていくこととなる。戦後、余暇活動は厚生の流れをくみ健康や仲間づくりにつながるレクリエーションや経済的発展に伴う消費（見せかけの消費）志向としてのレジャー、生涯学習社会の到来における学習、創作活動、日常的な娯楽や趣味といった遊びなどさまざまな領域にその範囲を広げ

てきた。こうした余暇活動の多様化は、充実したライフスタイルに大きな影響を与えるものとなっていった。余暇活動とライフスタイルの関係と関連して、薗田（2004）は日本人のライフスタイルを主体別に「成人男性の勤労型」「専業主婦型」「比較的若い独身勤労女性型」「仕事からリタイアした高齢者型」「学生型」といった5つの典型的な型に分類し、それぞれのライフスタイルにおける余暇環境整備の必要性を指摘している。これは年齢や性別、職業によってライフスタイルを分類しつつそれぞれの余暇活動の傾向を示すといった点においてライフスタイルと余暇活動の関係性を示唆するものとも考えられる。また、近年日常生活の中心を労働から余暇活動へシフトさせたライフスタイルもみられるようにもなった。たとえば、早朝出勤前、仕事終了後に各種教室やフィットネスジムに通う、あるいは釣りやサーフィンといった趣味に興じる、さらに地方移住することで趣味を生かした生活を営むなど新たなライフスタイルを選択するといったようなケースもみられる。そこでは旧来の労働中心の生活から余暇活動を生活の中心に位置づけつつある様相とともに、労働を余暇活動と関連づけて生活するあるいは、労働そのものが余暇活動となるといったような「労働と余暇の融合化」（瀬沼,2004）がみられる。すなわち、こうした現象は、『「ライフスタイル」の基盤にあるはずの「生き方」や「生きがい」を自ら問い直す』（渡辺, 2015）といったように「生き方（型）」や「生きがい」における労働と余暇の関係性、あるいは余暇活動そのものを再構築することで新たなライフスタイルが創りあげられているのである。

2．余暇活動の心理・社会的効果

　余暇は労働との関係において、労働によって疲弊した心身を癒やし再び労働に戻るための他目的活動としての性格を有していることから心身の回復といった点において何らかの効果をもたらすものである。余暇の機能として第1節で、デュマズデュエ（1972）が「休息」「気晴らし」「自己開発」の3つの機能をあげている。こうした機能は主に労働からの身体的、精神的、社会的回復を意味する。つまり、日常的な労働によって身体的、精神的、社会的に費やされたエネルギーを余暇活動によってゼロに戻す、回復させることである。特に、「休息」や「気晴らし」はこうした意図によって営まれる余暇活動が中心となる。たとえば「一日の疲れを癒やすために部屋でのんびりと読書をする」「週末は平日のストレス

を解消するためにショッピングに出かける」「長期休暇に旅行に出かける」など
である。こうした「休息」「気晴らし」を意図した（本人はそうした目的を自覚、
認識していない場合も含む）さまざまな余暇活動によって身体的、精神的、社会的
な回復が図られることとなる。

　その一方で、現代における余暇活動はこうした身体的、精神的、社会的な回復、
マイナスの状態からゼロへの回復といった効果のみならず、ゼロからプラスを創
り出すものへと変化している。労働との従属関係から解放され余暇そのものが独
自の意味や価値を有するもの、つまり余暇活動そのものが目的となるものと捉え
られるようになったのである。こうした余暇活動がもつ意味や価値の変化によっ
て余暇活動はあそび論に依拠した自目的な活動としてのあり方に注目が集まるこ
ととなった。あそびとしての自目的活動は心理的な「楽しさ」が重要となり、そ
うした「楽しさ」の享受が余暇活動による回復や創造に強く影響することとなる
のである。

　「楽しさ」についてチクセントミハイン（1979）はあそびのなかで経験する
「フロー（Flow）」という心理的状態として説明している。「フロー」は「楽しさ
への没入感」「全人的行為に没入している時に人が感じる包括的感覚」とされ、
行為を「楽しんでいる」心理的状態を意味する。そもそも余暇は労働に戻るため
の他目的活動のみならず、あそび論に依拠した自目的活動としての性格も有して
おり、あそびを意識した余暇活動において、こうしたフローの心理的状態を経験
することで心理的な「休息」や「気晴らし」のみならず、創造による「自己開
発」や「自己成長」が期待されると考えられる。

　趣味や創作、教養や学習活動、運動やスポーツなどの余暇活動は自らの成長が
成功、達成感や満足感を得るといった「自己開発」「自己成長」をもたらす創造
的活動として期待された。また、1960年代生涯教育の概念が提唱され、生涯教
育から人びとが生涯学び続けるといった生涯学習社会において、より多くの人び
とは創造的活動としての余暇活動を享受する傾向を強めることとなった。さらに、
家族や地域社会問題に注目が集まるなかで余暇活動は個人的活動において「自己
開発」や「自己成長」を得ることに留まらず、家族や友人、仲間、地域住民や同
好の集まりなどさまざまな人びととかかわるなかで「自己開発」や「自己成長」
を得る社会的活動へと広がることとなった。

　社会的活動としての余暇活動は個人的に完結する活動としてではなく、社会に

おいてさまざまな人びととの相互関係を経験する活動において回復や創造が図られた。こうした傾向は「余暇活動にどのような楽しみや目的を求めていますか（現在の目的）」と「今後10年間で余暇活動にどのような楽しみや目的を求めていきたいですか（今後の目的）」といった余暇活動の目的の推移にも現われている。そこでは、「社会や人のために役立つこと」が2010（平成22）年、2012（平成24）年ともに今後の目的と現在の目的の差において最も大きく、今後の余暇活動において「社会や人のために役立つ」を求める傾向が示唆されている。

　また、こうした余暇活動の傾向について「絆と繋がり志向」「社会貢献志向」といった傾向を明らかにしている（2012レジャー白書）。近年、余暇活動としてのボランティア活動参加人口が増加傾向にあることは、こうした余暇活動の「繋がり志向」「社会貢献志向」と大きく関係していると考えられる。ボランティアは「自由意思に基づいて、自発的に奉仕活動をする人」（入江, 1999）とされているように自由意思や自発性といった性格を有するものである。つまり、余暇をボランティア活動に費やす人は余暇という自由な時間において自らの意志で奉仕的活動に参加するのである。そして、ボランティア活動は自由意思や自発性と同時に連帯性、社会性といった性格をもつ活動でもあるため、こうした連帯性や社会性のなかで回復や創造が図られることとなる。ボランティアは社会的活動として社会に貢献するとともに、人間関係を構築することを楽しみや目的として行われるなかで余暇活動として回復や創造を享受するものとなっていると考えられる。

3．運動・スポーツと余暇活動

　運動・スポーツと余暇活動の関係は深い。運動とスポーツは厳密にいえば異なったものであると考えられるが、（本論において）ここでは余暇活動としての運動・スポーツという観点に基づいて、「運動・スポーツ」とは余暇活動として意識して行われる簡易な身体活動（ウォーキング、ジョギング、体操など）やルールや規則によってゲームとして楽しまれたり、人や自然と対峙し競い合う身体活動として扱うこととする。運動・スポーツはあそびに起源をもつといったその原理的性格や中世から近代における労働とスポーツの関係性、さらには現代における健康づくりから競技性を有する運動・スポーツの複合的様相など、さまざまな形態において余暇活動と強く結びついてきた。現代における余暇活動において運動・スポーツは趣味、創作や旅行、娯楽などと同様に1つの余暇活動領域とし

て認められている。公益財団法人日本生産性本部の調査（レジャー白書, 2019）によると、2018年度の余暇活動の参加人口上位40種目では、「ウォーキング」が第10位、「体操」が第17位、「ジョギング、マラソン」が20位、「トレーニング」が29位となっている。また近年のみるスポーツの隆盛により、「スポーツ観戦（テレビを除く）」も33位に入っている（表6-2-1）。

スポーツ部門における参加人口をみると「ウォーキング」が3,030万人と最も多くなっており（注1　レジャー白書では「ウォーキング」は「その他の部門」として扱われているが本論では運動の範疇として扱う）、ついで「体操（器具を使わないもの）」が2,410万人、「ジョギング、マラソン」が2,160万人、「トレーニング」が1,750万人となっている（表6-2-2）。

こうした余暇活動における運動・スポーツに関連する動向として、健康志向の高まりやスポーツ産業伸長などの影響が示唆されている。また、こうした傾向は余暇関連産業・市場の動向におけるスポーツ部門においてより明確にみることができる。余暇市場、およびスポーツ部門消費支出の推移をみると余暇市場全体はほぼ横ばい、あるいはやや減少であるが、スポーツ部門は年々微増を繰り返している（表6-2-3）。

表6-2-3　余暇市場、及びスポーツ部門消費支出の推移（2015～2018）

	2014年	2015年	2016年	2017年	2018年
スポーツ部門	39,480	40,270	40,280	40,760	41,270
余暇市場（全体）	730,000	724,430	720,660	718,250	719,140

レジャー白書2019より筆者作成

表6-2-1　運動・スポーツ関連の参加人口上位種目（2018）

順位	余暇活動種目	万人
10	ウォーキング	3,030
17	体操（器具を使わないもの）	2,410
20	ジョギング　マラソン	2,160
29	トレーニング	1,750
33	スポーツ観戦（テレビは除く）	1,440

レジャー白書2019より筆者作成

表 6-2-2　運動・スポーツ関連種目参加人口上位 10 位 (2018)

	運動・スポーツ関連種目	参加人口（万人）
1	ウォーキング	3,030
2	体操	2,410
3	ジョギング、マラソン	2,160
4	トレーニング	1,750
5	ボウリング	950
6	水泳（プールでの）	900
7	卓球	830
8	サイクリング、サイクルスポーツ	770
9	バドミントン	680
10	ゴルフ（コース）	670

レジャー白書 2019 より筆者作成

　特に、健康関連に関する消費が順調な伸びをみせており、フィットネスクラブの売り上げは 7 年連続でプラス成長で過去最大の市場規模をさらに更新しており、現代における余暇活動としての運動・スポーツは健康づくりを目的とする傾向が高いということが言える。また、運動・スポーツの参加人口にもみるように「するスポーツ」のみならず「みるスポーツ」が新たな余暇活動の 1 つとして普及しつつある。余暇市場のスポーツ部門においてもスポーツ観戦、およびスポーツ視聴は順調な伸びをみせており、「みるスポーツ」が今後プロフェッショナルスポーツやオリンピックやワールドカップをはじめとした世界的なビッグイベント開催を柱としたスポーツ産業の発展とともに余暇活動としてのさらなる可能性を秘めていることは明らかである。

3 節 ◆ ライフ・ウェルネスと余暇活動

1．余暇論─余暇とあそび─

　わが国における余暇活動に焦点を当てつつ、余暇の意味と解釈、歴史的変遷、現代における余暇活動、そしてその諸相としてライフスタイルや心理・社会的効果、運動・スポーツとの関係から余暇活動について論じてきた。そこで、ライフ・ウェルネスと本章において示してきた余暇活動の関係を考えるためには、さ

まざまな余暇活動とその諸相、さらにはそれらの効果などが人びとの生活にもたらすものを考えることが必要である。しかしながら、それは歴史的、あるいは現代における余暇活動が人びとに何をもたらしてきたか（いるか）という直接的な問いではなく、余暇活動そのものに注目し検討すること、あらためて余暇の本質論について問うことが必要不可欠であると考えられる。そして、最終的にはそうした余暇の本質論に基づいた現代の余暇活動とライフ・ウェルネスとの関係について論じること、すなわちライフ・ウェルネスにおける余暇活動のあり方に言及することが重要な課題だと考える。

　わが国の余暇活動の現状からわれわれの生活や人生に余暇が深く定着していることが理解できる。余暇は近代資本主義経済のなかで労働を円滑に進めるためのものから、余暇そのものに意味や価値をもち、自目的活動として消費されるものへと変化した。余暇は労働との関係性において「余った暇」と捉えられたことは本論でも述べた。しかしながら、人びとに労働が課せられる以前の余暇とはどのようなものであったのであろうか。つまり人間が種の保存のために狩猟や作物の栽培をする時代において生命維持の活動以外はどのように過ごし何を求めていたのであるかという点である。このように余暇について人間の本質的、根源的レベルから捉える視点は、現代における余暇のあり方に一石を投じる可能性があると考えられる。

　余暇について、本質的、根源的レベルとは何か、その１つの視点は「あそび」だと考えられる。ホイジンガは「あそび」を人間の本質的、根源的なものであるとしている。また、「あそび」は自由な行為であり、日常から離れ、独自のルールを持つことで限定性、完結性をもつとしており、自由、日常的な世界からの離脱、独自の意味や価値を持つ領域であるといった点において余暇と類似していることが理解できる（ホイジンガ, 1973）。こうした人間の本質的、根源的欲求と結びつけた「あそび」の視点を中心とした活動こそが余暇の本質であり、余暇のあるべき姿であると考えられる。その一方で、余暇をあそびの視点から捉え、自目的な活動へ向かわせることによって、余暇をいかに過ごすかが生活や人生にとって重要な課題の１つとなった。こうした余暇に対する意識の変化は過重な余暇負担や余暇をよりよく過ごさねばならないという束縛的なものへと向かった。あふれる余暇時間をさまざまな余暇活動から選択し、その活動は何らかの意味や価値を、ときには人のために役に立つことをも求められる。本来自由で解放された

146

時間、空間であるはずのものが、社会的なまなざしによってよりよく過ごさねばならないといった義務的、脅迫的なものになりつつある。また、何らかの意味や価値、あるいは目的的活動であるということが個々の意味や価値、目的から社会によって求められた意味や価値、目的へとすり替わり、社会的余暇が推奨される傾向がみられる。こうした余暇の推奨と促進は義務的な社会的余暇を生み出すこととなり、本来ある余暇の自由といった解放性や内在する価値、意味を失う危険性にさらされていることを理解しなくてはいけない。

　このように、労働との関係による余暇を越え、あそびの視点から余暇を捉えることが重要であるとしつつも余暇がより重要性を増すなかで社会的視線による余暇の義務化なる現象が見られる。そこではあそぶこと、あるいはあそびを楽しむことの強制、すなわち余暇活動においてあそびとしての特性を失うこととなっていく。現代における余暇活動はこうしたあそびの深化によって目的的活動として日常生活における意味や価値を高めることがさまざまな余暇活動の評価へとつながっている。しかしながら、あそびは他者、あるいは社会の評価を求めるものではなく自己完結するといった性格を有するものであり、現代における余暇活動の隆盛はこうした「あそびを失う余暇活動」によって支えられているという矛盾が起こっているということができる。

　余暇は労働に従属するものとして日常生活における「余った暇」と捉え、他目的、手段的なものから人間がもつ本質としてのあそびとして余暇固有の意味や価値をもつものへとその変化を遂げてきた。しかしながら、余暇が固有の価値や意味をもつことが社会的な価値や意味へとすり替えられることで「あそびを失う余暇活動」といった方向性がみられることとなっているのである。こうした余暇とあそびの関係、あるいはその関係を根底とした余暇のあり方について再検討することが余暇活動のさらなる普及に必要であると考えられる。

2．多様化する余暇活動とその意味

　わが国における余暇活動をみるとその活動内容が運動・スポーツ、趣味・創作、娯楽、観光、学習活動、社会活動などさまざまな領域にわたっており、多様化する余暇活動の傾向がみられる。こうした余暇における活動内容（種目）の多様化は余暇に対する認識の変化とそれに伴う余暇消費の拡大によってもたらされていると考えられる。現代における「余暇」は身体的、精神的、社会的な回復のみな

らず創造としての機能を期待されるものへと変化している。労働からの回復のみならず生活、あるいは人生における創造としての活動として認識され、生活や人生を創りあげる重要な要素の1つとして認識されているのである。

特に、こうした余暇に対する認識の変化は労働との対比において語られる。前節の余暇生活とライフスタイルの項で示しているように、NHK放送研究所による現代日本人の意識構造や内閣府が実施する「国民生活に関する世論調査」などの調査結果において1980年代を境に「仕事（労働）」より「余暇」を重視する意識がみられている。こうした「余暇志向」の広がりが消費としての余暇の拡大、そして余暇活動の多様化へとつながることとなる。1節にて示した「余暇の目的」でも、「心の安らぎを得ること」「健康や体力の向上を目指すこと」「家族との交流を楽しむこと」「知識や教養を高めること」「自然に触れること」「芸術や美的な関心を満たすこと」などその目的は多様化、複合化していることが指摘されている（レジャー白書, 2012）。また、こうした余暇活動の多様化は余暇生産を促進させ、余暇消費を拡大させるといった余暇の産業化をもたらし、生産と消費の構図においてその市場を拡大させているのである。

1990年代には約90兆円にまで膨れ上がった余暇市場は2000年代に入りやや減少したものの2010年代では約70兆円の余暇市場を維持している（レジャー白書, 2019）。余暇市場の拡大は余暇活動の量的な増加のみならず多様化した余暇活動とその産業化へとつながっている。健康づくりや肉体美と結びつけてさまざまなプログラムサービスを提供するフィットネスクラブ、さまざまな体験型イベントなどとタイアップした旅行やテーマパーク、SNSなどのソーシャルネットワークを使った映像配信やオンラインソーシャルゲーム、あるいはスポーツやレジャーなど余暇活動を促進させるための産業化、余暇の商業化は余暇消費を刺激することで余暇活動の拡大と多様化を実現しているのである。しかしながら、こうした余暇活動の産業化、商業化は余暇消費という創りあげられた欲求がその原動力になっており、余暇消費の促進に支えられる点において余暇に対する本質論の追求、つまり生活や人生の創造としての機能への期待という点では十分なものとはいえないと考えられる。

ここで求められる余暇に対する本質論の追求とは、余暇そのものがもつ本質的な意味や価値に対する認識の変化であり、余暇産業、余暇消費に支えられた余暇活動の拡大や多様化という余暇活動の内容に対する認識の変化（拡大）ではない。

余暇の多様化とは生活、人生における余暇そのものの多様化であるとともに、余暇に対する回復、創造的な意味や価値の多様化（変化や拡大を含む）でもある。それは生活や人生における余暇に対する本質的な意味や価値といった意識の変化であり、生活や人生における余暇の位置づけの変化でもある。ある人に「あなたの余暇はいつですか」と尋ねると、「平日の仕事終わりか週末ぐらいですかね」と答える人もいれば、「残業が多くてほとんどない」と答える人もいる。人びとは概ね「余暇」を労働（仕事、学業など）していない時間と捉えているということが見受けられる。

このように今なお労働との関係性における時間的概念での解釈としての余暇、そしてその余暇に営まれる余暇活動としての認識である。つまり、労働との関係性においてその重要性を増す余暇という構図は労働と余暇を二分する考え方であり、単に労働との比較において余暇の重要性が増すといった比較の対象として労働と余暇を対比させたに過ぎない。そこでは多様化する余暇活動がもたらす余暇に対する本質論の追求としての生活や人生における余暇の位置づけの変化は不十分なのである。先にあげた NHK 放送研究文化研究所による調査では、「余暇志向」が「労働志向」を上回る傾向がみられるとともに「仕事・余暇両立」が増加傾向にあり、2013 年の同調査では余暇志向 26.0％、労働志向 21.0％に対して「仕事・余暇両立」は 36.0％という結果であった。こうした調査結果は労働と余暇のバランスを示すと同時に、余暇と仕事といった二分法に限界を示す結果でもある。すなわち、労働との二分法としての余暇の位置づけから余暇と労働の融解、融合による新たな余暇の位置づけこそが余暇における本質論の追求であり、余暇に対する本質的な意味や価値認識の変化（拡大）である。そして、こうした余暇の再構築こそが現代における余暇活動の多様化がもたらす意味でもある。

3. ライフ・ウェルネスに貢献する余暇活動

現代における余暇活動は生活や人生において回復や創造をもたらすものである。歴史的に余暇はレジャーと同義語とされ、デュマズディエ（1972）が「余暇とは、個人が職場や家庭、社会から課せられた義務から解放されたときに、休息のため、気晴らしのため、あるいは利得とは無関係な知識や能力の養成、自発的な社会参加、自由な創造力の発揮のために、まったく随意に行う活動の総体である」と定義するように、レジャー論として労働を代表とした義務的活動（職場や家庭、社

会から課せられた義務）との関係において語られてきた。そしてそこでは余暇は「余った暇」として労働や生命維持の時間から余った時間という時間的解釈によって捉えられてきたのである。つまり、余った時間に行われるさまざまな活動、そして、その活動は休息や気晴らし無報酬性の知識や能力の養成、自発的な社会参加、自由な創造力などの目的をもって行われるさまざまな活動が余暇活動ということになる。こうした余暇活動の解釈は、余暇に対する意識の変化によってより生活や人生の中心的な課題となっていった。そしてそれは労働との対比のみならず、労働との融解、すなわち労働と余暇という二分法の限界、余暇の再構築の必要性をもたらすこととなった。

　現代における余暇活動は、余暇の本質論の追求としての回復や創造といった点から生活、人生により直接的に関係したものとしてライフ・ウェルネスに大きな影響を与えることとなる。余暇活動は時間的解釈において「余った暇」から余暇への意識の変化（拡大）によって量的拡大してきた。こうした量的拡大は余暇の産業化によって余暇消費としてより拡大していくこととなった。そして、こうした余暇活動の量的拡大は生活や人生における重要性が増すとともに余暇そのものの価値や意味といった余暇の本質論が問われることとなった。

　また、余暇に対する意識の変化は義務的活動としての労働や学業、生命維持のための生活活動との境界線を曖昧にし、余暇活動との融解、融合をもたらす。生活時間構造における余暇時間の量的変化や余暇消費の拡大に伴う活動内容の多様化をはじめとして、生活や人生における意味や価値といった質的追求はさまざまな生活活動との関係性のなかで変化している。こうした余暇活動に関するさまざまな変化は生活や人生といった視点において、ライフ・ウェルネスに大きな影響を与えていると考えられる。

　ライフ・ウェルネスとは「身体活動・運動・スポーツを基盤としたアクティブな日々の生活をとおしてよりよい人生を構築していく生き方」と定義される。身体活動や運動・スポーツに限定せずさまざまな余暇活動はアクティブな生活、そしてよりよい人生をもたらすものであることは疑いのないものである。（そして）加えて、それは余暇活動にみられる現代的な変化や拡大によってもたらされるばかりでなく、余暇の本質論の追求、すなわちあそび論に依拠しつつ、労働との融解や融合、さらには他の生活活動との関係性を意識した余暇活動の実践によってもたらされるものである。ライフ・ウェルネスにおけるこうした余暇活動のあり

150

方、その実現と享受こそがわれわれの生活や人生をよりよく生きる、幸せ、幸福といったライフ・ウェルネスの向上にとって最も重要なことである。

文献

チクセントミハイ, M. / 今村浩明訳（1979）楽しみの社会学―不安と倦怠を超えて―. 思索社.

デュマズディエ, J. / 中島巌訳（1972）余暇文明に向かって. 東京創元社.

権田保之助（1989）民族娯楽の基調. 大空社.

ホイジンガ, J. / 高橋英夫訳（1973）ホモ・ルーデンス. 中央公論新社.

一番ケ瀬康子・薗田碩哉ら（1994）余暇生活論. 有斐閣. p. 74.

井上俊・上野千鶴子・大澤真幸・見田宗介・吉見俊哉編（年代）仕事と遊びの社会学現代社会学講座20. 岩波書店.

入江幸男（1999）ボランティア学を学ぶ人のために 世界思想社 p. 6.

カイヨワ, R. / 清水幾太郎・霧生和夫訳（1970）あそびと人間. 岩波書店.

公益財団法人 日本生産性本部（2012）レジャー白書. 生産性出版 / 日本生産性本部.

公益財団法人 日本生産性本部（2019）レジャー白書. 生産性出版 / 日本生産性本部.

厚生労働省（2017）厚生労働白書. 日経印刷. p. 307.

総務省平成 28 年社会生活基本調査 http://www.stat.go.jp/data/shakai/2016/index.htm（最終閲覧日 2017 年 10 月 5 日）.

中藤保則（2004）余暇産業と余暇消費. 瀬沼克彰・薗田碩哉編・日本余暇学会監修、余暇学を学ぶ人のために. 世界思想社. p. 115.

NHK 放送文化研究所（2016）データブック 国民生活時間調査 2015. NHK 出版.

NHK 放送文化研究所（2015）現代日本人の意識構造（第八版）. NHK 出版.

瀬沼克彰（2004）なぜ「余暇学」か. 瀬沼克彰・薗田碩哉編、日本余暇学会監修余暇学を学ぶ人のために. 世界思想社. p. 14.

薗田碩哉（2004）余暇環境をどう整備するか. 瀬沼克彰・薗田碩哉編 日本余暇学会監修余暇学を学ぶ人のために. 世界思想社. p. 148.

渡辺潤編（2015）レジャー・スタディーズ. 世界思想社. p. 56.

第Ⅲ部
ライフ・ウェルネスとスポーツ福祉

第7章 ライフ・ウェルネスとスポーツ環境

わが国におけるスポーツ環境の整備は、2つの時期に大きな変貌を遂げたようにみえる。第一に、日本は戦後の経済復興で新しく生まれ変わった姿を、1964（昭和39）年の東京オリンピックの衛星放送を通じて世界中に披露した。高度経済成長とともに企業は事業を拡大するとともに、さまざまな競技スポーツを担うことでわが国のスポーツの発展に寄与した。

しかし、1990年代以降日本の経済環境は国際化・グローバル化のうねりのなかで激しい国際的競争にさらされた。そのため、企業は新しい組織の再編を強いられ、企業スポーツの見直しも進められた。この見直しは日本社会全体にもおよび、わが国のスポーツ環境そのものの変容が否応なく迫られることになった。

ここではまず、人間の生活にとってスポーツとは何だったか、また人びとはスポーツに何を期待してきたのかを簡単に整理する。そして、健康都市づくりへと至る歴史的経過のなかでスポーツが果たしてきた役割を明示したい。さらに、ヨーロッパを中心に地域の社会的生活環境の向上に大きな役割を果たしてきた総合型地域スポーツクラブを取り上げ、今日わが国のスポーツ環境整備にとってこのスポーツクラブの整備・発展が有する役割と課題について検討したい。

1節 ◆ スポーツ活動と社会生活・文化の発展

1．スポーツ宣言とその社会的意義

1）スポーツの概念

人間が自らの人生を歩み、最後は死に至る。生きていく過程は人間が社会生活を過ごす行程でもある。では、この社会生活のなかで、スポーツはいかなる役割を担ったのか。

スポーツの語源はそもそもラテン語のdeportareで、中世にはフランスでdesportとなった。14世紀には英語のdisportに、さらに16世紀にはsportに

なったという。近代スポーツの誕生にイングランドの風土は大きな役割を果たした。

　スポーツは、当初は「気分転換、休養そして娯楽」を意味していた。しかし、社会構造の変化とともにその性格を変える。たとえば、フランス、ルイ16世の時代には上流階級の騎士道的性格の運動は徐々に放棄されはじめ、一種の軟弱化傾向が現れた。マリー・アントワネットは身ごもった状態でありながら、舞踏会や賭け事、際限のない遊びで「倦怠恐怖症」という病に対処したという。一般的に、騎士道的武術から未知のものへの興奮と好奇心が新しい娯楽を求めていった。この傾向はイングランドと異なり、カード遊びなどのようなサロン的遊戯へと向かったといわれる。他方、自然主義からの身体運動の意義の提唱や教育論からの遊戯による心身発達が唱えられることもあった。

　イングランドは近代的競技スポーツの母国といわれる。フランスとは異なり、イングランドでは大衆の間で興じられてきた運動遊戯が上流社会に受け入れられ、貴重な財産として国民の遊戯へと発展させられた。たとえば、イングランドで行われていた祝祭的な球戯は、14世紀以降ハンドボール、フットボール、打球戯（ホッケーやクリケットなど）に分化し、その後近代社会に移行するにつれて球戯は多様なスポーツ分野へと広がっていった。まず18世紀に「勝負を決する気晴らし」としての遊戯は、game（ゲーム）的性格をもつようになる。その代表は、競馬、ゴルフ、クリケットといわれる。ゲームで賭けを楽しむ、いわゆる「賭博スポーツ」だった。この背景には、イギリスが植民地帝国として世界貿易を展開し、一大投機ブームを形成した事情があった。経済活動の熱気が遊戯に反映したのである。この動きはヨーロッパ人の世界進出によって、グローバルに波及することになる。初期のスポーツの担い手は、実業家を中心とする富裕層の「アマチュア・クラブ」、ケンブリッジ、オックスフォードなどの大学やイートン校などのパブリックスクールだった。

　19世紀以降になると中流階級が台頭し、スポーツ活動は広範な広がりをみせる。スポーツの大衆化が進み、国民的遊戯へと発展した。たとえば、atheletics によって勝負が競われるようになる（運動競技化）。その代表的スポーツがフットボールだった。ただ、民衆の祝祭的な球戯に由来するフットボールは、「粗野なプレイ」（殴るなど）や「洗練されたプレイ」（蹴るなど）で粗暴なものだった。実際に、19世紀初頭のある州の試合では、競技中における粗野なプレイや不法

行為によって少なくとも9名が試合中に死亡したといわれている。傷害事故も頻発していた。そこで、「ルール」が整備され安全性が追求されるようになる。

　ルールの整備は同時に合法的スポーツ（目的の合法性、社会的安全性、身体の安全性）の追求であり、「不法な遊戯」の一掃でもあった。特に、19世紀のイギリスでは工業社会の著しい発展とともに都市化が急速に進み、チャーチスト運動などにみられるような社会改良的な運動が巻き起こってくる。これを背景に「賭博スポーツ」に対する改良も求められるようになり、賭け事の蔓延による不正や八百長を防ぐ措置がとられるようになる。19世紀後半には、サッカー、ラグビー、ホッケー、ローンテニスなどで、スポーツの統括団体として「アマチュア」の団体が運動競技の担い手として登場した。こうしたスポーツ組織の確立によって、友人同士が私的な娯楽として競う競技として刑法が認める合法的スポーツは新たな発展を遂げたのである。

　このように、スポーツはそもそも人びとが生活や祭事のなかでの遊びや娯楽、気晴らしとして行った行為・活動だった。それはまた、集落での共同体行事や貴族の狩猟・祭典などで共通の仲間意識を相互に確認する役割をもっていた。そこに、ゲームと運動競技が加わる。さらに、ルールの整備とスポーツ組織の確立によってスポーツは近代的発展を遂げることになった。この過程を通じて、スポーツはその内容を豊かにしてきた。スポーツはヨーロッパから世界に広がり、1896年にはオリンピック（各競技の世界的祭典）が実現された。20世紀に入ると、一部スポーツでプロ化が進み、低所得層でも能力によっては職業としてのスポーツ活動の道が開けた。

　国際的な共通語としてのスポーツの定義について、1964（昭和39）年の東京オリンピック・スポーツ会議で、その必要性と領域などが提言された。その後、1968（昭和43）年のメキシコオリンピック・スポーツ科学会議で、「スポーツ宣言」として採択された。その意義は、スポーツを「遊戯の性格を持ち、自己または他人との競争、あるいは自然の障害との対決を含む運動」と定義したことにある。その特徴は、「遊戯性」をスポーツの第一の条件にしたことである。わが国では、精神論重視で訓練・鍛錬を強いる傾向があり、禁欲的なスポーツ観さえみられたこの時期に、「楽しみや喜びを重視するスポーツ」観が対置されたことになる。

2)「スポーツ宣言日本」― 21 世紀に向けてスポーツが社会に果たす使命と役割―

わが国では、創立 100 周年を迎えた日本体育協会と日本オリンピック委員会が、これまでの 100 年を振り返り、これからの 100 年を展望できるメッセージを 2011（平成 23）年に作成した。それが「スポーツ宣言日本」である。これは、法的には「スポーツ基本法」（2011 年）を根拠にしている。この基本法は、1964（昭和 39）年の東京オリンピックの 3 年前に制定された「スポーツ振興法」（1961 年）を 50 年ぶりに改正し、これから将来に向けてのわが国のスポーツ界の活動や方向を規定したものだった。

このスポーツ宣言ではまず、「スポーツは、自発的な運動の楽しみを基調とする人類共通の文化である」と定義している。つぎに、スポーツは、現代社会では人びとが「幸福を追求し健康で文化的な生活を営む上で必要不可欠なもの」とされ、具体的には「暮らしのなかの楽しみ」、「青少年の教育」、「人びとの交流を促し健康を維持増進するもの」、そして「生きがい」という 4 つの面で必要とされている、とする。ユネスコの「体育とスポーツに関する国際憲章」（1978 年）では、「スポーツが全ての人びとの基本的な権利である」と提唱されている。この宣言でも、世界中の「人びとがスポーツを享受し得るように努めることは、スポーツに携わる者の基本的な使命である」と謳っている。

そのうえで、21 世紀における新しいスポーツの使命が明示され、スポーツの 21 世紀的価値が強調される。「その価値とは、素朴な運動の喜びを公正に分かち合い感動を共有することであり、身体的諸能力を洗練することであり、自らの尊厳を相手の尊厳に委ねる相互尊敬である」と。スポーツの使命は、世界中の人びとがこの 21 世紀的価値を享受できるようにすることだと謳っている。

こうした動きと連動して、文部科学省は「スポーツ立国戦略」（2010 年：平成 22 年）、「スポーツ基本計画」第 1 期（2012 年：平成 24 年）、第 2 期（2017 年：平成 29 年）を策定・発表した。この基本計画に関連させて、日本体育協会が策定した短・中期的な指針が「21 世紀の国民スポーツ推進方策」である。この構想は、まず 2001（平成 13）年の策定から、2008（平成 20）年の改定、さらにその評価の見直しによる「スポーツ推進 2013」へと引き継がれてきた。この「スポーツ推進 2013」では、国民一人ひとりが主体となって自発的なスポーツ活動に取り組むこと、あくまでもこれを基盤としてスポーツを「推進」するとしている。

そして、そうした活動を施設整備・運営支援やソフトインフラ事業（指導者育成、医・科学研究、情報・広報・社会貢献活動、その他）などで支援する環境を整備するとしている。

こうして、21世紀における新たなスポーツの振興に向けて、従来の学校体育や企業スポーツを中心としたものから、わが国でも新たにヨーロッパにおける総合型地域スポーツクラブを推進し、編成し直そうとしているのである。性、年齢、障害などにかかわらず、すべての人びとが関心と適性に応じてスポーツに参加できるようなスポーツ環境の整備が目指されているのである。たとえば、「スポーツ立国の実現」に向けた多様なスポーツ享受モデル（図7-1-1）では、スポーツ活動をする人びとは、①スポーツ競技者層、②競技志向者層、③健康志向者層の3つに分けられる。そして、それぞれの層が求めるスポーツ活動を保障する

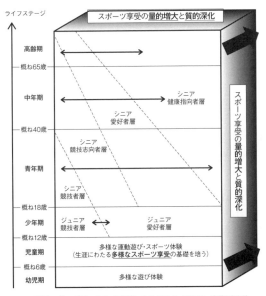

図7-1-1 「スポーツ立国の実現」に向けた多様なスポーツ享受モデル
資料、日本体育協会「Sports Japan」2013, 11-12, p16

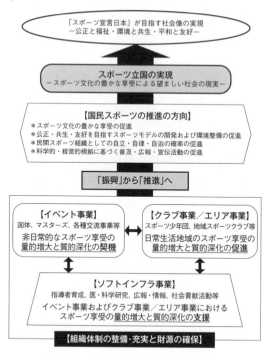

図7-1-2 「スポーツ推進2013」概要
資料、日本体育協会「Sports Japan」2013, 11-12, p17

「場」として、総合型地域スポーツクラブが位置づけられている。「スポーツ推進2013」概要（図7-1-2）では、諸事業のスポーツ活動の相乗的・波及的効果を通じて、総合型地域スポーツクラブなどの担い手の組織体制が整備・充実されること、そしてこれらの民間スポーツ組織が自立・自律・自治を確立することで、豊かなスポーツ文化をつくることができると構想しているのである。21世紀は、スポーツを「振興」する段階から「推進」する時代に入ったのである。

2．健康都市づくりの推進
1）都市化の進展と健康問題

病気は文明がつくる、それゆえ病気には歴史的性格がある。病気は時代によって移り変わるともいわれる。

近代資本主義社会は、おおよそ市民革命を経ることで封建社会から市民社会に移行し、その後に産業革命を通じて確立し、その発展を遂げてきた。他方、産業革命は生産における機械体系の完成と発展をもたらし、近代的な大規模工場群を創り出していった。交易上便利な地域や豊富な鉱山資源を採掘できる地域を中心に、これら工場群は立地していった。その担い手となったのが近代的実業家であり、そこに大量に雇われ働いていたのが労働者であった。こうした地域では、人口は急速に増加し、都市を形成していった。

　この急速に人口が増加する都市では、大規模工場に多くの原材料を運び、そして工場で大量生産された製品を出荷する輸送業、市場で商品を販売する商業、そうした取引を仲介する金融業、多くの住民の都市生活を支える行政サービスなど、社会的な分業が専門的な職種として広範に展開してきた。19世紀以降、近代社会は人口が急増し商品取引に満ちあふれた都市の発展として、その姿を現すようになる。

　都市に急速に増えた人口はどういった階層から成り、どこからやってきたのか？それは農業地帯における技術革新・農業革命によって余剰となった人びとが都市に流入し、工業を中心とした各種の労働者に転化したものだった。こうした大量の層は、財産をもっていないだけでなく政治的にも無権利状況だった。そのため、住生活はスラムを中心として劣悪な状況にあった。食生活や衣生活も悲惨な状況であり、貧困と飢餓がこうした地域における病気の蔓延を促した。

　産業革命による機械文明は人間の労働環境に甚大な影響を及ぼした。まず疲れを知らない機械の稼働は、労働者に無制限の労働を強要した。1日12時間を超える労働も多く、1847年の「工場法」でようやく年少者と女性についてのみ労働は10時間に決められた。すべての労働者に適用されるには、1860年代後半まで待たなければならなかった。また、生産技術を機械装置が体現することによって、労働は機械に付属する不熟練労働が多くなり、その担い手は賃金の安い年少労働や婦人労働に取って代わった。これらの労働者は、仕事中は機械の轟音のなかで神経を摩滅させ、長時間で不衛生な工場環境のなかでケガや損傷、それによる病気の発症などに見舞われた。他方、1日の労働を終え疲れ果てて帰った場所は工場以上に不衛生な生活環境だった。スラムや貧民街の様相も呈していた。そこでは、粗末な住宅環境、貧しい食糧、飲酒と非行・犯罪そして道徳的頽廃、汚物や悪臭をともなう排水、汚れた空気など、慢性疾患の条件が十分にそろってい

第7章　ライフ・ウェルネスとスポーツ環境　　159

た。実際に、こうした地域では結核や肺疾患、熱病など伝染病の蔓延が起こり、生理的・心理的ストレスともあいまって事態を深刻にさせていたといわれる。

19世紀後半、疾病は社会的因子から生ずると考えられるようになる。具体的には、救貧法の改正、労働法、工場法、公衆衛生法などの立法措置が政策的に進められ、下水道の新設や街路樹の整備、都市改造によるスラムの解消など、都市の健康的環境づくりが取り組まれたのである。伝染病あるいは疾病はそれを発症させる微生物に原因はあるものの、むしろその発症や感染を食い止めるのに大きな役割を発揮するのは社会生活を取り巻く生活環境の整備、公衆衛生にあると考えられた。

2）労働と余暇活動—スポーツの普及—

19世紀のイギリスの生活とスポーツについて、ルース・グッドマン（2017）は興味深い叙述をしている。ここでは、それに依拠しながら、労働と余暇活動について述べたい。

19世紀半ばまでは、雇用主は利益を生むために労働者に労働時間の延長を強要する傾向にあった。イングランド銀行の休業日をみても、1825年には年間40日だったものが1834年には4日にまで激減している。一般の工場の場合はいうまでもない。当然、労働条件の改善を求める運動は激しくなる。結局、1847年の工場法制定以降、労働時間など労働条件を改善する労働者保護立法が相次いで制定されるようになる。ただ、実業家は労働時間を短縮せざるをえなくなったものの、それが必ずしも利益の減少、経済的損失につながらないことを実感として知るようになる。機械化に伴う生産性の向上が製品価格を低下させ、市場競争力の強化が高収益を生み出していたのである。

実際に、労働時間が短縮されると、労働者にとっては余暇時間が生まれた。たとえば、1837年の工場では、ある労働者は週6日、午前7時に始業して午後8時に終業していた。ところが、1874年になると、始業時間は同じだったが、終業時間は月曜から金曜は午後6時、土曜は午後2時になった。そこで、この余った時間をどう使うかという問いかけが生まれた。実際には、スポーツ、酒、園芸、旅行などに費やすようになった。

余暇時間をスポーツに活用した1つの事例としてフットボールがある。主要なフットボールクラブでは、まずマンチェスター・ユナイテッドはスリー・クラ

ウンズというパブを拠点にして、店の常連客から選手が募集された。ウェストハム・ユナイテッドは造船会社内で発足した。アーセナルはウーリッジ・アーセナル工業団地の労働者たちによって設立された。総じて、フットボールは労働者階級の男性たちによって楽しまれた。というのも、比較的裕福なホワイトカラー労働者が余暇を手に入れたのは 1850 年代から 60 年代といわれ、これらの層はクリケットにのめりこんだからである。それに対して、工場労働者たちの勤務時間の制限は 1870 年代から 80 年代といわれ、クリケットとは異なるフットボールを余暇活動にあてた。週 56 時間労働になったために、土曜の午後や平日の夜に活動した。このフットボールの普及はめざましく、たとえばバーミンガムでは 1870 年にはほとんど行われていなかったのが、1880 年には 800 を超えるクラブが作られ活動していたという。同じような現象は、イギリスのほぼすべての工業都市でみられた。

　この時代のスポーツは、さまざまな社会的な利点からもその効能が期待されるようになる。その 1 つが教育課程である。まず、裕福なパブリックスクールでは、1860 年代に運動競技を人格育成に効果的な教育手段として重視する［アスレティシズム］が取り入れられ、1880 年代には教師主導で準備計画された競技［競技内容の体系化］を教育課程に組み込むことが義務づけられた。パブリックスクールのスポーツ活動はさらに活発に行われた。

　つぎに健康面である。労働者階級の子どもが通う公立の学校にはスポーツ施設はほとんど整備されていなかった。これは、青年志願兵の肉体的・健康的側面で大きな問題となった。そこで、1880 年代に労働生活を送る少年たちのために、ラッズ・クラブやボーイズ・クラブが設立された。この施設では、スポーツ施設だけでなく図書館もあり、夜間授業も行われていたという。特に、1880 年代に設立されたリヴァプールのゴードン・インスティチュートは大型の体育館があり、体操から陸上競技など多くの競技クラブが作られたという。1907 年にはマンチェスターで 1 万人、ロンドンでも 1 万人などと、多くの都市でたくさんの少年たちがクラブに参加した。

　女性と少女たちに奨励されたのが、ウォーキングと美容体操だった。上流階級ではアーチェリーやクロッケーも容認されたという。特に、19 世紀の貧困層向けの教育を行う学校では、美容体操は多くの労働者階級の少女たちの健康づくりに役立てられた。この体操は、全身を均等に特に肺を発達させ、血行を促進して

呼吸を深める効果的な有酸素運動だった。これが栄養不足や大気汚染による肺感染症への抵抗力を高めるとして、医学界からも支持された。

実業界からも、スポーツ活動への少年少女の積極的かかわりは歓迎された。健康的な生活による体力向上とスポーツ活動を通じた精神力の向上や集中力の育成、さらに団体競技による「相互扶助」の精神、相手に「敬意」を払うルールそして勝利に向けた団体競技における規律の重視は、工場や事業現場でも役立てられた。こうして、近代資本主義が発展を遂げるにつれて、さまざまな競技のためのスポーツ施設やクラブが多くの地域で多様に設立された。19世紀後半には、膝の屈伸運動、柔軟体操、ランニングなど、多くの男性が毎朝体操をするようになっていたといわれる。

3) スポーツと健康づくり―ヨーロッパの試み―

ここでは、主に園田・川田（1995）によるヨーロッパにおける健康観の発展過程に依拠しながら、スポーツと健康づくりについてまとめてみたい。

近代社会の発展は世界中で都市の拡大をともなっている。都市に住む人びとの生活は、都市の拡大とともに多様な価値観に彩られた人びとから構成されるようになり、放っておけば新たな生活環境問題が常に引き起こされる状況下にあった。具体的には、失業、公害、スラム、犯罪や非行そして生活環境破壊であった。それを解決するために、「都市計画」が重視されるようになる。医学の役割は、社会的・政治的側面を含めた都市の生活様式の改善策として提起され、公衆衛生運動から「都市の健康」を考えるようになった。

ところが、19世紀後半での病原菌の発見やワクチン、抗毒素血清の出現さらには1930年代の効果的な抗生物質の開発を通じて、治療的アプローチへと力点が移り、生物医学モデルへと転換することになった。ただ他方では、都市化の進展のなかで生物医学モデルへの信頼に一定の疑念が存在していたのも事実だった。20世紀前半には、産業化された都市における人びとの健康状態は社会的生態学系から把握されるようになる。つまり、都市における社会構造のなかで、貧困や失業、ホームレス、飢え、犯罪・非行、ゴミ・汚濁などの種々の問題が発生している。ここから、都市住民の健康や生活改善を都市の健康状態として理解し、その対策を構想するようになったのである。これが、WHOヨーロッパ事務局による健康都市（Healthy City）計画へとつながっていく。1948（昭和23）年、

WHO は健康概念を「健康とは単に疾病がないだけでなく、身体的にも精神的にも社会的にも良好な状態」である、と規定する。

　1970年代に入ると、この定義はさらに展開される。生活環境改善とライフスタイルの改善が人びとの将来の健康改善に寄与すると、明示されたのである。こうして、多面的な相互作用による環境からの影響を前提とした社会的取り組みが重視されるようになった。他方、従来の医学モデル、医療モデルからの健康アプローチは、実際には病気に対するケアシステムとして、健康概念の１つの要素に位置づけ直された。1977年、WHO総会はHFA2000（Health For All by the year 2000：2000年までにすべての人に健康を）戦略を決定した。

　1984年には、WHOヨーロッパ地域事務局加盟各国は、HFA戦略の達成に向けて38の目標を採択した。そのなかには、疾病予防、健康に寄与するライフスタイル、支援的環境づくり、ヘルスケアサービスなどが含まれていた。これらは、健康づくりの中心的概念となり、新しい公衆衛生・ヘルスプロモーションとして提唱されるようになった。1986年には、オタワ憲章が採択され、ヘルスプロモーションは政策と戦略の両面から規定し直され合意された。健康、健康づくりそして健康活動にとって重要なものとして、健康の領域以外の政策決定、健康を支援する物理的社会的な環境、コミュニティ、健康にかかわる個人的技術の開発などが重視された。地方レベルで新しく公衆衛生のアプローチをし実践をテストする場所として、健康都市プロジェクトが各地で推進されることになった。それは、HFA2000戦略とヘルスプロモーションの枠組みのなかで開始された。

　以上のような歴史的経過のなかで、「健康」はまずホリスティック・ヘルス（Holistic Health）として規定される。それは、健康を単に病気ではない状態（否定的な規定）と規定するのではなく、「Body、Mind、Spiritが統合された状態」と規定する。この状態は、人間を取り巻く多様な社会的側面に影響を受けている。それゆえ、健康な状態は、常に人間が主体的に行動してつくり出していかなければ実現できないものでもある。つまり、健康概念は健康をつくる行動を不可避に内包している。健康というWell-Beingな状態を目指すポジティブな生き方・行動、継続的に行動するプロセス、これをウェルネス（Wellness）と表現したのである（第１章１節参照）。

　病気は、自らの状況についての発見の機会でもある。この状況を自己責任でセルフ・コントロールをして対処する。これが個人にとっての健康実現の条件であ

る。しかし、人間は自然的な条件、社会的条件のなかで生きている。とすれば、人間個々人は、個人対個人だけでなく、個人対社会、個人対自然などの多面的な関係のなかで生きており、その意味では多面的な関係をポジティブにバランスよく保たなければならない。そこに初めて、人間個々人が自らの自然治癒力を増進・向上させる条件が生み出される。この行動プロセスがウェルネスであり、そこにスポーツが果たす貴重な役割がある。

4) 生涯スポーツとライフ・スタイルの充実
　―乳幼児から高齢者まで Quality of Life（QOL）を豊かにするスポーツの役割―
　健康都市づくりの動きは、同時に地域住民によるスポーツの普及過程でもあった。特に、第二次世界大戦後の経済過程で、各種の復興プランと復興金融支援に基づいて、戦争で破壊されたヨーロッパの都市は急速に再建された。そして、企業活動が活発になり、経済成長が軌道に乗り、生活水準も徐々に向上してくると、住民の健康問題や運動不足問題が指摘されるようになった。そこで、増加する余暇時間（自由時間）をスポーツ活動に費やすことで健康状態を向上させることの重要性が認識されるようになった。その契機となったのが、1960 年の西ドイツの「ゴールデンプラン」（スポーツの大衆化政策）である。この大衆化政策は、「みんなのスポーツ」を合言葉に西ヨーロッパの先進工業諸国に広がった。
　そこで実現したのが、1975 年の「ヨーロッパ・みんなのスポーツ憲章」の採択だった。ここでは、住民「みんな」が楽しむスポーツ振興がめざされた。競技や競争中心のスポーツから性・年齢・職業・階層・居住地域を超えたすべての人びとが楽しめるスポーツの普及が目標となった。この「スポーツ憲章」では、「すべての個人はスポーツに参加する権利を持つ」［スポーツ参加］の権利が宣言されるとともに、スポーツは「楽しみや健康を求めて、自発的に行われる運動」と定義された。その後、1978 年のユネスコ総会で「体育・スポーツに関する国際憲章」が採択され、1992 年の新たなヨーロッパスポーツ憲章の採択へと引き継がれていった。
　この時期の先進諸国は長寿化とともに高齢化が進行する頃でもあった。そこで、暮らしのなかに健康・楽しみ・交流（コミュニケーション）を生み出すスポーツの効用は、人生や生活の質を豊かにすることにある、という考え方が注目されるようになった。それまで青少年中心に捉えられていたスポーツは、健康状態につ

いての社会・経済・文化的観点から、人生全体の QOL を向上させるもの、乳幼児期から高齢期に至るまでの各ライフステージにおける QOL を豊かにさせるものへと、その内容を発展させた。こうして、自己開発を求める生涯学習と関連させて人生全体の生活の質・健康状態を追求するスポーツ理論として登場したのが、生涯スポーツ論であり、ライフスタイル・スポーツ論だった。

　人びとは職業をもち仕事をして生活する。仕事を終えたあとや土曜日、日曜・祭日には家族も含めて自分の好きなスポーツをし、友達付き合いをして身体的・精神的リフレッシュ（気分転換）をする。そして翌日また、仕事に集中する。仕事ができ、趣味が多様で、友人が多い、そうした人は充実した人生を送っていると誰もが思う。子どもでも高齢者でも、めざすものがあってそこにいろんな学びと経験があり、周りにたくさんのコミュニケーションがある、こういう人はうらやましいと思われる。この身体的、精神的リフレッシュを満足させる不可欠な条件として、スポーツ環境がある。スポーツをしながら、いろんな人びとと交流し、多面的な価値観を共有する。そうすれば、人生観は広がり、健康面だけではなく自分の生き方をも充実させることができる。生きること、生活することが「ライフ」とするならば、それを、スポーツを通じた身体的・精神的リフレッシュ（気分転換）をともなう人生の主体的・能動的行動プロセスである「ウェルネス」と結びつけることによって、「ライフ・ウェルネス」と表現することができる。この「ライフ・ウェルネス」という表現によって、スポーツがこれからの生き生きとした豊かな社会生活の推進に果たしうる役割や課題を明らかにすることができるのである。

　21 世紀に入り、本格的な少子高齢社会を迎え格差社会といわれるなかで、さまざまな年齢層がいかに生き生きと活動しライフ・ウェルネスを体現できるか、そのために社会全体のなかでいかなるスポーツ組織・システムが求められているのか、これらのことが現在問われている。この課題に、わが国のスポーツ政策はスポーツ環境の整備という形で本格的に取り組みだした。単に、一部のトップアスリートだけではなく、国民一人ひとりにとってのポジティブな生き方・ウェルネスを実現する条件として、地域スポーツ組織の強化が提唱されるようになったのである。つぎの節では、その内容について検討したい。

第7章　ライフ・ウェルネスとスポーツ環境　　165

文献

財団法人日本体育協会（2008）公認指導者養成テキスト―共通科目Ⅰ.

ジャン＝ジュール・ジュスラン/守能信次［訳］（2006）スポーツと遊戯の歴史. 駿河台出版社.（Jean-Jules JUSSERAND, Les Sports et Jeux d'Exercice dans l'Ancienne France, 1901）

松井良明（2015）球技の誕生―人はなぜスポーツをするのか―. 平凡社.

玉木正之（2004）スポーツとは何か. 講談社現代新書.

立川昭二（2007）病気の社会史. 岩波書店.

井上栄（2006）感染症. 中公新書.

岡田晴恵（2006）感染症は世界史を動かす. ちくま新書.

ルース・グッドマン・小林由果［訳］（2017）ヴィクトリア朝英国人の日常生活（上）（下）. 原書房（Ruth Goodman, HOW To BE A VICTORIAN: A Dawn-to-Dusk Guide to Victorian Life, 2013）

園田恭一・川田智恵子（1995）健康観の転換. 東京大学出版会.

2 節◆みんなのスポーツと総合型地域スポーツ組織

1. スポーツ基本法とスポーツ「推進」政策

1) スポーツ基本法

　わが国では、1946（昭和21）年11月3日に日本国憲法が公布され、翌年5月3日に施行された。ここに、国民主権が確立し、日本国民は生まれながらにして侵すことのできない永久の権利として基本的人権を有することが謳われた。また、1946（昭和21）年8月に国民体育大会（夏季大会）が、全国都道府県対抗形式による総合競技大会として始められた。国体は、その後地方スポーツの振興に中核的な役割を果たすとともに、日本における総合競技大会として大きな足跡を残してきた。また、1947（昭和22）年には日本レクリエーション協会が創設され、国民のなかにスポーツは浸透していった。さらに、各種競技団体もその組織化を整備していき、各競技団体独自のチャンピオンシップ大会もつぎつぎに実施されるようになった。

　この動きを国家政策として支えたのが、1961（昭和36）年6月に制定されたスポーツ振興法である。この振興法では、スポーツの定義とともに、スポーツを振興するための措置が具体化された。それは、各地方自治体レベルでのスポーツ振興審議会の設置であり、非常勤公務員としての体育指導委員の配置、そして地域のスポーツ振興に関連した公共体育・スポーツ施設の補助のあり方・規準の明確化だった。1964（昭和39）年東京オリンピックの成功を経た後、各種スポーツは国民のなかに急速に普及していった。それを受けて、1972（昭和47）年に保健体育審議会は「体育・スポーツの普及振興に関する基本方針」を文部省（現在の文部科学省）に答申し、地域社会におけるスポーツ施設の整備に向けた指針を明確にする。こうして、各地方自治体ではスポーツ施設などハード面を優先した社会体育振興が展開された。

　その後、わが国のスポーツ振興政策は社会的、経済的事情に影響されながら、他方では国民の健康増進のために、さまざまに策定・実施された。特に、2000年代に入ると、その政策はつぎつぎに提唱され、その具体化が進んだ（表7-2-1）。

　スポーツ基本法は、2011（平成23）年6月に制定された（1961年制定の「スポーツ振興法」を50年ぶりに全面改正）。その基本理念は、まず前文でみることができる。スポーツは、「今日、国民が生涯にわたり心身ともに健康で文化的な生活

表 7-2-1　スポーツ政策の推移

年	事　項
1997	生涯にわたる心身の健康の保持増進のための今後の健康に関する教育及び振興のあり方
2000	スポーツ振興基本計画、健康日本 21
2001	21 世紀の国民スポーツ推進方策（日本体育協会）
2002	子どもの体力のための総合的な方策について
2006	スポーツ振興基本計画（改訂）
2008	21 世紀の国民スポーツ推進方策（改定：日本体育協会）
2010	スポーツ立国戦略－スポーツコミュニティ・ニッポン
2011	スポーツ基本法、スポーツ宣言日本（日本体育協会）
2012	スポーツ基本計画（第 1 期）
2013	21 世紀の国民スポーツ推進方策（スポーツ推進 13：日本体育協会）
2017	スポーツ基本計画（第 2 期）

を営むうえで不可欠のものとなっている」とする。そのうえで、「スポーツを通じて幸福で豊かな生活を営むことは、すべての人々の権利」であることが、明確に規定された。1975（昭和 50）年に「ヨーロッパ・みんなのスポーツ憲章」で宣言されたスポーツ参加の権利が、36 年後わが国で初めて明記されたのである。

　すべての国民にとってスポーツをする権利が保障されたのであるから、つぎにはスポーツ活動への参加の「機会が確保されなければならない」。ここから、スポーツ立国の実現がめざされることになった。前文では、「多面にわたるスポーツの果たす重要性に鑑み、スポーツ立国を実現することは、21 世紀のわが国の発展のために不可欠な重要課題である。ここに、スポーツ立国の実現を目指し、国家戦略として、スポーツに関する施策を総合的かつ計画的に推進するため、この法律を制定する」と表現されている。

　ただこのスポーツ基本法に対して、一定の批判がみられることも確かである（森川貞夫，2014）。まず、国民がスポーツに参加する権利を確実に実現するためには、この基本法を生かす関連スポーツ法（競技者保護法、学校施設活用法、スポーツ指導者関連法など）が体系的に整備される必要があるという指摘である。また、優秀なスポーツ選手育成による競技力の向上については「義務規定」になっているが、国民が地域を中心に楽しむスポーツ振興については「努力」義務規定にしかなっていない。さらに、以前のスポーツ振興法では専門職制度が社会教育

法による社会教育主事として財政的にも保障されていたが、今度の基本法でのスポーツ推進委員は非常勤とされており不安定な身分となっていることである。

　確かに指摘される問題点はあるものの、他方ではその問題点を克服することによってわが国におけるスポーツ立国の実現が期待されている。そこで、つぎにスポーツ基本法と関連して策定された「スポーツ立国戦略」と「スポーツ基本計画」についてみてみよう。

2）「スポーツ立国戦略」

　2010（平成22）年8月、文部科学省はわが国のスポーツ政策の基本的な方向性を示すものとして、「スポーツ立国戦略—スポーツコミュニティ・ニッポン—」を発表した。これは、スポーツ基本法の検討を視野に入れたうえで、「新たなスポーツ文化の確立」をめざしたものである。

　この基本的な考え方（表7-2-2）は、①人［する人、観る人、支える（育てる）人］の重視、②連携・協働の推進にある。そして、この2つを軸にして5つの重点戦略の目標と主な施策をそれぞれ設定している。まず、戦略1はライフステージに応じたスポーツ機会の創出である。ここでは、生涯スポーツ社会の実現、成人の週1回以上のスポーツ実施率65％程度、成人の週3回以上のスポーツ実施率30％程度を目標とし、その基礎として学校体育・運動部活動の充実がめざされている。

　戦略2は、世界で競い合うトップアスリートの育成・強化である。ここでは、オリンピックやジュニア選手権大会などでの過去の実績を超える成績、ジュニア期から引退期まで安心して競技に専念できる環境の整備、そして国際競技大会などの積極的な招致・開催がめざされている。

　戦略3は、スポーツ界の連携・協働による「好循環」の創出である。ここでは、広域市町村圏（全国300箇所程度）を目安とした拠点的な総合型地域スポーツクラブへの引退後のトップアスリートなど優れた指導者の配置、学校体育・運動部活動で活用する地域のスポーツ人材の拡充がめざされている。

　戦略4は、スポーツ界における透明性や公平・公正性の向上である。ここでは、スポーツ団体のガバナンスを強化し、スポーツ紛争を起きたときに迅速かつ円滑に解決することを支援することがめざされている。

　最後の戦略5は、社会全体でスポーツを支える基盤の整備である。「新しい公

共」の形成を促し、国民的運動の展開でスポーツを支える基盤を社会全体で整備する必要性が強調されている。

表7-2-2　スポーツ立国戦略の概要

Ⅰめざす姿	すべての人々にスポーツを！スポーツの楽しみ・感動を分かち、支え合う社会へ
Ⅱ基　本	1.　人［する人、観る人、支える（育てる）人］の重視、2.　連携・協働の推進
Ⅲ重点戦略	1.　ライフステージでのスポーツ機会の創造 2.　世界的トップアスリートの育成・強化 3.　トップアスリート・指導体制と学校・地域のスポーツ活性化（1. 2. との連携・協働） 4.　スポーツ界運営の透明性・公平性向上 5.　社会全体でスポーツを支える基盤の整備
Ⅳ体制整備	法制度・税制・組織・財源などの体制整備

資料、文部科学省より作成

3)「スポーツ基本計画」

　つぎに、文部科学大臣が定めた「スポーツ基本計画」では、スポーツ基本法に基づき「スポーツ立国戦略」と関連させながら、今後10年間の基本方針を示している。ただ、この計画は5年間を1つの単位としており、第1期基本計画（2012〜16年）と第2期基本計画（2017〜22年）に分けられる。

　まず第1期基本計画（表7-2-3）では、わが国の社会状況について、少子高齢化・情報化が進展し、地域社会の空洞化とそれによる人間関係の希薄化、さらに大地震後の復興など、新たな課題が生まれているとする。こうした社会状況を克服するために、次代を担う青少年が他者との協働や規律を学ぶことで育成され、地域内には深い絆が結ばれることで、健康で長寿を享受できる社会をめざす必要がある。そして、そのことが国際的にも尊敬される社会（持続可能な発展を実現

表7-2-3　スポーツ基本計画（第1期）

⑤国際交流・貢献の推進	④国際競技力の向上		⑥スポーツ界の透明性、公平・公正性の向上
	↓　　⑦好循環の創出　　↑		
	①子どものスポーツ機会の充実	②ライフステージ毎のスポーツ活動の推進	
	③住民が主体的に参画する地域のスポーツ環境の整備		

資料、スポーツ庁より作成

170

できる社会）となりうる、とする。そこでは、スポーツの意義や価値を共有しうる「新たなスポーツ文化」の確立が必要であり、そのためのスポーツ環境の整備として7つの課題をあげる。さらに、この5年間に総合的かつ計画的に取り組むべき施策とそれぞれの政策目標を明記している。

①学校と地域における子どものスポーツ機会充実の目標は、今後10年以内に子どもの体力が1985年頃の水準を上回ることができるように、今後5年間体力の向上傾向が維持され、確実なものとなることである。

②ライフステージに応じたスポーツ活動の推進での目標は、成人の週1回以上のスポーツ実施率を65％程度に、週3回以上のスポーツ実施率を30％程度にすること、成人のスポーツ未実施者（1年間に一度もスポーツをしない者）をゼロに近づけることである。

③住民が主体的に参画する地域のスポーツ環境の整備での目標は、総合型地域スポーツクラブの育成やスポーツ指導者・スポーツ施設の充実などを図ることである。

④国際競技力の向上に向けた人材養成やスポーツ環境の整備での目標は、オリンピックの過去最多のメダル数、過去最多を超える入賞者数、金メダル獲得ランキングでは夏季大会で8位以内、冬季大会で10位以上においている。また、パラリンピックでは直近の大会成績以上をめざしている。

以上のほかに、⑤オリンピック・パラリンピックなどの国際競技大会などの招致・開催などを通じた国際交流・貢献の推進、⑥ドーピング防止やスポーツ仲裁などの推進によるスポーツ界の透明性、公平・公正性の向上、⑦スポーツ界における好循環の創出に向けたトップスポーツと地域におけるスポーツとの連携・協働の推進がある。この連携・協働の目標では、地域の拠点スポーツクラブに優れた指導者を配置し、周辺クラブへの巡回指導などの実施や地域スポーツと企業・大学などとの連携・協働がめざされている。

第2期スポーツ基本計画（表7-2-4）は、第1期計画の実施状況を踏まえて、2017年に策定された。ここではまず、中長期的なスポーツ政策の基本方針が示され、計画の理念を「スポーツの価値」として具体化している。スポーツの楽しさ、喜びこそがスポーツの価値の中核であること、すべての人びとが自発的にスポーツに取り組み自己実現を図り、スポーツの力で自らを輝かせることによって、前向きで活力ある社会をつくることができるのであり、絆の強い世界をつくるこ

表 7-2-4　スポーツ基本計画（第 2 期）

I.「する」「みる」「ささえる」スポーツ参画人口の拡大	ポイント 1. スポーツの価値を具現化、連携・協働 〜スポーツが変える。未来を創る〜 1「人生」が変わる！1「社会」を変える！1「世界」とつながる！ 1「未来」を創る！　＜「1 億総スポーツ社会」の実現＞		II. スポーツを通じた活力があり絆の強い社会の実現
	III.　国際競技力の向上	IV. クリーンでフェアなスポーツ	
ポイント 2. 成果指標 数値目標（8 → 20）	メダル数 次世代育成	の推進　ポイント 3. スポーツ庁創設後施策 障害者スポーツ、成長産業化など	

資料、スポーツ庁より作成

とができる、と明記している。

　具体的には「スポーツが変える・未来を創る」をモットーに、その内容は 4 つの側面から説明されている。①スポーツで「人生」が変わる。スポーツを「する」「観る」「支える」ことで人生を楽しく健康で生き生きとしたものにできる。②スポーツで「社会」を変える。スポーツの価値を共有し人びとの意識や行動が変わることで、共生社会や健康長寿社会が実現され、経済・地域の活性化に貢献できる。③スポーツで「世界」とつながる。多様性を尊重する世界、持続可能で逆境に強い世界、クリーンでフェアな世界の実現に貢献できる。④スポーツで「未来」を創る。2020 年東京オリンピック・パラリンピック競技大会などを好機として、スポーツ参画人口を拡大し、他分野との連携・協働を進め、一億総スポーツ社会を実現する。

　そのうえで、今後 5 年間に総合的かつ計画的に取り組む施策・目標を、4 つの分野からそれぞれ明らかにしている。まず、第 1 のスポーツ参画人口の拡大では、成人の週 1 回以上スポーツ実施率を 65％程度（障害者は 40％程度）に、週 3 回以上を 30％程度（障害者は 20％程度）になることをめざしている。そのための総合型地域スポーツクラブの質的充実策として、47 都道府県に中間支援組織の整備をめざしている。さらに大学スポーツに関しては、100 大学に大学アドミニストレーターを配置したり、日本版 NCAA（National Collegiate Athletic Association, 大学横断的・競技横断的統括組織）の創設を支援するとしている。この日本版 NCAA は 2019（平成 31）年 3 月 1 日に「大学スポーツ協会」（UNIVAS）として結実した。これはスポーツ庁が日本の大学スポーツ全体を統括する組織として設立したものである。組織としては一般社団法人として発足し、大学スポー

ツ全体の振興を目的にしている。2020（令和2）年7月の参加状況は、221の大学と32の競技団体の加盟である。めざす内容は3つある。①学業の充実（スポーツと学業の両立、キャリア形成支援プログラムなど）、②安心安全（相談窓口、各種の研修リスク管理など）、③事業マーケティング（ビジネス化など）である。今後については、大学スポーツに関するガバナンス（組織統治）の整備などさまざまな改革が目指されている。

第2のスポーツを通じた活力のある絆の強い社会の実現では、障害者スポーツの振興、スポーツを通じたさらなる健康増進そして女性の活躍促進が目標となっている。また、スポーツを通じた経済・地域の活性化では、スポーツ市場規模拡大、スポーツツーリズムの推進などをめざしている。さらに、スポーツの価値を100カ国以上1,000万人以上に広げることや国際的スポーツ大会の開催支援もめざされている。

このほかには、第3の国際競技の向上に向けた強力で持続可能な人材育成や環境整備（目標は各中央競技団体が行う国際競技大会での成績向上のための競技力強化を支援すること）、そして第4のクリーンでフェアなスポーツの推進によるスポーツの価値の向上（目標はコンプライアンスの徹底、ガバナンスの強化そしてドーピング防止活動の推進）が明記されている。

第2期計画では、施策・目標という点で、第1期計画に比べて数値を含む成果指標が大幅に増加しレベルアップしているのが特徴となっている。また、スポーツ庁創設後の重点施策として、障害者スポーツの振興やスポーツの成長産業化そしてスポーツツーリズムによる地域経済活性化などが盛り込まれている。

2．総合型地域スポーツクラブの役割

ここではまず、わが国における総合型地域スポーツクラブを取り上げ、これまで普及してきた経緯とそれがめざす目的を明らかにする。その後、このスポーツクラブのモデルとなっているドイツの総合型地域スポーツクラブの歴史とその特徴について考察する。さらに、このドイツのスポーツクラブと比較しながら、わが国の総合型地域スポーツクラブのこれからの発展のための課題について、いくつか言及したい。

1) わが国における総合型地域スポーツクラブ普及の背景

　わが国における総合型地域スポーツクラブの存在は、1990年代のバブル崩壊以後の社会状況の変化を背景に注目されるようになった。従来、わが国のトップスポーツ選手は、学校体育を中心に競技者が育成され、その後企業スポーツ選手として養成されてきた。つまり、わが国のトップレベルのチームは、その多くが企業スポーツチームによって担われてきた。企業の側からすれば、スポーツチームを編成する利点は社員の福利厚生（社員意識の向上）や自社製品・ブランドの広告宣伝効果などにおよんでいた。

　ところが、90年代以降、日本経済は本格的な国際化・グローバル化を迫られ、経済的な社会構造のグローバル・スタンダードへの転換を強いられた。企業にしてみれば、それまでの自社資源を海外生産拠点・事業拠点に積極的に展開・配置することになり、国内事業所社員と海外社員の雇用の在り方など収益事業活動全体へのさまざまな見直しと対応を迫られることになった。それは同時に、企業における伝統的な雇用形態の見直しでもあった。これにより、企業が抱えるスポーツ活動も根本的に見直され、結局実業団スポーツからの急速な撤退傾向となって現れた。1991年から2008年までででも318の企業スポーツが休廃部し、多くのスポーツイベントへの協賛も取り止められた。

　この頃、日本の新しいトップスポーツ組織として、サッカーのJリーグが1993（平成5）年に誕生した。ヨーロッパのスポーツクラブをモデルとしたこのスポーツクラブ方式は、従来の学校や企業に代わる新たな地域スポーツ活動として注目されるようになった。1995（平成7）年から実施されてきたものの、ただ育成補助事業にしかすぎなかった総合型地域スポーツクラブの設置は、2000（平成12）年9月の「スポーツ振興基本計画」のなかで学校や企業に代わる新たな地域スポーツの拠点として、重点施策に位置づけられることになった。

　わが国の社会構造も、この頃大きく転換しつつあった。少子高齢化の進展である。わが国では、65歳以上人口の総人口に占める割合が7%を占める「高齢化」社会は、1970（昭和45）年（7.1%）に到来した。その24年後の1994（平成6）年には、「高齢」社会（14.1%）になり、さらにその13年後の2007（平成19）年には「超高齢」社会（21.5%）に達してしまった。2019（令和元）年現在の高齢化率は、約28.4%にまで高まっている。他方、学校では部活動の低下や子どもの体力低下などが指摘されるようになる。こうして、地域社会におけるジュニ

アから中・高齢者に至る各年齢層での健康増進への取り組みが注目されるようになり、生涯スポーツへの関心が高まった。

　具体的には、まず超高齢社会における健康管理については、疾病予防対策・メタボ対策を含めた第一次から第三次までの予防体制が整備された。一次予防とは疾病を未然に防ぐことをいう。これは、①特定の疾患などに対する予防（予防接種など）と、②健康教育や生活習慣の見直しなどの努力と工夫、そのための健康で福祉的な地域社会の創出、とに大別される。二次予防は、定期的な健康診断などによる早期発見・早期治療をいう。三次予防は、たとえ傷病が発症したときでも、それが悪化しない対策を施し、さらなる機能障害の発生を防いだり最小限にとどめたりして、その人らしい生き方を支援することをいう。こうして、健康を支援する環境づくりが進められた。2000年代以降、「健康増進法」（2002年成立、2003年施行）、「食育基本法」（2005年施行）・「食育基本計画」（2006年）そして「健康づくりのための運動指針2006」などの政策が発表された。最近では、「健康づくりのための身体活動基準2013」および「健康づくりのための身体活動指針（アクティブガイド）」へとその政策は引き継がれている。

　つぎに、地域活性化の基本となる地域住民の心身の健康と生きがいについては、各年齢層を通じたスポーツ政策として捉えようとする試みが進められる。保健体育審議会は、1997（平成9）年に「生涯にわたる心身の健康の保持増進のための今後の健康に関する教育及びスポーツの振興の在り方について」を作成する。そのなかで、年齢に応じたライフステージでの運動・スポーツのあり方についての指針を明らかにするとともに、学校の体育・スポーツ施設の有効利用を提唱した。これが、学校体育施設の地域住民への「開放」から、学校と地域住民との「共同利用」への移行である。学校体育施設は、教育的施設であるとともに地域住民にとっての健康増進施設・スポーツ活動施設ともなったのである。こうした政策をより具体的に提起したのが、スポーツ振興基本計画（2000年）だった。

　この基本計画では、生涯スポーツ社会の実現と成人の2人に1人は週1回以上スポーツを経験できるようにする、という目標が掲げられた。具体的には、いつでも、どこでも、いつまでも、体力や年齢、技術、興味・目的に応じて誰でもスポーツを楽しむことができることをめざしたものである。これを実現するために、総合型地域スポーツクラブを全国的に創設し、そのために育成補助事業も推進するというものだった。具体的には、2010年までに全国の市町村ごとに最低

1つは設置し、各都道府県にはそれを統括する広域スポーツセンターを1つずつ整備することをめざした。

　子どもの運動能力の低下と肥満傾向が問われるような事情を反映して、2006（平成18）年にこの基本計画は全体的に見直される。そのポイントは、基本計画のうち、これまでの前半5年間の成果（進捗状況）を確認したうえで、後半の5年間の計画を改定し、その内容をより充実させることだった。具体的に、①子どもの体力の低下傾向を防ぎ体力の向上を図ること（そのために教育を通じた体力向上と指導者の充実を含めた学校と地域社会との連携を推進）、②生涯スポーツ社会の実現をめざしての総合型地域スポーツクラブのよりいっそうの充実化、③国際競技力の向上（ナショナルトレーニングセンター、トップレベル競技者のセカンドキャリア支援、アンチ・ドーピング策など）、これらが政策目標となった。

　地域に生活する多様な年齢層の人たちが、さまざまなスポーツ種目を、自分たちが運営する総合型地域スポーツクラブで楽しむ。そのクラブ施設には、トップアスリートや日本体育協会公認のスポーツ指導者による競技者の育成も行われる。さまざまなスポーツ愛好者間の交流が進むなかで、地域社会における健康づくりが地域活性化をもたらす。こうしたわが国における健康都市づくりが、私たちがいうライフ・ウェルネス計画が新しく具体的に始まったのである。

2）ドイツにおける総合型地域スポーツクラブの活動

　クリストフ・ブロイアー（2010）は、ドイツの総合型地域スポーツの現状と課題について総合的な考察を行っている。ここでは、基本的にその見解によりながら、歴史的経緯とスポーツクラブの特徴について簡単に整理したい。

　スポーツクラブの起源は、1811年のベルリンの体操場での体操訓練といわれる。その後わずか10年も経たないうちに、プロイセンに約150もの体操クラブが誕生した。途中「体操禁止令」（1820～42年）が出されるものの、60年代以降にまた新たに多数の体操クラブが生まれた。体操をTurnen（ツルネン）、クラブをVerein（フェライン）という。ドイツのクラブの名称で最後にTVとつくのは、体操クラブを基礎にできたスポーツクラブを意味する。このクラブの活動は、体操だけを行っていたわけではなく、走り、跳躍、投擲、水泳さらには歌や遠足、パレードなどまで広がっていた。

　19世紀末になると、イングランドで行われていたスポーツがドイツにも普及

しだし、これまでの体操だけでなく、サッカー、陸上、水泳などの新しい競技スポーツも行われるようになった。この頃には、ボート、水泳、サッカーなど新種目の競技団体が創設された。また、クラブ組織も整備された。市民活動のための法人制度として登記社団（eingetragene Verein / e.V.）もできた。これによって、スポーツクラブはすべての会員が同等の権利をもつ組織となり、そのなかで民主的な決定を行う会員総会が最高の決定機関となった。理事の選出も同じように行われ、クラブの運営は会員によって担われた。必要な資金も会員の出費によって賄われた。

　ワイマール共和国時代（1914-33年）になると、新たに多数のクラブ（Turnen- und Sportverein）が生まれ、会員数も急増した。体操やスポーツの大衆化現象も進み、女性や青少年の会員数も増えた。実際に、1920年代にはクラブ数は8,500にもおよんだという。しかし、第二次世界大戦期にさまざまな混乱をきたしたが、戦後になると新たに再生してくる。

　1950年にドイツスポーツ連盟（Deutscher Sportbund：DSB）が創設され、この傘下に新しいクラブが続々と加盟し、毎年約千のクラブが加わった。そして、1960年代から75年にかけてドイツ（当時西ドイツ）では「ゴールデン・プラン」が推進された。これにより、スポーツ施設の建設は急速に進められ、スポーツ競技者の育成が図られた。他方、このスポーツ施設には保養、遊戯などのレクリエーション施設も含まれていた。実際に、15年間に約63億マルクを投じて、1か所平均約800㎡の児童遊技場31,000件、平均8,500㎡の一般と学校のための運動場14,700件、体育館10,400件、屋内プール2,420件などが整備されたといわれる。これによって、「万人のためのフィットネス」をめざしたスポーツの大衆化政策が強力に推し進められた。この「第二の道」政策により地域のスポーツクラブが多数創設され、そこで数多くのスポーツ愛好者が集うことになった。

　この結果、DSB会員数は1950年代の320万人から80年代には1,690万人へ

表7-2-5　1950年以降のスポーツクラブ数と会員数の推移

	1950	1960	1970	1980	1990	2000	2009
クラブ数	19,874	29,486	39,201	53,451	67,984	87,717	90,897
会員数（千人）	3,204	5,267	10,121	16,924	23,777	26,812	27,553

資料「ドイツに学ぶスポーツクラブの発展と社会公益性」p14.（出典：DOSB/Bestandserhebung 2009）

第7章　ライフ・ウェルネスとスポーツ環境　　177

と約5倍に、国民全体に占める組織率は6.7％から27.6％へと全年齢層で増えた。さらに、女性の会員全体に占める割合も、戦後当初の約10％から約3分の1へと著しく増えた。つまり、クラブ数の増加は競技スポーツの奨励だけでなく、各年齢層に応じた生涯スポーツの普及につながった。それにより、地域スポーツクラブは大規模クラブを中心に専任スタッフと事務局をもつとともに、会員同士の関係は仲間意識、家族的な雰囲気、相互扶助を兼ね備えるようになった。クラブのシンボルとしての旗や歌がつくられ、新聞や雑誌の発行などでクラブの情報を発信するようになった。

　ドイツでは、スポーツクラブ数と会員数のいずれも今日まで増加傾向をみせている（表7-2-5）。今日、クラブで活動する会員数はドイツの全国民（約8,200万人）の約33.6％を占め、3人に1人が会員ということになる。ただ、2000年代に入って安定した推移となっているのも事実である。現在、スポーツクラブが地域社会のなかで果たしている社会的役割は、つぎのようにまとめられる。

　まず、社会的統合での役割である。ドイツでは戦後経済社会の復興のために移民政策を積極的に推進してきた。スポーツクラブは、多くの移民的背景を考慮した社会の統合に効果を発揮してきた。また、健康増進でも大きな役割を発揮してきた。スポーツクラブの約30％が健康増進、転倒予防、リハビリテーションなどの目標を掲げたプログラムを提供している。

　クラブ運営面では、会員による自発的かつ無償でのボランティア活動や社会参加がクラブを支えている。クラブ運営やイベント・大会などの開催では、こうした活動が不可欠な役割を担っている。このことは、公共の福祉のための活動に要する費用に換算すれば、年間60億ユーロを超える公的支出の経費節減に相当するという。また、クラブの運営は国家財政に貢献している。たとえば、スポーツクラブが納める納税額は年間約8億2千万ユーロといわれる。これは、クラブが受け取る公的助成金（約5億ユーロ）を上回り、納税に寄与しているという。

　諸機関との連携については、スポーツクラブが幼稚園・保育所、小学校さらに病院や健康保険会社などと連携している。この連携を通じて、子どもの運動能力低下や肥満の防止対策、各症状に合わせた運動メニューなど治療と再発防止に取り組んでいる。その連携を担うのはスポーツクラブの指導者である。この指導者は、専門の指導者であり、有給指導者である。ただ、この有給スタッフは、職場として充実した人員確保と地位を必ずしも十分に保障されているわけではない。

その意味では、人員数や給与面などで一定の課題を残しているのも事実である。

さらに、地域住民は、ライフ・ウェルネスを実現する場として、スポーツクラブを活用している。ドイツのスポーツクラブは、地域社会のなかで固有のスポーツ施設をもち、独自の社会的インフラを担うことで、国や自治体の負担を軽減している。それと同時に、クラブハウスでの会合や交流イベントなどで、地域住民が多種多様な余暇活動を享受できる場を提供している。地域住民の社交の場、地域コミュニティの拠点的機能を果たしているのである。さらに、女性会員も増加している。青少年にとっては、クラブ運営への参加を通じて「民主主義の学校」としての役割をも果たしている。スポーツクラブによっては、国際的な対外交流を促進しているところも多い。

ドイツの教育制度、特に小学校は午前中に終了する場合が多く、子どもたちの遊びの受け皿として総合型地域スポーツクラブが活用されてきた。他方、大人は仕事を終えた後にクラブで汗を流し、クラブハウスでくつろいで帰宅する。土曜、日曜日は、イベントや試合などで過ごしている。各クラブとも、いろんな種目のスポーツ施設が整備されているなかで、ある種目ではオリンピック選手が練習している、かたわらで子どもたちが別のスポーツを楽しんでいる、高齢者の人たちがテニスを楽しんでいる。これが、ドイツのこれまでの歴史のなかでつくりあげられてきた伝統ある地域スポーツクラブの光景である。21世紀に向けて、さまざまな課題を解決しながら、新たな地域スポーツクラブの発展がめざされている。

3）わが国における総合型地域スポーツクラブの活動と課題

わが国の場合、2000（平成12）年のスポーツ振興基本計画で総合型地域スポーツクラブの創設を重点課題として設定し、その数値目標を掲げてきた。それは、2012年のスポーツ基本計画でも引き継がれている。地域スポーツクラブは、スポーツ基本法でいう国民によるスポーツを楽しむ権利を実現する受け皿として大きな役割を有している。ただ、統合型地域スポーツクラブそのものは、歴史的に地域に根づいていたわけではなく、課題も多い。

まず第一は、統合型地域スポーツクラブの組織の整備である。ドイツの場合、その歴史も古い。クラブの成り立ちは、スポーツ愛好家が集まり、スポーツ競技やイベント、交流会を開催したことだった。7人以上集まり、クラブ組織を整備することで、法的に地域スポーツクラブとして認められ、さまざまな支援を受け

ることができた。特に戦後、スポーツ愛好者の地域住民たちは自らクラブ運営を
し、ハード面で必要なスポーツ施設、クラブハウスなどを行政に要求し実現する
ことで、地域におけるコミュニティの場を充実させてきた。そこで公共の福祉は
促進され、社会公益性が発揮された。

　わが国の場合、地域住民主体というよりも、行政による政策的誘導として地域
のスポーツクラブが結成された側面が強い。そのことが一定の混乱を生み出して
いるようにみえる。総合型地域スポーツクラブの施設配置をみても、クラブハウ
スが中心にあり、その周囲に各種のスポーツ施設が配置される。わが国では、こ
うしたスポーツ施設構造になっていない。やむなく中学校などの敷地にクラブハ
ウスをつくっても、地域住民が自由に出入りし、スポーツをした後になごやかに
交流できる状況にはない。むしろ、不審者の出入りをチェックする方向で、学校
の施設管理が進んでいるのが現実である。地域コミュニティの「場」が保障され
ていないという問題は、多くの事例でみることができる。

　第二は、地域住民がスポーツ活動を行う際に、一定の会費を払って自主的に運
営し活動するという方式に馴染んでいない場合が多いことである。ドイツの場合
に強調された「民主主義の学校」という側面に弱点をもっている。従来であれば、
子どもは学校教育の一環としての体育活動でスポーツをする、企業スポーツであ
れば企業が相当な負担をする、地域競技会などの活動であればそれ相当の行政的
援助がある、といったように行政によるスポーツ支援のうえにスポーツ活動が展
開されていた。しかし、これからは学校や社会教育からまず離れて、自らのスポ
ーツ活動を主体的に行い、そこから生まれる要求を行政に要請し実現していくこ
とが大切となる。会費負担を積極的に行い、スポーツクラブの運営を自ら担って
いくという主体的な住民活動スタイルへの転換が真に求められている。

　第三は、社会的制度面での整備や各種の連携が新たに求められていることであ
る。小学校や中学校では、これからの部活動や競技スポーツに関して、スポーツ
専門指導者をスポーツクラブから派遣してもらい、学校教員はできるだけ教科科
目を中心に担当し、全体の負担を減らす方法が模索されている。その場合、専門
的なスポーツ指導者の育成と職業としての安定性や給与面での保障が進まなけれ
ば、その連携システムは必ずしも十分に機能しない。専門的なスポーツ指導者の
養成を職業・雇用の拡大に結びつけるためには、社会政策的な広がりで諸制度を
見直す必要がある。たとえば、一般的な労働時間の短縮と土曜・日曜日を中心と

した余暇時間の拡大であり、国民所得の向上さらには各種学校や医療・福祉機関との連携事業の円滑化などである。さらには、行政的支援をスムーズに展開するために、日本的な縦割り行政の弊害をできるだけ取り除き、施設整備と人材育成を合理的に推進しうるシステムが求められる。

いずれにしても、すべての人びとがスポーツを通じて幸福で豊かな生活を営み、国際的にも誇れる地域社会、共生社会をつくるためには、そのスポーツの担い手として総合型地域スポーツクラブがこれからいかに困難を解決し、またどれだけ発展できるかが試されている。2021（令和3）年の東京オリンピック・パラリンピックに多面的にかかわっていく人びとの具体的な姿は、これからの日本の健康都市づくり（人びとのウェルネスの実現）に向けた1つの到達段階をあらわしているともいえよう。

文献

森川貞夫（2014）逐条解説スポーツ基本法.「体育科教育」2014年3月. 42-43.

茨城大学健康スポーツ教育専門部会・編（2009）健康スポーツの科学. 大修館書店.

黒須充編（2009）総合型地域スポーツクラブの時代Ⅰ, Ⅱ, Ⅲ, 創文企画.

杉山茂（2011）スポーツは誰のためのものか. 慶應義塾大学出版会.

福永哲夫・山田理恵・西園秀嗣編（2011）体育・スポーツ科学概論. 大修館書店.

クリストフ・ブロイアー編著・黒須充［監訳］（2010）ドイツに学ぶスポーツクラブの発展と社会公益性. 創文企画,（Christoph Breuer (ed.), Sportentwicklungsbericht 2007/2008：Analyse zur Situation der Sportvereine in Duetschland）

中野元（2011）ドイツにおけるノルトライン・ヴェストファーレン州の総合型地域スポーツの活動と展開. 熊本学園大学付属海外事情研究所『海外事情研究』, 39（1）：129-153.

中野元（2015）ドイツ・デュッセルドルフ市におけるスポーツ振興と総合型地域スポーツクラブの現状. 熊本学園大学付属海外事情研究所『海外事情研究』, 42（2）：1-28.

第8章
ライフ・ウェルネスとスポーツ行動

　文部科学省（2010）は「スポーツ立国戦略」のなかで、人のスポーツとのかかわりを「する」「観る」「支える」という視点で捉えることを指摘している。こういったスポーツへの参加の形態はまったく異なるスポーツ行動であるが、これらのスポーツ行動からはさまざまな効果や恩恵が得られる。そこで本章では、スポーツ行動を「するスポーツ」「観るスポーツ」「支えるスポーツ」の視点からその実態や効果について解説するとともに、ライフ・ウェルネスとの関係を論じることとする。

1節 ◆「するスポーツ」とライフ・ウェルネス—挑戦と自己成長—

1．多様なスポーツ用語
　国民のスポーツ参加の実態については、すでに第4章2節で述べたように、幼児から高齢者まで多くの人びとがスポーツにかかわっているが、一口にスポーツといっても参加対象者や目的によって、「競技スポーツ」「レクリエーションスポーツ」「生涯スポーツ」「健康スポーツ」「アダプテッドスポーツ」「障害者スポーツ」など、多様な用語があり区別されて用いられている。
　「競技スポーツ」は「人類の創造的な文化活動の1つであり、自らの能力と技術の限界に挑む活動（文部科学省，2015）」であり、学校、地域、企業などにおいて、個人あるいはチームとして組織化され、技術や体力の向上を図り、他者あるいは他チームと技を競うことを目的としたスポーツを指している。学校では運動部活動があり、地域では総合型地域スポーツクラブ（詳細は第7章参照）などが存在する。また、社会人野球やバレーボールに代表されるようなアマチュアの企業スポーツもあれば、プロ野球、プロゴルフ、大相撲、Jリーグサッカー、Bリーグバスケットなどのようにスポーツを職業とし、収益、興行を目的として行われるプロフェショナルスポーツもある。

一方、「レクリエーションスポーツ」は、この競技スポーツのようにそれほど勝敗を目的とはせず、むしろスポーツに親しみ、楽しみとしてスポーツを行い、生活を豊かにすることを目的に行われるものである。いつでも、どこでも、だれにでもできる軽スポーツを中心に行われるスポーツを指す。日本レクリエーション協会では、公認のスポーツ・レクリエーション指導者資格を認定し、講習会を開催したり、全国レクリエーション大会を企画したりして、レクリエーションスポーツの普及に努めている。

　「生涯スポーツ」はユネスコの世界成人者会議で提唱された生涯教育や生涯学習の理念との関連で語られるようになった用語で、さまざまな定義はあるが、金崎（2006）は「すべての人びとが各自の健康・体力や運動能力の状況、興味・関心、目標、ライフスタイルなどに応じて、自主的、自発的に文化としてのスポーツ活動を生涯にわたって学習し、生活のなかに取り入れて継続していくこと」と定義している。しかし、このような「ライフサイクルという時間軸やスポーツ種目を考える必要もない、一部競技的要素も含み人生に楽しみや生きがいを求めたり、緊張の解放や健康づくりを主とする身体活動やスポーツ活動」は「健康スポーツ」とされている（竹中，1998）。つまり、生涯スポーツは生涯にわたって文化としてのスポーツを生活のなかに取り込むことであり、健康づくりという明確な目的をもって行う健康スポーツとは異なる概念として用いられている。

　また、「障害者スポーツ（第9章2節参照）」は心身に障害をもつ人たちが行うスポーツを指して用いられ、主に障害者スポーツセンターや医療機関などの運動施設で、楽しみ、リハビリ、身体のトレーニングを目的に行われている。オリンピックと同時にパラリンピックも開催されているように、近年障害者アスリートの活躍も頻繁にメディアで報道されるようになった。また、障害者を対象としたスポーツは「アダプテッドスポーツ」ともいわれるが、「ルールや用具を障害の種類や程度に適合（adapt）することによって、障害のある人はもちろんのこと、幼児から高齢者、体力の低い人であっても参加することができるスポーツ」と定義されている（日本体育学会アダプテッドスポーツ科学専門領域）。したがって、健常者・非健常者にかかわらず対象者に対応したスポーツという意味で用いられている。

　このように、スポーツには多様な用語があり、実施する対象者や目的によって区別されている。

第8章　ライフ・ウェルネスとスポーツ行動　　183

2．人の成長の原理

イギリスの歴史家、トインビー・桑原ら（Toynbee, 1972）の文明史観によれば、文明の発生・発達は挑戦（challenge）と応戦（response）によって説明されている。文明は自然環境からの要請という挑戦的課題への応戦によって発生し、発達するというものであり、古代エジプト文明はいかにして発達したかを例にあげると、アフリカの砂漠化という挑戦的課題に対する応戦によってナイル河流域における文明が発達したというのである。この自然界への挑戦と応戦によって文明が発達するという史観は、人間の成長・発達においても同様のことがいえ、挑戦すべき課題をもつことで人は心理的成長を果たすと考えられる。

この挑戦と成長に関しては、チクセントミハイ・今村（Csikszentmihalyi, 2003）がフロー理論のなかで挑戦的課題と自己の能力の関係で示した力動的成長モデルでも説明できる（図 8-1-1）。フローとは、「全人的に好意に没入しているときに人が感じる包括的な感覚」であり、フロー体験は行為そのものが自己目的的活動となっており、内発的に動機づけられているときに体験されるものである（チクセントミハイ・今村，2003）。フローはスポーツ、遊び、仕事などで感じられる心理状態で、楽しい体験が生まれることが基本的機能となっている。フロー状態は自己の能力と挑戦する課題が合致しているとき（A_1、A_4）に体験される。自己の能力より挑戦する課題が難しいとき（A_2）は不安を感じ、課題がやさしいと

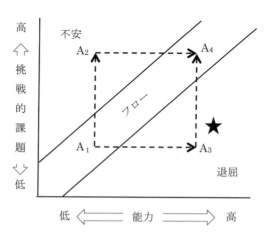

図 8-1-1　力動的フローモデル（チクセントミハイ・今村，2003）

き（A_3）は退屈を感じることになる。では、われわれはいかにして成長するかといえば、もし課題達成が難しく不安状態となっているとき（A_2）は、自己の能力を高める努力をしていくことによってフロー状態（A_4）が得られ、課題がやさしく退屈な状態のときはより難度の高い課題を求めてフロー状態（A_4）が得られる。このようにして、挑戦的課題の遂行と能力向上の関係のなかで人は成長を果たすことになる。ただ、このフロー状態は高い挑戦的課題のときに出現するといわれている。

3．スポーツの心理社会的効果―経験か、体験か―

　スポーツ心理学の研究領域では、運動・スポーツ参加はさまざまな心理社会的な恩恵をもたらすとの立場から、これまで調査研究、観察研究、介入研究が行われ、両者間の肯定的な関係が報告されてきた。なかでも介入研究は因果関係を明らかにするのに重要であり、健常者や非健常者（精神障害者を含む）を対象として、エアロビック運動（ランニングやウォーキングなど）やノンエアロビック運動（筋力トレーニングや柔軟運動など）を用いた短期的運動（一過性運動）と長期的運動で、さまざまな運動による心理社会的効果が明らかにされている。その内容としては、①情緒的ウェルビーイング（状態―特性不安、ストレス、緊張、特性―状態のうつ、怒り、情緒混乱、活力、活気、ポジティブ感情、ネガティブ感情、楽観性）、②自己知覚（自己効力感、自己価値、自尊感情、自己概念、ボディイメージ、身体的体力感、マスタリー感、統制感）、③身体的ウェルビーイング（痛み、身体症状の知覚）、④包括的な知覚（生活満足感、全体的ウェルビーイング）と多岐にわたる（Netz, et al., 2005）。

　ところで、これらの研究における運動・スポーツ参加は参加しているか否か、どれくらい長く実施しているかという参加経験からの分析である。スポーツ参加に限ってみると、スポーツ経験とスポーツ体験とは異なる。一般的に、経験は刺激が弱く長い期間を指して用いられるが、体験は刺激が強くあるイベント（出来事）で用いられている。つまり、両者には強度と期間において相違がある。スポーツ参加が心理的側面に影響を及ぼすとするなら、競技年数や実施・非実施というスポーツ経験ではなく、刺激の強い体験の量こそが関連しているのではないかと考えられる。その理由は、体験は長く記憶に刻み込まれ、思い出されるからである。スポーツ選手のさまざまな心理的特性は非スポーツ選手や競技歴の短い選

手より競技歴の長い競技水準の高い者のほうが確かに優れているが、これはスポーツ参加によって培われたものではなく、そのような心理的特性を有する者が離脱せずに継続している結果、両者間に差がみられるという可能性もある。たとえば、スポーツにおけるパーソナリティ研究で、スポーツを経験することによって望ましい性格が形成されるとの観点から、従来多くの研究がなされ、肯定的な報告がなされてきたが、その後の研究で詳細に調べた結果、スポーツによって性格は変容しないとの結論に至った経緯もある。

　そこで、スポーツ競技によって人間形成、自己成長がなされるとしたら、これまでの分析角度のスポーツ経験（所属・無所属やスポーツ経験年数）ではなくスポーツ体験から分析を試みる必要がある。しかも、単なるスポーツ体験ではなく、スポーツ場面で多々みられる劇的な体験、つまりドラマチック体験から分析をしてみる価値はあると思われる。

1）ドラマの構成の仕方

　「スポーツは筋書きのないドラマ」とよくいわれる。スポーツにおけるドラマ、あるいはスポーツドラマチック体験とは何か。これを定義する前に、川邊（1987）の著書「ドラマとは何か？」のなかで記述されるドラマの構成、あるいはシナリオの書き方をみることにしたい。シナリオは、「作者の頭脳のなかに構築された想像的世界のなかで、作者が主人公になって、現実的に行動する（人間を演技する）」ように制作され、演技者の行動をとおして人間模様が描かれる（川邊, 1987）。ドラマはこの行動のメカニズムのなかで作られるわけだが、私たちの日常生活における行動のすべてがドラマチックな行動となるわけではない。ドラマとなるには、「その行動が環境と主人公との間にのっぴきならない矛盾から発し、主人公がその行動を、自身の自由な意志によって運び取ることが必要」があり、「'危機'とそれに対決する'自由な意志'、そしてその矛盾の間からぎりぎり絞り出される'唯一なる行動'」がドラマを構成する必要かつ十分な3つの条件となるのである（川邊, 1987）。この3つの条件については、川邊（1987）は「正」「反」「合」の弁証法論理学を用いて、'自由な意志'を「正」、'危機'を「反」、'唯一なる行動'を「合」として、ドラマの構成が超目標を追求する主人公の貫通行動にあることを指摘する。また、ドラマのもつ「意外性」「突如性」「個性（唯一性）」「カタルシス性（胸のすく痛快さ）」がドラマの特質であるとも述

べている。川邊（1987）は行動とアピール性というテーマのないドラマは存在せず、「言葉の正しい意味からすればスポーツ新聞紙にみるようなスポーツドラマはない」ともいう。したがって、本来「スポーツは筋書きのないドラマ」という用い方はないのかもしれない。しかし、敗戦濃厚で絶体絶命のピンチに立たされた選手やスポーツチームにおける大逆転劇、絵に描いたようなスーパープレイ、もだえ苦しみのなかでつかんだ大記録などなど、このようなシーンはスポーツ競技の場面ではよくみかける。スポーツ活動をとおして体験されるさまざまな出来事は選手にとって一大転機となることもあり、心理的スキルやさまざまな心理的特性との関係を考えるとき、このようなドラマチックな体験は重要である。つまり、単に運動・スポーツ参加が心理的によい影響をもたらすのではなく、そこでどのような体験をしたかが重要であると考えられる。

2）スポーツドラマチック体験とは

2016リオ・オリンピックでは、わが国の選手たちの活躍はめざましく、過去最高のメダルを獲得し、2020東京オリンピック・パラリンピックへつなぐことができた。特に、体操、柔道、レスリング、バドミントンでみられたような逆転勝利によるメダル獲得の場面は観衆やテレビ視聴者に感動と興奮をもたらし、何度もマスメディアをとおして報道された。もちろんメダルを期待されながらも実力を発揮できずに涙した選手も多い。

こうした選手自身にとって、ポジティブな、あるいはネガティブなドラマチックともいうべき劇的な出来事は記憶として鮮明に残り、彼らが過去を振り返るとき何度も思い出されて語られることであろう。このようなスポーツにおけるドラマチックな体験は何もオリンピック大会のようなビッグな大会でなくとも、さまざまなスポーツ競技場面や練習場面でも日常茶飯事生起しており、心理的側面にもよい影響を与えていると考えられる。

スポーツにおけるドラマチックな体験はポジティブなものに限ったものだけではない。確かに試合での雌雄を決する場面での思いがけない成功した出来事はドラマチックであり、生涯の記憶に残ることであろう。しかしまた、悪い結果や出来事もスポーツ選手を強くし、人間形成にも大きく影響することもある。よって、スポーツにおけるドラマ体験をネガティブな出来事も含めて考える必要がある。

そこで、橋本（2006）は、このような劇的なスポーツ体験をスポーツドラマチ

ック体験と称し、「練習や試合をとおして体験した心に残るよい出来事や悪い出来事を含むエピソード」と定義し、心理社会的変数（ライフスキルやポジティブな徳性）との関連を調べている。

4．スポーツドラマチック体験とポジティブな徳性の関係

1）スポーツドラマチック体験の内容とその影響

スポーツドラマチック体験にどのようなものがあるのか、またその体験がどのような影響をもたらしているかを、調べる必要がある。そこで、競技レベルの高い２つの私立大学の男女学生を対象に、スポーツドラマチック体験とその体験

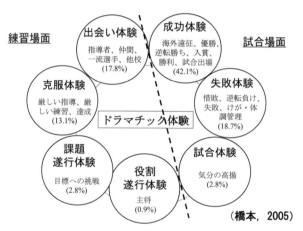

図 8-1-2　スポーツドラマチック体験の内容

練習場面

出会い体験	ポジティブ：自己効力感の増大(2)、人間的成長(2)、他者への感謝(2)、時間的展望(2),人間関係促進欲求(2)、競技意欲の増大、コミットメントの強化、団結心、学校QOLの向上、ネガティブ：自主性の芽生え
克服体験	メンタル強化(4)、自己効力感の増大、人間的成長、人生観の変化、勝利志向、向上心、社会的規範獲得、自己実現意欲、協調性
課題遂行体験	自己実現意欲、人間的成長
役割遂行体験	団結心

試合場面

成功体験	競技意欲向上(10)、自己効力感の増大(8)向上心(4)、メンタル強化(3)、自己実現意欲(3)、達成感(3)、時間的展望(2)、勝利志向(2)、他者への感謝、人間的成長、競技の重要性の増大、コミットメント促進、
失敗体験	ポジティブ：メンタル強化(3)、挑戦意欲の増大(2)、自己実現意欲、油断大敵、時間的展望、自己再評価の機会、向上心　練習の質的向上、競技意欲の増大、他者への感謝、体調管理への意識向上、競技の重要性の増大
	ネガティブ：　逃避(2)、挫折感
試合体験	メンタル強化

図 8-1-3　スポーツドラマチック体験とその影響

の影響について過去を振り返って自由記述させ、KJ 法を用いて分析した（橋本, 2000）。その結果、図 8-1-2 に示すように、スポーツドラマチック体験としては、練習場面における「出会い体験」「克服体験」「課題遂行体験」「役割遂行体験」と試合場面における「成功体験」「失敗体験」「試合体験」と命名しうる 7 つの体験が抽出された（橋本, 2004）。「成功体験（42.1%）」が最も多く、つぎが「失敗体験（18.7%）」であった。アスリートにとっては、試合の勝敗にかかわるなかでドラマチック体験が生起していることがわかる。練習場面でも、「出会い体験（17.8%）」や「克服体験（13.1%）」のドラマチック体験が多くみられている。

　また、これらの体験がアスリートへどのような影響を及ぼしたかをみると、練習場面、試合場面にかかわらず、実にさまざまな心理社会的側面に影響していることがわかる（図 8-1-3）。特に、試合における成功体験は競技意欲、自己効力感、向上心といったモチベーションの強化につながる心理的スキルの向上を促しているようである。

2）人間の強みとしてのポジティブな徳性

　戦後の心理学は不安、抑うつ、ストレスなどのネガティブな側面に重きを置きすぎていたことから、セリグマン（Seligman, 2000）はもっとポジティブな側面に目を向けバランスを取る必要があると主張し、ポジティブ心理学の運動を起こす提案を行った。このポジティブ心理学の研究対象の 1 つがポジティブな徳性（ポジティブな特性の邦訳もあるが、ポジティブな徳性に統一する）である。自己成長をどのような指標で捉えるかは重要であるが、このポジティブな徳性はスポーツ参加と密接な関係にあると考えられ、ここではこのポジティブな徳性を自己成長の指標としたい。その理由は、表 8-1-1 に示すように、この徳性の内容が知識と知恵、勇気、人間性と愛、正義、節度、超越性という 6 つの美徳のもとに、勇敢、熱意、リーダーシップなどの 24 の人間の強みが抽出されている（ピーターソン・宇野, 2012）が、これらの人間の強み・長所のなかには多数スポーツによって培われる可能性があるものが存在するからである。たとえば、「勇気」のなかの勇敢さ、忍耐力、熱意、「正義」のなかのリーダーシップ、チームワーク、「超越性」のなかの感謝、希望、ユーモアなどはスポーツ競技者のパフォーマンス発揮に必要なものであり、よってスポーツ指導者からたびたび指導・教育されることである。

表 8-1-1　ポジティブな徳性の美徳と強み・長所

美徳		強み・長所	説明
知恵と知識	1	創造性	ものごとに取り組むとき、新しく、創造的なやり方を考える
	2	好奇心	独学でも、学校教育を通してでも、新たなスキルやテーマ、一連の知識をマスターする
	3	向学心	現在起きているあらゆるものごとに興味を持つ
	4	判断力・柔軟性	ものごとをてって的に考え抜き、あらゆる角度から吟味する
	5	見通し・大局観	他の人に対して賢明なアドバイスを与えることができる
勇気	6	誠実さ	真実を語るが、より講義に言えば自分を飾らずに表現する
	7	勇敢さ	脅威や試練、困難、苦痛にひるまない
	8	忍耐力	一度始めたことをやり遂げる
	9	熱意	人生にワクワクすながらもエネルギーをもって臨む
人間性と愛	10	親切心	他人のためも尽くしたり、よいことをしてあげる
	11	愛情	教員や仲間からのアドバイスを素直に受け入れることができる
	12	社会的知能	個人および自分自身の心働きや
正義	13	平等・公平	公平さと正義の概念に基づき、すべての人を同等に扱う
	14	リーダーシップ	自分が属しているグループを励ましながら物事を成し遂げ同時にグループ内でよい人間関係を助長する
	15	チームワーク	グループまたはチームの一員としてよく働く
節度	16	寛容さ	間違いを犯した人を許す心を持つ
	17	慎み深さ・謙虚	自分の業績を自慢したりせず、おのずと明らかになるに任せる
	18	思慮深さ・慎重	自分の選択について用心深い
	19	自己調整	自分の気持ちや行為を調整する
超越性	20	審美心	自然から芸術、数学、科学、日常の経験に至る人生のあらゆる領域において美や卓越性や優れた能力を認め、それらを高く評価する
	21	感謝	良い出来事に気をとめて感謝する
	22	希望	未来に最高最善のことを期待してそれが達成せられるよう努力すること
	23	ユーモア	笑ったりからかったりすることを好む
	24	スピリチュアリティ	宇宙のより高次の目的と意味について一貫した信念を持つ

3）スポーツドラマチック体験に伴うポジティブな徳性の向上効果

　質的研究に基づくスポーツドラマチック体験とその影響をみたが、量的研究として調べる必要もある。そこで、スポーツにおける特有のドラマチック体験尺度（橋本，2006; 阿南，2010）やスポーツ版ポジティブ徳性尺度（徳永，2006）が作

成され、ポジティブな徳性との関係が調べられているので紹介することにする。

まず、スポーツ参加がポジティブな徳性に及ぼす影響をみる際、スポーツドラマチック体験とスポーツ経験年数ではどちらが寄与しているか調べてみると、両者ともポジティブな徳性に正の相関関係がみられる。つまり、競技歴の長い者、ドラマチック体験が多い者ほどポジティブな徳性を有しているわけである。しかし、重回帰分析という統計手法を用いて、ポジティブな徳性（強み）に経験年数とスポーツドラマチック体験のどちらが影響しているかをみると、経験年数の影響力は喪失し、スポーツドラマチック体験のほうが強く影響しているのである（北井ら，2014; Uchida, et al., 2015）。このような分析結果はどのような対象者を用いても同様の結果が得られている。よって、もしスポーツ参加がポジティブな徳性（強み）に影響するとしたら経験年数ではなく、ドラマチックな体験によることが示唆されるのである。

つぎに、スポーツドラマチック体験とポジティブな徳性（強み）の関係を因子別に詳細にみてみよう。結果を図8-2-4に示した。橋本ら（2006）が作成したスポーツドラマチック体験尺度は「努力・練習の重要性への気づき」「技術向上への気づき」「対人トラブルによる自己反省」からなっているが、男女とも努力・練習の重要性への気づき、技術向上への気づきといったドラマチック体験が多くのポジティブな徳性（強み）と関係していることが相関分析の結果でわかる。しかし、これらは横断的研究による分析の結果であり、今後縦断的研究を用いたスポーツドラマチック体験とポジティブな徳性の因果関係の検討を行っていく必

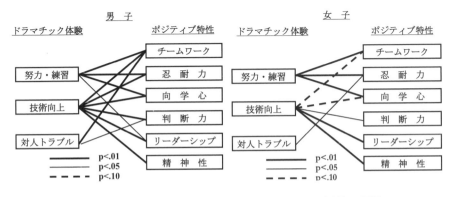

図8-2-4　スポーツドラマチック体験とポジティブ徳性の関係

要はあるだろう。

　以上、述べてきたスポーツドラマチック体験に伴う自己成長は、人生における
さまざまな体験が人間の強みを育む可能性を示唆している。「するスポーツ」と
して競技スポーツを取り上げ、アスリートのスポーツドラマチック体験から育ま
れると考えられる人間の強み・長所の分析結果を紹介したように、スポーツ参加
は大なり小なり参加者自身に心理的な恩恵をもたらす。よって、個々人のライ
フ・ウェルネスの構築には「するスポーツ」は極めて有効な手段となるといえる。
ただ、競技スポーツでは、ときに勝利至上主義の弊害が批判されるように、スポ
ーツ指導のあり方によっては人間的な成長が阻害されかねないので、この点に関
しては今後検討する必要があるだろう。

文献

阿南裕也（2010）スポーツ選手の心理的スキルおよびメンタルヘルスにドラマチック体験が及
　　ぼす影響. 九州大学大学院人間環境学府　平成21年度修士論文.
チクセントミハイ／今村浩明（訳）（2003）楽しみの社会学. フロー理論の展開, 新思潮社.
橋本公雄（2005）スポーツにおけるドラマ体験とライフスキル. 体育の科学, 55：106-110.
橋本公雄（2006）運動・スポーツ活動のドラマチック体験と生きる力の養成―生きる力の共分
　　散構造分析―. 平成17年度文部科学省研究助成金基盤研究（C）（一般）研究報告書.
金崎良三（2000）生涯スポーツの理論. 不昧堂出版.
川邊一外（1987）ドラマとは何か？映人社.
北井和利・橋本公雄・小澤雄二・石橋剛士（2013）大学男子柔道選手のスポーツドラマチック
　　体験と心理的特性の関係. 熊本学園大学論集「総合科学」, 19（2）：135-151.
文部科学省（2010）スポーツ立国戦略. http://www.mext.go.jp/a_menu/sports/rikkoku/
　　detail/1297207.htm（2017年9月20日参照）
文部科学省（2015）わが国の競技スポーツ. http://www.mext.go.jp/a_menu/sports/
　　athletic/ 070817/001.htm（平成29年9月20日参照）
日本体育学会アダプテッドスポーツ科学専門分科会領域. http://taiiku-gakkai.or.jp/wp-
　　content/uploads/2014/06/column_02.pdf（2017年9月20日参照）
ピーターソン, K.（著）／宇野カオリ（翻訳）（2006）ポジティブ・サイコロジー―より良い生
　　き方を科学的に考える方法―. 春秋社.
竹中晃二（編）（1998）健康スポーツの心理学. 大修館書店.
トインビー, A.／桑原武夫・樋口謹一・橋本峰雄・多田道太郎（訳）（1978）図説歴史の研究.
　　学研.
徳永高司（2006）スポーツ経験と生きがいの関係―ポジティブな徳性の役割について―. 九州
　　大学大学院人間環境学府平成19年度修士論文.
Uchida,W., H. Marsh, K. Hashimoto（2015）Predictors and correlates of self-esteem
　　indeaf athletes. European Journal of Adapted Physical Activity, 8（1）：21-30.

2節 ◆「観るスポーツ」とライフ・ウェルネス

1．わが国における「観るスポーツ」の隆盛

2011（平成23）年「スポーツ基本法」が施行され、わが国において「新たなスポーツ文化の確立」に向けたさまざまな動きが活発化している。「スポーツ基本法」の検討を視野に入れスポーツ政策の方向性を示すために検討された「スポーツ立国戦略」の基本的な考えにおいて「観るスポーツ」に関する記述がある。そこではスポーツを「する人」「観る人」「支える（育てる）人」を重視するといった観点から『トップレベルの競技大会やプロスポーツの観戦など、スポーツを「観る人」』について述べられている。観るスポーツの対象者としては限定的ではあるがさらなる「観るスポーツ」振興の契機となったことは確かである。

「観るスポーツ」は競技場における直接的なスポーツ観戦とテレビやインターネットなどを通じた間接的なスポーツ視聴に分類される。笹川スポーツ財団の「スポーツライフ・データ2018」によると、2018年のわが国成人の直接スポーツ観戦人口は3,373万人と推計されている（笹川スポーツ財団2018）。プロ野球、Jリーグをはじめとしたプロスポーツの普及、発展による観客動員数の増加とともに、高校野球、大学野球、大学駅伝や社会人野球などのアマチュアスポーツや国際的スポーツイベント、各競技代表戦といったスポーツ観戦機会の増加によってスポーツ観戦が定着していることがうかがえる。

また、こうしたスポーツ観戦の機会は、学校部活動や企業、職場スポーツ、地域のスポーツといったより身近なスポーツへと広がっている。身近なスポーツ観戦について、澤井（2016）はプロフェッショナルスポーツやオリンピック、ワールドカップなどの国際的なトップスポーツの観戦とは区別し「スポーツ属性観戦（身近なスポーツ観戦）」と定義し、その実態について調査している。そこでは、現時点のスポーツ観戦経験としてはあまり高くないものの、今後の観戦希望の意向率が現在の観戦率の2〜3倍となっており、潜在的なニーズの高さを指摘している。そして、こうした身近なスポーツ観戦者が今まではほとんど無視されてきたとして、身近なスポーツ観戦におけるハード面の環境整備の必要性を指摘している。

このようなハード面での環境整備については、プロフェッショナルスポーツやトップスポーツも含めて「観るスポーツ」振興の重要な課題とされている。スポ

第8章　ライフ・ウェルネスとスポーツ行動　　193

ーツ庁と経済産業省は 2017（平成 29）年 6 月に「スタジアム・アリーナ改革ガイドブック」を提示し、「観るスポーツ」のためのスタジアム、アリーナについて、スポーツの成長産業化やまちづくりの中核としての活用から事業方式や建設、改築、改修などにかかわる資金調達、さらには管理、運営に関する要件など、今後のスタジアム・アリーナのあり方についてその方向性と具体的な方策を示している（経済産業省, 2017）。こうした国家的施策にみる「観るスポーツ」振興における環境整備は主にプロフェッショナルスポーツや国際的、国内トップスポーツを視野に入れたスポーツ施設の環境整備に関する施策である。しかしながら、地域におけるまちづくりの中核となり官民連携による新たな公益という点においてより身近なスポーツ施設としてのスタジアム・アリーナとしての機能も期待され、身近なスポーツ観戦を含めた「観るスポーツ」としてのスポーツ観戦の拡大の視点が求められる。

　一方、テレビやインターネットを通じたスポーツ視聴も各種スポーツ関連番組の視聴率の高さにその人気ぶりがうかがえる。ビデオリサーチ社による視聴率調査が開始された 1962（昭和 37）年から現在までの視聴率ベスト 10 をみると、「1964 年東京オリンピック女子バレー日本対ソ連」「2002 年日韓ワールドカップ日本対ロシア戦」「WWA 世界選手権デストロイヤー対力道山」「世界バンタム級タイトルマッチファイティング原田対エデル・ジョフレ」などスポーツ関連番組

表 8-2-1　視聴率調査開始からの高視聴率番組トップ 10 内のスポーツ関連番組

順位	番組名	放送年月日	番組平均世帯視聴率（%）
2	東京オリンピック　女子バレー　日本対ソ連	1964 年 10 月 23 日	66.8
3	2002FIFA ワールドカップ　日本対ロシア	2002 年 6 月 9 日	66.1
4	プロレス WWA 世界選手権 デストロイヤー対力道山	1963 年 5 月 24 日	64.0
5	世界バンタム級タイトルマッチ ファイティング原田対エデル・ジョフレ	1966 年 5 月 31 日	63.7
7	1998FIFA ワールドカップ　日本対クロアチア	1998 年 6 月 20 日	60.9
8	世界バンタム級タイトルマッチ ファイティング原田対アラン・ラドキン	1965 年 11 月 30 日	60.4
10	第 20 回オリンピックミュンヘン大会	1972 年 9 月 8 日	58.7

ビデオリサーチ社資料より作成

表 8-2-2　2019 年年間高世帯視聴率番組 30（関東地区）内のスポーツ関連番組

順位	番組名	番組平均世帯視聴率 （%）
1	ラグビーワールドカップ 2019　日本×南アフリカ	41.6
2	ラグビーワールドカップ 2019　日本×スコットランド	39.2
11	ラグビーワールドカップ 2019　日本×サモア	32.8
12	全豪オープンテニス 2019　女子シングルス決勝 大坂なおみ×ペトラクビトバ	32.3
13	第 95 回東京箱根間往復大学駅伝競争往路	32.1
15	第 95 回東京箱根間往復大学駅伝競争復路	30.7
22	全豪オープンテニス 2019　女子シングルス決勝 大坂なおみ×ペトラクビトバ	26.4
23	大相撲夏場所　千秋楽	26.3
26	世界フィギュアスケート選手権 2019 男子フリー	24.3
27	ラグビーワールドカップ 2019　日本×南アフリカ	24.1

ビデオリサーチ社資料 2016 より作成（スポーツ関連番組のみ抜粋）

が上位に名を連ね、それぞれ 60% 以上といった驚異的な視聴率を打ち出している（表 8-2-1）。

　また、2019 年年間高世帯視聴率番組 30（関東地区）をみると約 3 分の 1 がスポーツ関連番組となっており、そのすべてにおいて 20% を超えている（表 8-2-2）。

　スポーツは結果の未確定性による筋書きのないドラマとして魅力あるコンテンツであると同時に、メディア側の創り出す意図的な演出によるドラマチックなコンテンツでもある。たとえば、東京箱根間往復大学駅伝競走（以下、箱根駅伝）では、駅伝競技の結果やレース展開などは未確定であり、結果やレース展開の予想をするが予想しない状況が起こるのもスポーツの魅力の 1 つでもある。その一方で、選手自身のコンディションや選手を支える人びとの想い、つらいトレーニングや仲間との関係、さらには大学駅伝部や箱根駅伝の歴史など、メディアによるさまざまな情報を用いた演出によってよりドラマチックなものとして伝えられる。つまり、スポーツそのものがもつ魅力とメディアによって創りあげられた魅力がこうしたスポーツ視聴の拡大を支えていると考えられる。

　現代における「観るスポーツ」はプロフェッショナルスポーツやトップスポー

ツを中心としたスポーツ観戦や学校部活動や企業、職場スポーツ、地域のスポーツといったより身近なスポーツ観戦、そしてテレビやインターネットを中心としたスポーツ視聴によってその隆盛がみられているのである。

2.「観るスポーツ」の心理・社会的作用

　スポーツをみることで人びとはさまざまな心理、社会的影響を受けることとなる。スポーツは喜び、嬉しさ、怒り、悔しさなどさまざまな感情表出の場である。エリアスら（1995）はスポーツが文明化の過程で抑制されてきた感情表出を社会的に許させる空間となっている点を指摘している。そして、それはスポーツをプレイする物理的空間のみならず、スポーツ観戦やスポーツ視聴をも含有したスポーツ空間において認められているのである。

　佐伯（1995）は「観るスポーツ」の意味と価値の１つとして「大きな楽しみを通じて安寧のなかに高揚を生み出し、倦怠と退屈を打破し生活をドラマチックに覚醒させる」と述べている。日常的に感情をコントロールすることを強いられる現代社会において、「観るスポーツ」は興奮や感動、怒りや悲しみといったさまざまな感情表出の機会として機能する。また、スポーツをみることで感じられる興奮について、杉本（1997）は「この『イリンクス（眩暈）』（ロジェ・カイヨワ1990）にも似た、あるいは『フロー体験』（M・チクセントミハイ 1996）とでもいえるよう身体的な忘我現象」として、心理的なメカニズムによってもたらされる興奮を超えた身体的な興奮と捉えている。そして、それは「自己（観客）の身体図式を選手に投影してみせる同化」や「ファンの外に他者として存在するはずのプレイヤーの身体をまるで自分の身体として感じてしまう『身体の遠心化作用』（大澤, 1990）による錯認」といった間身体性によってもたらされるものであると述べている。

　こうした選手との間身体性、選手への投影、同化によってもたらされる興奮はさまざまな仕掛けによってより高い興奮状態が創り出されることとなる。杉本（1997）は高い興奮状態を創り出す仕掛けについて「煽りの文化装置」としてメディア、スタジアム、私設応援団を挙げている。メディアは番組制作においてより興奮するよう映像が工夫され、物語化や感動的ドラマなどとして視聴者により高い興奮をもたらす。また、スタジアムがもつ祝祭的空間としてのさまざまな雰囲気、さらには私設応援団による応援パフォーマンスなどによって興奮は高めら

れていくのである。「煽りの文化装置」によってより高い興奮状態がもたらされる「観るスポーツ」は、ときにその興奮の高まりによって暴力や破壊行為、攻撃的姿勢や発言などへと発展することとなる。応援者によるさまざまな暴力や破壊行為、攻撃的姿勢や発言などはイギリスにおいてフーリガンと呼ばれ社会問題化したが、こうした「観るスポーツ」の興奮の高まりによる暴力や破壊行為、攻撃的姿勢や発言はさまざまな社会的不満をスポーツの場面において発散するという1つの安全弁の役割を担っていると考えることもできる。一方、応援団は興奮の「煽る文化装置」ばかりでなく「鎮めの文化装置」としても機能する。応援団は熱狂的な応援を繰り広げ、高い興奮状態を創り出すが集合的行動によって統制され、秩序化されているのである。「集合的応援に参加する観客はその統制のなかで興奮している」（高橋，2007）とされたいわゆる「つくられた興奮」としての興奮の高まりが応援団によって創りあげられているのである。このように応援団は観るスポーツによる興奮の「鎮めの文化装置」としても機能しているのである。

「観るスポーツ」によって感動や興奮という感情表出を通じてそれぞれの人生や生活が安寧や高揚なドラマチックに変化させる可能性に言及した。特に、応援集団への参加は興奮を「煽り」「鎮め」さまざまな感情の起伏を通じて応援集団のなかで人間関係を経験、構築していくこととなる。また、高橋（2011）はプロ野球の私設応援団を事例として、私設応援団におけるさまざまな応援行動がファン同士のつながりから独自のコミュニティ形成、さらにはアソシエーションへとつながる文化的仕掛けとして機能していることを指摘している。「観るスポーツ」はこうした人間関係を基盤として応援集団、さらにはコミュニティグループなどを創出する機会をもたらしてくれる。

佐伯（1995）は「『みるスポーツ』が地域の人々の暮らしに定着するにつれて、さまざまな市民や地域組織の自発的支援が生まれ、育ち、『みるスポーツ』の舞台を支える役割が「ボランティア活動によって支援される状況が作られ、さらに、『みるスポーツ』が地域の看板になり、コミュニティへの帰属意識が高まり、コミュニティ・アイデンティティが豊かに醸成される」と述べている。橋本（2010）はJリーグ鹿島アントラーズのサポーターの語りを通じてサポーター活動における楽しみや半匿名性が直接的に顔の見える関係を基盤とした街づくりに貢献しないと「観るスポーツ」によるコミュニティ・アイデンティティ醸成を一部否定しつつも、スポーツ観戦が（錯綜する）社会関係の起点になることを認め

ている。

　また、こうした「観るスポーツ」に向けた環境整備は少なからず街づくり、街の活性化と連動して進められている。競技場やスタジアムはエンターテイメント性を備えると同時にパーク化することで多くの人びとを呼び込み地域におけるシンボルとなり、プロフェッショナルクラブやスポーツイベントを支えるための地域住民によるボランティアは人的ネットワークの構築、地域社会における組織的基盤の契機となる。こうした地域における人びとのネットワークを基盤とした連携や協働、地域のシンボルに対するイメージは地域への愛着や誇りへとつながっていくのである。

　スポーツ観戦による1人の観戦者からファン仲間や応援集団へ、そこで経験するさまざまな人間関係の構築、こうした人間関係を契機とした連携や協働は新たなコミュニティ形成を期待させ、地域におけるシンボルとなりうるスタジアムや競技場、プロフェッショナルクラブやスポーツイベントは地域への愛着や誇りをもたらす。人間関係の希薄化やコミュニティの崩壊が叫ばれて久しい現代において、「観るスポーツ」は人と人をつなぎ、コミュニティ形成をとおして、地域社会再生を実現すべく1つの装置として機能しているのである。

3．文化としての観るスポーツ

　「観るスポーツ」は「するスポーツ」の普及、発展によって支えられてきた。しかしながら現代における「観るスポーツ」はもはや「するスポーツ」に従属した代償的なものではなくなり、独自の意味や価値をもつものとなった。スポーツ視聴やスポーツ観戦は多くの人びとの趣味、娯楽として定着し、感動や喜び、怒りや悲しみを基調とした興奮をもたらすとともに、応援者同志の心理的共感や所属意識といったつながり、さらにはコミュニティ意識の醸成、地域におけるネットワークの構築、地域（街）づくりへと広がる可能性をもっている。こうした現代における観るスポーツのあり方は独自の意味や価値をもつ文化としてさらなる拡大と変化をもたらすこととなっている。

　スポーツ視聴はメディアのキラーコンテンツとして莫大な放映権料を生み出すビッグビジネスとして拡大し続けている。動画配信サービス会社 DAZN（ダ・ゾーン）は10年総額2,100億円にて2017（平成29）年よりJリーグの独占配信権を獲得し、全試合生配信を開始した。日本でのサービス開始から1年で会員数

が100万人を超えたことを明らかにし、Jリーグ観戦者（視聴者）も前年比10%増加したとしている（日本経済新聞　2017年8月29日）。また、DAZNの扱うコンテンツはヨーロッパサッカーやプロ野球（DeNA、広島カープのホームゲーム）、MLB（メジャーリーグベースボール）、F1（自動車）、UFC（格闘技）、Vリーグ（バレーボール）、NFL（アメリカンフットボール）、WTA（テニス）と幅広く、さまざまなスポーツ種目を視聴する機会を提供している。こうしたスポーツ視聴の拡大はスポーツの多面的な享受の1つとしての「観るスポーツ」をより多くの人びとの生活に定着させると考えられる。メディアによって創りあげられたエンターテイメント性の高い、ドラマチックなスポーツシーンはより大きな感動や興奮を生み出すこととなる。そこにはスタジアムや競技場で得られる感動や興奮とは異なったメディアによって創られた「観るスポーツ」がわれわれに享受されることとなるのである。

　また、「観るスポーツ」の拡大はスタジアムや競技場以外の場所で仲間と集まって視聴するパブリックビューイング（以下、PV）といった新たな「観るスポーツ」の形態をも生み出している。PVとは競技場やスタジアムの外で試合映像を流しそれを観戦、応援するものである。PV会場では大会開催の現地で観戦できなかった人や競技場やスタジアムに入場できなかった人などが集まり集団で観戦する。オリンピックやワールドカップなどの国際スポーツイベントでは、各地でPVが実施されている。そこにはメディアを通じたスポーツを視聴しながら仲間とともに応援するといったスポーツ視聴とスポーツ観戦を融合させた「観るスポーツ」がみられることとなる。さらに、スポーツバーや居酒屋で仲間とアルコールを楽しみながらスポーツ観戦をする人も多くみられる。こうしたスタジアムや競技場以外でのスポーツ観戦は競技場やスタジアム内でのスポーツ観戦と同じような雰囲気（正確にはそれに近い雰囲気）を創り出し、そこで得られる興奮を仲間と共有することでより大きな興奮を生み出していると考えられる。つまり、観るスポーツにおいて「他人とのつながり」は大きな魅力の1つであるということがいえる。

　現代社会における人間関係の希薄さや複雑化は社会における人と人がつながる機会を減少させている。観るスポーツにおける感動や喜び、怒りや悲しみといった感情を基にした興奮の共有はこうした現代社会において貴重なつながりの機会として機能しているのである。すなわち、「観るスポーツ」における感動や喜び、

第8章　ライフ・ウェルネスとスポーツ行動　　199

怒りや悲しみといった感情表出とそれにともなう興奮は日常生活や人生にさまざまなメリハリや彩りをもたらすのみならず、そうした興奮の共有による興奮の高まりは人のつながりをもたらしてくれるのである。そして、観るスポーツでもたらされる人と人とのつながりは応援集団やコミュニティグループへと、そしてさらには応援集団やコミュニティグループによるコミュニティ形成を出発点としてそのつながりはさまざまな地域社会におけるネットワークへと広がっていくこととなる。

また、こうした感情表出による興奮や人とのつながりの創出はプロフェッショナルスポーツやトップスポーツを対象としたスポーツ観戦のみならず学生スポーツや地域スポーツといった身近なスポーツをみる機会、「スポーツ属性観戦（身近なスポーツ観戦）」（澤井，2016）においても同様の現象が期待できる。近年ではこうした身近なスポーツ観戦の機会は増し、潜在的な観戦希望も高まっていることからもより「観るスポーツ」が日常生活に定着することで人びとの生活や人生に与える影響がますます高くなるということができる。

以上のように、「観るスポーツ」は独自の意味や価値をもつ文化として日常生活に定着しつつある。そして、「観るスポーツ」がもたらす感動や興奮といった感情表出や人と人のつながり、コミュニティ意識の醸成や地域におけるネットワーク構築といったコミュニティ形成はわれわれの生活を豊かにする。また、現代における「観るスポーツ」は「するスポーツ」や「支えるスポーツ」との相互関係性において成立している。「観るスポーツ」は「するスポーツ」の従属、代償的なものとしてではなく、感情表出や人と人のつながりといった独自の意味や価値をもつ1つの経験として「するスポーツ」「支えるスポーツ」への欲求や実践へとつながる。すなわち、文化としての「観るスポーツ」の享受は「するスポーツ」や「支えるスポーツ」を含めたスポーツ文化の享受を促進することとなり、スポーツを通じた QOL の向上に寄与するものと考えられる。

ライフ・ウェルネスとは「身体活動・運動・スポーツを基盤としたアクティブな日々の生活をとおしてよりよい人生を構築していく生き方」である。こうしたライフ・ウェルネスの考え方に基づくならば、文化として意味や価値をもち、さらに拡大しつつある「観るスポーツ」は感情表出や人と人のつながりによるコミュニティ形成など、日常生活にもたらすさまざまな影響とともに、「するスポーツ」や「支えるスポーツ」への接近を促すといった点においてアクティブな日々

の生活を保障するものであり、豊かな生活をもたらす１つの文化として機能するものであると考えられる。

注記：観るスポーツの「観る」はスポーツ観戦者、及びスポーツ視聴者を含んだ表現としてスポーツ立国戦略などで示される表記を用いた。

文献

チクセントミハイ，M. / 今村浩明訳（1996）フロー体験　喜びの現象学. 世界思想社.

エリアスら / 大平章訳（1995）スポーツと文明化―興奮の探求. 法政大学出版.

橋本純一編（2010）スポーツ観戦学　熱狂のステージの構造と意味. 世界思想社.

カイヨワ．R. / 多田道太郎・塚崎幹夫訳（1990）あそびと人間. 講談社学術文庫 .

経済産業省　スタジアム・アリーナ改革ガイドブック. http://www.meti.go.jp/press/2017/06/20170615003/20170615003-1.pdf（最終閲覧日 2017 年 10 月 2 日）.

公益財団法人日本生産性本部（2019）レジャー白書 2019. 生産性出版 / 公益財団法人日本生産性本部.

丸山富雄（1984）スペクテーター・スポーツの社会的機能に関する考察　スポーツ参与の社会学　体育社会学研究 6. 道和書院. pp. 213-224.

文部省競技スポーツ研究会編（1996）「みるスポーツ」の振興―スポーツ文化の新しい享受に向けて―. ベースボール・マガジン社.

日本経済新聞　2017 年 8 月 29 日.

大沢真幸著（1990）身体の比較社会学 I . 勁草書房.

佐伯年誌雄（2006）現代スポーツを読む. 世界思想社.

佐伯聰夫（1995）「スポーツ文化としての『みるスポーツ』の意義～新しいスポーツ享受のスタイルを求めて」スポーツと健康，27（9）：5-8.

笹川スポーツ財団（2016）スポーツライフ・データ 2016　スポーツライフに関する調査報告書. 笹川スポーツ財団.

笹川スポーツ財団（2017）スポーツ白書 2017　スポーツによるソーシャルイノベーション. 笹川スポーツ財団.

笹川スポーツ財団（2018）スポーツライフ・データ 2018　スポーツライフに関する調査報告書. 笹川スポーツ財団.

澤井和彦（2016）身近なスポーツ観戦の実態と可能性　スポーツライフ・データ 2016　スポーツライフに関する調査報告書. 笹川スポーツ財団. pp. 48-53.

杉本厚夫編（1997）スポーツファンの社会学. 世界思想社.

高橋豪仁（2011）スポーツ応援文化の社会学. 世界思想社.

高橋豪仁（2007）杏林書院. 体育の科学，57（9）：676.

ビデオリサーチ　全局高世帯視聴率番組 50.

http://www.videor.co.jp/tvrating/past_tvrating/top50/50.html（最終閲覧日 2020 年 9 月 3 日）.

ビデオリサーチ　2019 年年間世帯高視聴率番組 30（関東地区）

http://www.videor.co.jp/tvrating/past_tvrating/top30/201930.html（最終閲覧日 2020 年 9 月 3 日）

3節 ◆ 「支えるスポーツ」とライフ・ウェルネス

　ここでは、「支えるスポーツ」をスポーツボランティアと読み替えて解説していく。はじめに、スポーツボランティアの概念を整理したうえで、各国の状況およびわが国の状況を紹介する。そして、日本社会における地域活性化政策の文脈で、支えるスポーツが直面している現状と課題について論じていく。

1．スポーツボランティアとは

1）スポーツボランティアの定義

　スポーツボランティアは、文部省が設置した「スポーツにおけるボランティア活動の実態などに関する調査研究協力者会議」の報告書（2000 年）において、「地域におけるスポーツクラブやスポーツ団体において、報酬を目的としないで、クラブ・団体の運営や指導活動を日常的に支え、また、国際競技大会や地域スポーツ大会などにおいて、専門的能力や時間などを進んで提供し、大会の運営を支える人のこと」と定義されている（国立教育政策研究所，2012）。

　これまで、わが国のボランティアは、社会教育の文脈のなかに位置づけられてきた。しかし、1998 年に成立した中央省庁等改革基本法が転機となった。これによって、内閣機能が強化され、中央省庁の再編が行われ、文部省と科学技術庁が統合されたからである（平成 10 年法律 103 号）。

　この政治的背景のもと、「スポーツにおけるボランティア活動の実態などに関する調査研究協力者会議」は設置された。ここでスポーツボランティアは社会教育のボランティアから一線を画し、その後 2007 年、超党派のスポーツ議員連盟が設置した「新スポーツ振興法制定プロジェクトチーム」が、スポーツボランティアの意義づけを変化させた（教育再生会議，2007）。

　また、2010 年 8 月、文部科学省は、「スポーツ立国戦略」を策定し、「人（する人、観る人、支える人）の重視」を基本的な考え方として位置づけた。そこで、教育再生会議「第三次報告」で掲げた 3 つの提言を、①地域における人々のスポーツ機会の確保・充実を図るとともに、豊かなスポーツライフを実現する基礎となる学校体育・運動部活動の充実に取り組むこと、②世界で活躍するトップアスリートが安心して競技に専念できる環境の整備や、トップアスリート・指導者・審判員などに対し、必要なサポートを提供すること、③国際競技大会の招

致・開催を積極的に支援することへと組み直したのである（図8-3-1）。

　そして、スポーツボランティアは、2011年に成立したスポーツ基本法をもとに策定された「スポーツ基本計画」に組み込まれた（文部科学省，2012）。以下は、「スポーツ基本計画」におけるボランティア関連部分である。

第3章2.（1）③今後の具体的施策展開：

○国は、地方公共団体、大学・研究機関、スポーツ団体、民間事業者等と連携を図りつつ、スポーツボランティア活動に関する事例の紹介等の普及・啓発活動を通して、スポーツボランティア活動に対する国民の関心を高める。

○地方公共団体においては、スポーツボランティアとして大きな貢献がある者を、たとえば「スポーツボランティアマスター（仮称）」として認定しその功績を称えること等により、スポーツボランティア活動を奨励することが期待される。

○地方公共団体やスポーツ団体等においては、地域住民が、日常的に総合型クラブをはじめとした地域スポーツクラブやスポーツ団体等の運営に参画できたり、校区運動会や地域スポーツ大会等のスポーツイベントの運営・実施や

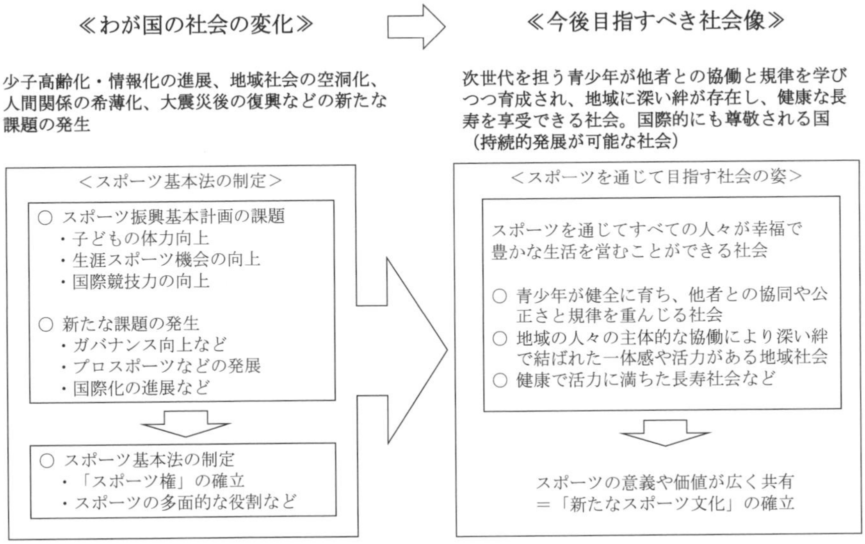

≪わが国の社会の変化≫　　⇒　　≪今後目指すべき社会像≫

少子高齢化・情報化の進展、地域社会の空洞化、人間関係の希薄化、大震災後の復興などの新たな課題の発生

＜スポーツ基本法の制定＞

○ スポーツ振興基本計画の課題
　・子どもの体力向上
　・生涯スポーツ機会の向上
　・国際競技力の向上

○ 新たな課題の発生
　・ガバナンス向上など
　・プロスポーツなどの発展
　・国際化の進展など

○ スポーツ基本法の制定
　・「スポーツ権」の確立
　・スポーツの多面的な役割など

次世代を担う青少年が他者との協働と規律を学びつつ育成され、地域に深い絆が存在し、健康な長寿を享受できる社会。国際的にも尊敬される国（持続的発展が可能な社会）

＜スポーツを通じて目指す社会の姿＞

スポーツを通じてすべての人々が幸福で豊かな生活を営むことができる社会

○ 青少年が健全に育ち、他者との協同や公正さと規律を重んじる社会
○ 地域の人々の主体的な協働により深い絆で結ばれた一体感や活力がある地域社会
○ 健康で活力に満ちた長寿社会など

スポーツの意義や価値が広く共有＝「新たなスポーツ文化」の確立

図8-3-1　スポーツ基本計画の全体像（文部科学省，2012を基に作成）

スポーツの指導に参画できる環境を整えることが期待される。

　なお、スポーツボランティアについて、笹川スポーツ財団は、つぎの3つに分類した。第1に非日常的・不定期的活動をするイベントボランティア、第2に日常的・定期的活動をするクラブ・団体ボランティア、第3にトップアスリートやプロ選手が行うアスリートボランティアである（笹川スポーツ財団，2015）。これらのうち、本節は、イベントボランティアとクラブ・団体ボランティアを中心的に扱う。

　2) 各国のスポーツボランティア
　さて、文部科学省がめざすべきとする社会像があったとしても、その社会像と実際の社会政策・地域政策をどのようにかみ合わせていくかは難しい問題である。各国のスポーツボランティア参加率をみると、スウェーデン25%、デンマーク18%、ドイツ10%、イギリス10%、日本10%、イタリア3%、ポルトガル2%である（笹川スポーツ財団，2015）。この調査結果をふまえ、ここでは、日本と同等のスポーツボランティア実施率にとどまっているドイツとイギリスの状況を紹介する。

　①ドイツの状況
　第二次世界大戦後、冷戦で東西に分断されたドイツは、1956年から1964年まで、両国で選手選考後、統一ドイツ・チームを結成し、オリンピックに参加していた。西ドイツは、ドイツ・スポーツ連盟（DSB）により1959年に提唱されたスポーツの「第二の道」と1960年にドイツ・オリンピック協会によって提唱された「ゴールデン・プラン」、および1970年にスタートした「トリム運動」が主導してスポーツ政策を進めていった。「第二の道」はすべての人びとのためにスポーツを普及するための活動計画であり、「ゴールデン・プラン」は施設建設計画の勧告であり、「トリム運動」はドイツ・スポーツ連盟による「国民スポーツ運動」であった。しかし、1972年にドイツで開催されたミュンヘン・オリンピック夏季大会において、東ドイツが各種目において西ドイツを圧倒した好成績を残したことをきっかけに、「トリム運動」は下火となり、トップ競技を支援する体制が作り上げられてきた。そして、1990年のドイツ統一後は、再編され

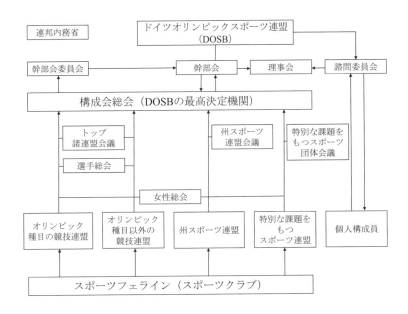

図 8-3-2　ドイツのスポーツ体制図（笹川スポーツ財団，2011a を基に作成）

たドイツ・オリンピック・スポーツ連盟（DOSB）認定のエリート・スポーツ学校が大きな存在感をもつようになった。エリート・スポーツ学校では、発掘され入学してきた、主に 10 歳から 15 歳が、未来のトップアスリートに成長すべく集中的に育成されているからである（笹川スポーツ財団，2011a）。

　こうした特異な歴史的背景をもつドイツでは、スポーツボランティアのなかでも、クラブ・団体ボランティアの比重が多くなる。日本のようなスポーツの部活動は原則として存在せず、ほとんどの子どもが地域型スポーツクラブに所属することになるからだ（図 8-3-2）。

　ただし、近年、民間の営利施設であるフィットネス・スタジオなどが都市部および周辺部に急増し、新しい展開がみられる。多くのサポーター会員を抱えるサッカー・クラブとは異なり、会員数 5,000 ～ 30,000 名規模の大型クラブが会員数を伸ばしているからである。その背景には、フィットネス・スポーツ、健康スポーツ、女性のスポーツ・プログラム、高齢者へのスポーツ・プログラムの提供がある。これらの大型クラブは、組織経営やスポーツ施設管理のプロフェッショ

ナル化と刷新的なプログラムの提供、そして行政との協働が特徴である（笹川スポーツ財団 HP. ドイツのスポーツクラブ (3)）。

②イギリスの状況

イングランド、スコットランド、ウェールズ、北アイルランドの4つの地方政府から構成されたイギリスは、地方政府それぞれの独立性が高い。スポーツ政策は文化・メディア・スポーツ省（DCMS）が所管し、具体的な政策は地方政府ごとに設けられているスポーツカウンシルが推進する。この背景には、1940～70年代に広まったネオ・コーポラティズム（政府と企業そして労働組合あるいは民間組織、住民組織との連携のもとに政策の作成、推進を意図する政治体制）の影響がある（笹川スポーツ財団，2011b）。

ネオ・コーポラティズムの影響があるイギリスでは、地域型スポーツクラブへの加入率も低くないものの、個人でスポーツを楽しむ人びとも多い。そして、スポーツイベントにボランティアとして参加する環境も整っている（図8-3-3）。

たとえば、2015年にイギリスで開催されたラグビーのワールドカップ（以下、RWC 2015と表記する）は、20の国および地域の代表チームによる予選ラウンド40試合と決勝ラウンド8試合の、計48試合であった。会場は、イギリス国内13都市であり、観戦者は史上最多の247万7,875人を記録した（石田，2016）。

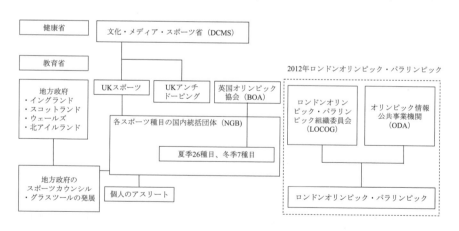

図8-3-3　イギリスのスポーツ体制図（笹川スポーツ財団，2011bを基に作成）

表 8-3-1　RWC 2015 ボランティアにかかるスケジュール（石田，2016）

日　程	内　容
2014年2月	ボランティアプログラムの発表
2014年3月	オンラインでの申し込み開始
2014年4月	オンラインでの申し込み終了
2014年6月－12月	選考会「Try Outs」を各地で開催
2015年1月－7月	合格の連絡
2015年4月－8月	ボランティア研修
2015年夏	割り当て表の配布、ユニフォーム・身分証の配布
2015年9月18日－10月31日	大会でのボランティア活動

　この RWC 2015 で不可欠な存在だったのがイベントボランティアである。RWC 2015 では、組織委員会が「The Pack」というプログラムを作り、一元的に募集・選考を行った（表 8-3-1）。2 万人を超える応募のうち 6,000 人が選考で選ばれ、4,500 人は各地のラグビークラブから選ばれた。そして、数回の研修を経て、ボランティア活動に従事してもらった。時間にして、23 万 8,996 時間、1人当たり 3.8 回、1 シフト当たり 10.5 時間の活動であった（石田，2016）。

3）わが国のスポーツボランティア

　わが国のスポーツ体制は、すでに述べたように、超党派のスポーツ議員連盟が「新スポーツ振興法制定プロジェクトチーム」を設置したところが大きな転機となった。しかし、文部科学省の学校体育と密接につながってきた歴史もあり、行政が非常に大きな比重を占めていることに特徴がある（図 8-3-4）。

　このような体制のもとで、スポーツボランティアの参加率を高めることは容易ではない。そこで、文部科学省は、笹川スポーツ財団に委託し、2014 年に『スポーツボランティア・運営ガイドブック』を作成した。その内容は、スポーツボランティアを依頼するために必要な募集や運営のポイントを具体的に説明するものとした（笹川スポーツ財団，2014）。笹川スポーツ財団調査によれば、成人の過去 1 年間のスポーツボランティアの実施率は 6 ～ 8％で、20 年間横ばいを続けているものの、その内容は「地域のスポーツイベント」の「大会・イベントの運営や世話」が過半数以上であった（笹川スポーツ財団，2015）。すなわち、わが国のスポーツボランティアは、地域社会および学校教育とどのような関わりをもつかがカギを握っているといえよう。

第 8 章　ライフ・ウェルネスとスポーツ行動　　207

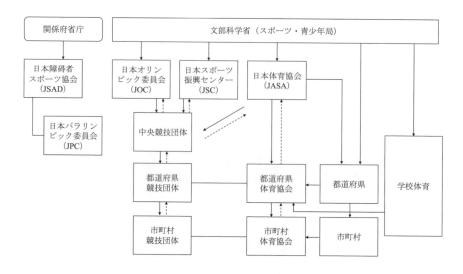

図 8-3-4　わが国のスポーツ体制（文部科学省ホームページ）

2. スポーツボランティアの実態
1）ラグビーワールドカップ 2019

　地域社会および学校教育とのかかわりがわが国のスポーツボランティアの普及のカギを握っていることもわかり、近年、スポーツボランティアへのニーズも高まってきた。2013 年 9 月、2020 年東京オリンピック・パラリンピック（以下、東京オリパラと略する）開催が決定したからである。

　これに先立つ 2009 年 7 月、2019 年ラグビーワールドカップ（以下、RWC2019 と表記する）の日本開催が決まっていた。東京オリンピックは新型コロナウイルスの世界的蔓延によって 2020 年に実施されなかったものの、RWC2019 は大成功に終わったといえよう。

　RWC2019 組織委員会によると、日本代表を応援した 54% の人々がラグビーワールドカップを見たのは初めてだったとし、ラグビーワールドカップを 2019 年で最高のスポーツ大会と感じた人は、日本では 70%、全体でも 46% で、ほぼ 2 人の 1 人の支持を得たという（RWC2019 ホームページ．意識調査に見る RWC2019 日本大会の成功とレガシー）。

　この大会には、38,000 人を超える応募者があり、このうち約 13,000 人のボランティアを対象に笹川スポーツ財団がオンライン調査を実施した（笹川スポーツ

表 8-3-2　回答者の性・年齢構成（抜粋）

年代	男性	女性
10代・20代	77	188
30代	138	215
40代	412	595
50代	663	918
60代	856	452
70代	384	76
合計	2,530	2,444

財団, 2019）。

　表 8-3-2 で示した回答者の分数をみると、男性は 60 代が最も多く、女性は 50 代が最も多いことがわかる。これに対し、男女ともに、10 代・20 代の参加率は低い。日本人の一般的なライフサイクルに当てはめると、男性は退職した方々、女性は子育てが終わった方々が参加したと考えることができる。

　つぎに、地域別にみてみよう。開催 12 都市ごとの集計を、RWC2019 が依頼したボランティア数、オンライン自己調査に協力してくれた回答数、事後調査の回答率、事前調査と事後調査の回答率の差分に分け、表 8-3-3 に示した。この表は笹川スポーツ財団の調査報告書の図表 2 を筆者が加筆修正したものである。

　ここで特徴的なのは、岩手県・釜石市会場のアンケート回答率に低さと事前事後の差分の大きさである。市役所に「ラグビーのまち推進係」を設置し、YouTube 公式チャンネル「ラグビーのまち釜石」を開設しているほど、市役所はラグビーに強い関心をもっている。台風 19 号の影響で、2019 年 10 月 13 日に開催予定だったナミビア代表の試合が中止になり、カナダ代表チームが床上浸水の被害を受けた家屋の飾道具搬出や道路に堆積した土砂の撤去のボランティアを行ってくれた。また、ナミビア代表チームも、宮古市で災害対応に当たる市民の激励やラグビースクールの子どもたちとの交流を行った（釜石市ホームページ . ラグビーのまち推進係）。それでも、釜石市会場ボランティアは、アンケートに答えてくれる人が最も少なく、しかも大会前後の減少率が最も大きかったのである。

表 8-3-3　会場ごとの調査回答

ボランティア活動会場	ボランティア数	事後回答数	回答率	前後の差分
札幌市	700	289	0.41	0.4
岩手県・釜石市	700	154	0.22	-2.3
埼玉県・熊谷市	1,400	593	0.42	1.1
東京都	2,400	890	0.37	-0.6
神奈川県・横浜市	1,500	700	0.47	2.6
静岡県	1,000	421	0.42	0.8
愛知県・豊田市	900	355	0.39	0.2
大阪府・東大阪市	900	279	0.31	0.7
兵庫県・神戸市	800	220	0.28	0.4
福岡県・福岡市	700	218	0.31	-1
熊本県・熊本市	500	168	0.34	-0.4
大分県	1,500	477	0.32	-1.9

2）スポーツでまちづくり

　「ホストタウン」による地方創生モデルが進行している一方で、スポーツでまちづくりを進める自治体も現れてきた。ここでは、山口県宇部市、愛知県飛島村、青森県新郷村、岩手県葛巻町を取り上げる。

①山口県宇部市

　宇部市は、本州西端の山口県の南西部に位置し、温暖な気候と豊かな自然にあふれ、生活しやすい環境が整っている。また、明治期以降の石炭産業の振興により築かれ、わが国のエネルギーの需要構造の転換にいち早く対応し、現在も瀬戸内有数の臨海工業地帯を形成した（宇部市ホームページ）。

　宇部市の久保田市長は、加速的に高齢化が進むなかで、「スポーツがこれまで以上に高齢者一人ひとりを元気にし、ひいては街の活性化にもつながる」という認識のもと、2014年に「宇部市スポーツコミッション」を設立した。象徴的なイベントを開催することもあるが、「ご近所福祉サロン」事業で一人暮らしの高齢者の居場所づくりを行っている。そして、ここに「宇部市スポーツコミッション」から指導者を派遣し、健康プログラムを実施しているという（笹川スポーツ

財団ホームページ)。

これらのプログラムを運用するために、宇部市では、スポーツボランティア登録者制度を設け、イベントボランティアおよびクラブ・団体ボランティアを活用している（宇部市ホームページ．宇部市スポーツボランティア募集）。

②愛知県飛島村

飛島村は、愛知県の西南部、海部郡の南東端に位置し、その面積のほとんどが開墾された土地である。純農村地帯として発展を続け、1971年に名古屋港西部臨海地帯の西2区・4区が編入されたことで現在の村域が形成された（飛島村ホームページ）。

久野村長は、「農作業などで腰が曲がっているお年寄りが多くいるなど、村民の健康について何かしなければいけない」「スポーツというか、体を動かして健康づくりができないだろうか。願わくば若い人も参加する形にできないだろうか」と考え、村で健康づくりに取り組むようになったと述べた。たとえば、温水プールを整備し、人口4,500人の村で、約9万人の年間利用者を集めた。また、「日本一健康長寿村研究会」を発足させて専門家の指導を仰ぎながら施策を進めたところ、約20年で25%の医療費を削減することができた（笹川スポーツ財団ホームページ）。

この飛島村はスポーツボランティアの制度を設けていないが、スポーツイベントへの参加率が高い。小さな村であるがゆえに、スポーツボランティアが不要であるのか、あるいは参加者が運営側を助ける形でイベントを行っているのかは明らかでない。

③青森県新郷村

新郷村は、青森県のほぼ南端で十和田湖の東にあたる人口2,600人ほどの小さな村である。また、村域のほとんどが山林原野で農地は1割ほどしかないうえ、偏東風の影響を受けやすい土地柄である。かつては産業の低迷や人口流出による村の過疎化があったものの、近年では「新郷村総合開発計画」に基づき地域経済の活発化を図り、主たる産業である農業分野で地場産業の育成が行われている（新郷村ホームページ）。

新郷村は、高齢化率が40%を超える高齢化地域で、人口流出が続いている。

その理由は、自宅から通学できる高校がないため、子どもたちが高校に進学する際、保護者とともに移住してしまうのだという。こうした状況のなかで、須藤村長は村の活性化という観点から、村民大運動会や村民体育大会、綱引き大会などのスポーツイベントを開催している。その意図は、「元気のない村は会議を開いても、いいアイデアを提供しても人が集まってきません」ということだ（笹川スポーツ財団ホームページ）。

　新郷村も、飛島村と同様、小さな村であるがゆえの問題がある。そもそも、スポーツボランティアが必要かどうか、という問題である。

　④岩手県葛巻町
　岩手県中部に位置する葛巻町は、林業と酪農を主要産業とする町である。現在では、牛の頭数、牛乳生産量とも東北一である。また、町の資源を有効活用し、生産、製造、サービスを担当する４つの第三セクターを組み合わせた総合産業による地域活性化を進めている（葛巻町ホームページ）。

　葛巻町は笹川スポーツ財団が支援する「チャレンジデー」事業を22年間続けることで、町民が主体的に参加し、各自治会や企業が独自の計画を立て、年間を通して運動・スポーツに取り組むように方向づけている。この試みの結果、直近の１～２年は医療費も増えず、スポーツ少年団の団員によるスポーツテストの参加率が県内トップクラスという実績も作った。また、スポーツ施設の充実とスポーツを通した交流も推進し、両者の相乗効果もあらわれている。たとえば、東日本大震災後、近隣で被災した地域の子どもたちを招待したサッカー大会を開催したとき、グラウンドを人工芝にしてほしいという要望があったため、人工芝グラウンドへの改修を行った。この整備の結果、大学の運動部が合宿に訪れるようになったのである（笹川スポーツ財団ホームページ）。

　葛巻町は、町の地域活性化政策のなかにスポーツも組みこんでいる。スポーツは、地域活性化政策全体のなかで重要な役割を果たしているのである。

　3）スポーツで部活動指導
　つぎに、わが国のスポーツ体制で中心的な役割を果たしている部活動である。部活動と学校体育を必ずしも同一線上で語ることはできないが、部活動が学校教育で大きな比重を占めていることは間違いない。他方で、学校の部活動指導にお

いて、学校現場からも外部指導者が必要とされるようになってきた。2015（平成27）年12月、中央教育審議会は、「チームとしての学校の在り方と今後の改善方策について（答申）」を取りまとめたなかで、中間報告関連参考資料で、部活動指導の望ましい範囲を「教員免許を有するなど一定の要件を備えている外部指導者まで」とする回答が最も多いという資料を公開した（中央教育審議会，2015）。

　また、2016年には、教員の長時間労働が注目され、その主要因が部活動指導にあることも明らかにされた（文部科学省，2017）。ここにおいて、学校現場から、日常的・定期的活動をするクラブ・団体ボランティアとしての部活動指導者が求められるようになってきたのである。

　もちろん、これまでにも、学校・家庭・地域が一体となって地域ぐるみで子どもを育てる体制を整えることを目的とし、学校支援地域本部を設立するという構想はあった。しかし、全国的にも、目立った成果は上がっていない状況にある（文部科学省ホームページ．全国の取り組み状況）。

3．「支えるスポーツ」の影響と課題

　これまで述べてきたように、わが国のスポーツボランティアは政策的な影響を強く受けて発展してきた。ただし、その政策は大きく2つの系統に分かれている。第1に、小泉政権以降、加速的に進められた地方分権・地域再生の流れである。この流れの政策では、町づくりのように、地方自治体が自立的な改革を進めていく。第2に、文部科学省の教育改革の流れである。この流れの政策では、現代社会の変化をもとに、地域ぐるみで子育てをする体制と教員の長時間労働是正から部活動でのスポーツボランティアが求められている。これらは、似ているようで、まったく異なる。

　2つの流れの政策は、一部で重なる部分もあるが、それぞれの課題を抱えている。第1に、地方分権・地域再生の流れでのスポーツボランティアは、ある程度以上の規模の自治体でなければ組織的に運営することが難しいことである。人口15万人規模の自治体と人口1万人以下の自治体では、地域再生の観点に立った町づくりが大きく異なる。そのため、同規模の自治体と比較して、「宇部市スポーツコミッション」を成功させることができた要因を検証することは必要であろう。第2に、文部科学省の教育改革の流れにあるスポーツボランティアは、問題点の整理が難しい。本節では部活動でのスポーツボランティアを取り上げた

第8章　ライフ・ウェルネスとスポーツ行動　　213

が、「学校支援ボランティア」のような包括的なパッケージの1つとして組み込まれている場合もある。これらの違いは、地域性とも関係しているため、別途綿密な調査をふまえた研究が必要だと思われる。

　本節が論じてきたスポーツボランティア論は、私たちが"幸福を求める生き方"をするならば、健康増進は必要不可欠であり、その入り口となる支えるスポーツとしてのスポーツボランティアは新たな社会参加の入口になるといえよう。

文献

中央教育審議会（2015）チームとしての学校の在り方と今後の改善方策について（答申）．中教審第185号．

中央省庁等改革基本法．平成10年法律103号．

石田雅博（2016）ラグビーワールドカップ2015イングランド大会から学ぶ．自治体国際化フォーラム319．

教育再生会議（2007）社会総がかりで教育再生を［第三次報告］．2-2．

国立教育政策研究所社会教育実践教育センター（2012）平成24年度ボランティアに関する基礎資料．

文部科学省（2012）スポーツ基本計画．

文部科学省（2017）教員勤務実態調査［平成28年度］の集計（速報値）について（概要）．

笹川スポーツ財団（2011a）ドイツスポーツ政策調査研究．

笹川スポーツ財団（2011b）イギリススポーツ政策調査研究．

笹川スポーツ財団（2014）スポーツボランティア・運営ガイドブック―スポーツイベントのボランティアを知る．

笹川スポーツ財団（2015）スポーツにおけるボランティア活動活性化のための調査研究．

公式ホームページ

葛巻町ホームページ．http://www.town.kuzumaki.iwate.jp/docs/2015102200072/（as of 2017/8/20）．

文部科学省ホームページ．http://www.mext.go.jp（as of 2017/8/20）．
　全国の取り組み状況．http://www.mext.go.jp/a_menu/01_l/08052911/004/1296690.htm

内閣官邸ホームページ．オリパラ事務局．（as of 2017/8/20）．
　http://www.kantei.go.jp/jp/singi /tokyo2020_suishin_honbu/hosttown_suisin/pdf/ht_suisin.pdf

笹川スポーツ財団ホームページ．http://www.ssf.or.jp（as of 2017/8/20）．
　高橋範子．ドイツのスポーツクラブ（3）．
　http://www.ssf.or.jp/research/international/spioc/de/tabid/1329/Default.aspx
　「宇部市スポーツコミッション」で地域コミュニティーの再構築に手ごたえ．

http://www.ssf.or.jp/topics/tabid/1047/Default.aspx

「小さくてもキラリと光る村」飛島村チャレンジデー初参加.

http://www.ssf.or.jp/topics/tabid/1064/Default.aspx

「チャレンジデーでは4回日本一」スポーツが村づくりの原点に.

http://www.ssf.or.jp/topics/tabid/1135/Default.aspx

町民のスポーツへの意識を変えたチャレンジデー22回連続参加.

http://www.ssf.or.jp/topics/tabid/1261/Default.aspx

新郷村ホームページ（as of 2017/8/20）. http://www.vill.shingo.aomori.jp/

地域活性学会ホームページ（as of 2017/8/20）.

　　設立趣意書　http://www.hosei-web.jp/chiiki/outline/01. Html

飛島村ホームページ　http://www.vill.tobishima. aichi.jp/（as of 2017/8/20）.

　　概要・歴史について　http://www.vill.tobishima. aichi.jp/sonsei/syoukai/gaiyou.html

宇部市ホームページ. http://www.city.ube.yamaguchi.jp（as of 2017/8/20）.

　　プロフィール　http://www.city.ube.yamaguchi.jp/shisei/shoukai/profile.html

　　スポーツボランティア募集

　　http://www.city.ube. yamaguchi.jp/ boshuu/sougou_bunka/volunteer.html

ラグビーワールドカップ2019ホームページ　https:www.rugbyworldcup.com/（as of
　　2020/8/10）.

意識調査に見るRWC2019日本大会の成功とレガシー　https://www.rugbyworldcup.com/
　　news/568363

釜石市ホームページ　https://www.city.kamaishi.iwate.jp/（as of 2020/8/10）

第9章
ライフ・ウェルネスと社会福祉

　利他の精神、利他行動はライフ・ウェルネスの構築には欠かせない。そこで本章では、社会福祉の理念と現状を解説し、障害とは何かを論じるとともに障害を有する人のスポーツへの参加から得られる心理社会的効果を論じる。最後に、ボランティア活動の援助成果の視点からボランティア活動の新たな利他としての健康行動論を提案する。

1節 ◆ 地域社会における社会福祉の理念と現状

1．社会福祉の理念と歴史

1）社会福祉と福祉活動

　社会福祉という言葉の意味は、抽象的にはすべての人びとが人生の諸段階を通じ幸せな生活を送ることができるようにする社会的政策といえる。1946（昭和21）年制定の日本国憲法 25 条では、「①すべて国民は、健康で文化的な最低限度の生活を営む権利を有する。②国は、すべての生活部面について、社会福祉、社会保障及び公衆衛生の向上及び増進に努めなければならない。」と規定している。1950（昭和25）年、憲法第 25 条の条文とかかわって定義されたものとして、社会保障審議会の勧告によると、「社会保障制度とは、疾病、負傷、分娩、廃疾、死亡、老齢、失業、多子その他困窮の原因に対し、保険的方法又は直接公の負担において経済的補償の途を講じ、生活困窮に陥った者に対しては、国家扶助によって最低限度の生活を保障するとともに、公衆衛生及び社会福祉の向上を図り、もってすべての国民が文化的社会の成員たるに値する生活を営むことができるようにすることをいうのである」とし、社会福祉については、「国家扶助を受けている者、身体障害者、児童、その他援護育成を要する者が、自立してその能力を発揮できるよう、必要な生活指導、更生補導、その他の援護育成を行うことをいうのである」と規定している。

216

社会福祉の実施体制の概要

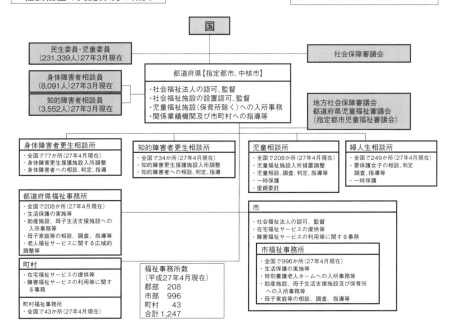

図9-1-1　社会福祉の実施体制の概要

　この定義によると、社会保障制度には、①社会保険、②国家扶助（公的扶助、具体的には生活保護）、③公衆衛生（医療を含む）、④社会福祉の4つの部門があることを示し、社会保障はそれらの上位概念としている。そして、国家扶助（生活保護）は、経済保障と被保護者個々人の環境、性格、能力などに応じ個別援助を行うという2つの目的をもっており、後者の対人的な援助を優先させるがゆえに「社会福祉」のなかに含まれている。社会福祉は、①政策・制度部門、②運営部門、③実践部門からなる。図9-1-1は、わが国における社会福祉の実施体制を示したのである。国は、政策・制度部門を構築し、都道府県、政令市は法にしたがって運営し、実践を行っている。

　例を示すと、社会福祉法において福祉事務所を設置し、都道府県および政令市は社会福祉法人の認可を行い、指導監督などを行っている。

第9章　ライフ・ウェルネスと社会福祉　　217

2) 社会福祉の歴史

わが国の社会福祉の歴史は、戦後すぐに連合国総司令部（GHQ：General Headquaters）の指示により、社会福祉の大枠が設定され、高度成長経済下において発展を遂げ、社会福祉六法体制を作り上げた。1970 年代にはじまったオイルショックにより、高度成長経済は終焉し、社会福祉財政の抑制、さらに 1980 年代には社会福祉改革が進められ、1990 年に社会福祉関係八法改正、2000 年の社会福祉基礎構造改革、同年施行の成年後見制度、介護保険制度の実施に至った。少子高齢化の伸展により限界集落、虐待、待機児童、子どもの貧困などの新たな社会問題が発生し、それぞれの課題の解決に向けての動きが続いている。

(1) 昭和 20 年〜 30 年代まで

終戦直後のわが国では、深刻化した貧困問題に対応することが緊急の課題であった。1947（昭和22）年 5 月 3 日、日本国憲法が施行された。憲法第 25 条は、国民が生存権をもつことを明示し、それを保障する国家の責務を規定した。この新憲法下において、生活困窮者に対する生活保護制度を拡充強化するために現行の生活保護法が制定された。1947（昭和22）年には児童福祉法、1949（昭和24）年には身体障害者福祉法が制定された。この生活保護法、児童福祉法、身体障害者福祉法は「福祉三法」とよばれている。1951（昭和26）年には、社会福祉事業のすべての分野における共通的事項を定めた社会福祉事業法（2000 年に社会福祉法へ改正）が制定された。このように、終戦直後のわが国は、連合国総司令部（GHQ）の指導や指示を受けながら社会福祉施策を作り上げてきた。

昭和 30 年代のわが国は、高い経済成長を遂げ、国民の生活水準も向上してきたが、格差拡大の時代でもあった。昭和 20 年代の救貧対策を主な柱とする施策から防貧対策に変換していった時代でもある。1960（昭和35）年には、18 歳以上の知的障害者への援護施策としての精神薄弱者福祉法（1988 年に知的障害者福祉法に改正）、1961（昭和36）年の国民皆年金皆保険の達成。1963（昭和38）年には老人福祉法、1964（昭和39）年には母子福祉法（1981 年に母子及び寡婦福祉法に改正、2014 年に母子及び父子並びに寡婦福祉法に改正）など福祉関連の法案が制定されている。この 3 つの法律と先に制定された福祉三法とを合わせて「福祉六法」とも呼ばれている。

(2) 昭和 40 年〜 60 年代まで

　昭和 40 年代は、社会福祉の充実の時代といわれる一方、経済成長の恩恵を受けることができない高齢者や障害者、母子世帯の生活は厳しい状況下にあった。1973（昭和 48）年のオイルショックは、国民生活に大きな影響を与えた。昭和 50 年代は、社会福祉制度の転換期ともいわれ、社会福祉の枠組みを改革していこうとの動きがみられた時期でもある。この時期の社会福祉に関する法律として、1971（昭和 46）年、児童手当法の創設がなされた。

　1973（昭和 48）年、老人医療費支給制度（老人医療費無料化）、年金制度改正（物価スライド制の導入）が制定され、この年は「福祉元年」とも称された。1982（昭和 57）年に制定された老人保健法は、老人医療費無料化制度を廃止した。さらにこの時期は、高齢者人口の増加や核家族化の進行に伴い、高齢者介護の課題が発生した時期でもある。1980 年代後半には社会福祉改革が本格化し、1987（昭和 62）年には、社会福祉士及び介護福祉士法が制定され、社会福祉分野における国家資格が誕生した。

(3) 平成元年〜現代まで

① 福祉関係八法改正

　中央社会福祉審議会、身体障害者福祉審議会、中央児童福祉審議会の 3 つの福祉関係審議会の企画分科会合同会議が、1989（平成元）年にまとめた意見具申「今後の社会福祉のあり方について」では、①住民に身近な市町村の役割を重視し、②在宅福祉の充実と施設福祉との連携を強化し、③福祉サービス分野での民間事業者、ボランティア団体などの多様な供給主体を育成し、④地域において福祉・保健・医療サービスが有機的連携の下で提供される体制を整備することを提言した。

　これを受けて、1990（平成 2）年には、福祉関係八法（老人福祉法、身体障害者福祉法、児童福祉法、母子及び寡婦福祉法、社会福祉事業法、老人保健法、社会福祉・医療事業団法）の改正が行われた。

a.　在宅福祉サービスを社会福祉事業としての位置づけ。

b.　老人福祉、身体障害者福祉の分野では、在宅・施設サービス両方の実施権限を市町村に義務付け。

c.　具体的なサービス整備目標の設定を含む老人保健福祉計画策定を市町村に

義務付け。

② ゴールドプラン・新ゴールドプラン、介護保険法の策定

1989（平成元）年、総合的な高齢者の対策として、厚生省・大蔵省・自治省の3省協議により、「高齢者保健福祉推進十か年戦略（ゴールドプラン）が策定され、2000（平成12）年に至るまでに具体的な数値目標を掲げて在宅や施設福祉サービスなどの拡充をめざし、進められたが、前述の福祉関係八法改正により、市町村で策定された老人保健福祉計画において、国が示した数値目標を大幅に上回ることが明らかになったため、1994（平成6）年、厚生・大蔵・自治大臣の合意により、「新・高齢者保健福祉推進十か年戦略」（新ゴールドプラン）がまとめられた。この新ゴールドプランの終了年度が1999（平成11）年である。介護保険制度がスタートすることによって、政府によりゴールドプラン21が策定され、2004（平成16）年度に終了した。2000（平成12）年に施行された介護保険法は、これまでの福祉政策が続けてきた措置制度から契約中心の制度と転換した。

急速な少子高齢化に加え、自然災害等により生活のしづらさが現れ、社会保険費の増大が続いている。

③ 障害者の福祉

従来の障害者福祉施策は、施設施策が中心であったが、1981（昭和56）年の国際障害者年移行、ノーマライゼーションの理念の普及等により、在宅福祉に対する認識が高まり、さらに1990（平成2）年の福祉関係八法改正により、居宅介護等事業やグループホーム等が法定化され、障害者支援の方法が在宅志向に重点が置かれるようになった。1993（平成5）年には心身障害者対策基本法が改正され、名称が「障害者基本法」に、2006（平成18）年には、障害者総合支援法（障害者の日常生活及び社会生活を総合的に支援するための法律）が制定され、法の対象者に難病なども追加され、地域社会における共生が強く打ち出された。その後、自立生活援助や就労定着支援等の新規事業や医療的ケアを要する障害児支援等のさらなる充実が図られた。

④ 児童の福祉

わが国の児童福祉は、児童福祉法に基づき、保護者による養育を前提とし、保

護者のいない児童を児童福祉施設に入所させ、養育環境を保障する方法で進められてきたが、1960年代から社会構造や産業構造の変化、都市化や過密化、少子化や家族の形態の変化などにより、変化を余儀なくされるようになった。1990年代のいわゆる社会福祉基礎構造改革により、社会福祉法や児童福祉法の改正にともない、利用者を主体とする方向へ舵がとられた。1994（平成6）年、エンゼルプラン「今後の子育て支援のための施策の基本的方向について」、1999（平成11）年、新エンゼルプランが策定され、内容の充実を図ってきた。

　わが国の少子化は、平成の時代に入ってもその流れは止まらず、2003（平成15）年、少子化対策基本法、少子化対策大綱を制定した。翌2004（平成16）年には、児童福祉法の改正で、児童相談所を中心とした児童家庭相談を、市町村を第一義的窓口として位置づけ、要保護児童対策地域協議会の設置を努力、義務化して対応を強化してきた。少子化対策について、国は多くの制度を創設や改正を図ってきたが、施策は十分に機能せず、少子高齢化の進展、地域の子育て力の低下と相まって、子どもの貧困、社会的養護の充実などが問題化している。

　虐待相談対応件数は年々増加し、適切な養育を受けることが困難な家庭の増加等もあり、社会的養護の重要性が高まり、2016（平成28）年には、児童福祉法が大きく改正された。

2．社会福祉の現状

1）社会福祉の従事者

　社会福祉業務に携わる者を社会福祉従事者というが、一般的には社会福祉施設に勤務する者や社会福祉事業を監督・指導する立場である社会福祉行政に関わる者も社会福祉従事者といえる。社会福祉施設などにおいては、利用者の生活に直接にかかわる生活相談員などを直接処遇職員、調理員や事務職員といった職員を間接処遇職員とよぶ場合もある。社会福祉従事者の業務は、社会福祉を必要とする対象者の生活に直結することが多い故に高い専門性が要求される。法治国家であるわが国は、社会福祉に関する事業のほとんどが法律によって規定されているため、特定の業務については資格を前提にしている場合も多い。

　以下、専門性が要求される社会福祉の従事者について述べる。

(1) 公務員としての社会福祉業務

　児童相談所、福祉事務所といった社会福祉の行政機関は、それぞれの地方公共団体が行う採用試験に合格した後、各部署にて勤務をする際、社会福祉の専門職資格が必要となる。たとえば、児童相談所は都道府県、政令市に必置義務があるため、児童相談所の職員になるためには、公務員としての試験に合格することが必要である。さらに児童相談所の所長については、医師、社会福祉士、児童福祉司としての専門資格と合わせて経験などが必要とされる職種でもある。

　児童福祉司とは、児童福祉司などの養成を行う教育機関を卒業するか、都道府県知事が指定する講習会修了や社会福祉主事としての児童福祉事業に従事するなどの専門性を学んだ後に任用される。社会福祉主事とは、大学などにおいて社会福祉に関する科目を修めた者、都道府県知事の指定する講習会などの課程を修了した者、社会福祉士、厚生労働大臣の指定する社会福祉事業従事者試験の合格者などとされている。

　今日、公務員の社会福祉士枠採用が増えてきている。都道府県のみでなく市町村にも拡がりつつある。このことは、社会福祉の多くが地域住民の生活に直結するものであるために、住民に最も身近な市町村が社会福祉サービスの実施権限をもつべきであるという地方分権の考えに起因するものと思われる。

(2) 社会福祉施設勤務

　社会福祉施設は、老人、児童、心身障害者、生活困窮者など社会生活を営むうえで、さまざまなサービスを必要としている者を援護、育成し、または更生のための各種治療訓練などを行い、これら要援護者の福祉増進を図ることを目的としている。社会福祉施設には大別して老人福祉施設、障害者支援施設、保護施設、婦人保護施設、児童福祉施設、その他の施設がある。社会福祉施設はそれぞれに根拠となる法律に基づいて運営されていて、職種の専門性や基準などが規定されている。

(3) 地域の社会福祉に貢献

　社会福祉協議会は、民間の社会福祉活動を推進することを目的とした民間組織で、各都道府県、市区町村において民生委員・児童委員、社会福祉施設などの社会福祉関係者、保健・医療・教育などの関係機関の参加・協力のもと、地域の人

びとが安心して生活することのできる社会の実現を目指してさまざまな活動を行っている。各種の福祉サービスや相談援助活動、ボランティアや市民活動の支援、共同募金への協力など全国的な取り組みから地域の特性に応じた活動が展開されている。事業の内容によっては、専門資格を要する職種もある。

(4) 民生委員

民生委員は、厚生労働大臣の委嘱を受け、それぞれの地域で、住民の立場に立って相談に応じ、必要な援助を行い、社会福祉の増進に努めるものであり「児童委員」を兼ねている。民生委員は都道府県知事の推薦を受け、厚生労働大臣の委嘱により活動を行うが、無給である。民生委員の職務は、民生委員法第14条によると、以下のとおりである。

① 住民の生活状態の把握。
② 援助を必要とする者がその有する能力に応じた日常生活を営むことができるように生活に関する相談に応じ、助言その他の援助を行う。
③ 援助を必要とする者が福祉サービスを適切に利用するために必要な情報の提供。
④ 社会福祉を目的とする事業を経営する者又は社会福祉に関する活動を行う者と密接に連携し、その事業または活動を支援すること。
⑤ 福祉事務所その他の関係行政機関の業務に協力すること。

2) 社会福祉士

1987（昭和62）年、社会福祉関係者の長年の努力が実り、社会福祉専門職制度が誕生した。社会福祉士は国家資格であり、「社会福祉士の名称を用いて、専門的知識及び技術をもって、身体上若しくは精神上の障害があること又は環境上の理由により日常生活を営むのに支障がある者の福祉に関する相談に応じ、助言、指導、福祉サービスを提供する者又は医師その他の保健医療サービスを提供する者その他の関係者との連絡及び調整その他の援助を行うことを業とする者」（社会福祉士及び介護福祉士法第2条第1項）と規定されている。

社会福祉士の活躍の場は下記のとおりである。
① 地域包括支援センター：介護保険法に位置づけられ市町村で必置の事業

第9章 ライフ・ウェルネスと社会福祉 223

所である。社会福祉士・保健師・主任介護支援専門の3職種が基準配置され、地域における高齢者の総合相談や支援困難事例等への指導・助言、権利擁護などの支援を実施する。

② 行政等の公的機関：公務員として採用され、福祉事務所・児童相談所のケースワーカーや児童福祉司、身体障害者福祉司などの相談援助の専門職として業務を行う。

③ 社会福祉協議会：社会福祉協議会は地域の社会福祉の質を高めていくことを目指す民間の社会福祉団体で、福祉活動専門員やコミュニティソーシャルワーカーとして業務を行う。

④ 災害ボランティアセンター：市区町村社会福祉協議会のボランティアセンターとの連携によるボランティア活動の振興、災害時には必要に応じて災害時ボランティアセンターを立ち上げ被災地支援を実施。

⑤ 医療機関：病院や診療所などの医療機関において、患者や患者家族の心理面・経済面などの問題の解決にあたる医療ソーシャルワーカーとして、医療と福祉の連携を担う。

⑥ スクールソーシャルワーカー：いじめや不登校、虐待・貧困など学校や日常生活における問題に直面する子どもを支援する社会福祉専門職で、子ども本人のみでなく、家族や友人、学校、地域などの周囲に働きかけて問題解決を図る。

その他、近年では刑務所における社会福祉士の採用や、家計相談支援員などの自治体が行う各種の生活相談にかかわる人材としての任用も出始めている。

社会福祉士以外の国家資格については、高齢者や障害者の分野における介護にかかわる専門職としての介護福祉士（社会福祉士及び介護福祉士法第2条第2項）や精神障害の分野で社会復帰や地域相談支援に関わる精神保健福祉士（精神保健福祉士法　第2条）がある。また、2001（平成13）年の児童福祉法の改正により国家資格化した児童家庭福祉分野における保育士がある（児童福祉法第18条の4）。

3）社会福祉士の活動
(1) 高齢者分野における社会福祉士
高齢期における生活問題は、医療・介護の問題、就労後の生活資金の問題から

配偶者や知人の死に遭遇する不安や喪失感、家族との関係といった心理的・社会的な問題などさまざまなものがある。高齢分野における社会福祉士は、高齢者自身のサービス利用の調整や、社会福祉施設・医療機関などの社会資源活用にとどまらず、高齢者が抱く特有の課題に対する心理的な支援や家族などの介護に関する支援から地域社会のネットワーク体制の整備など多岐にわたる相談援助を行っている。さらには、認知症高齢者の増加や高齢者を狙った犯罪や高齢者虐待などへの対応もその範疇とされている。

　近年では、自然災害等による被災者支援活動も展開されている。

(2) 障害者分野における社会福祉士

　近年、障害者施策の変化は著しく、社会福祉基礎構造改革の一環として入所施設から地域生活重視へと流れが変化し、障害者福祉サービスが「措置」から「契約」へと変わり、サービスは利用する主体者が決定し、利用者には応能負担を求める方向に変化、さらに障害者総合支援法では、地域共生社会を目指している。障害者相談支援専門員として、専門知識を生かした援助活動を多くの社会福祉士が担っている。障害者分野における社会福祉士には、障害当事者に代わって権利や利益を守る代弁者の役割が重要とされている。

(3) 児童分野における社会福祉士

　家族機能の変化、子育て不安の深刻化などで地域における児童福祉は転換期を迎えている。従来、児童分野の専門職は、行政機関である児童相談所や福祉事務所、社会福祉施設である児童福祉施設などになかば限定されていたが、時代の変化にともない、地域での子育て支援、小規模ケアによる社会的養護の実践へと転換していくなかで、地域を基盤とした社会福祉士の役割が期待されている。スクールソーシャルワーカーや児童発達支援センターでの相談援助業務などがある。

(4) 医療分野における社会福祉士

　保健医療機関において、社会福祉の立場から患者やその家族がかかえる経済的・心理的・社会的問題の解決・調整を援助する業務を担っている。具体的には、①療養中の心理的・社会的問題の解決、調整援助、②退院の援助、③社会復帰援助、④受診・診療援助、⑤経済的問題の解決、調整援助、⑥地域活動などがある。

第9章　ライフ・ウェルネスと社会福祉　　225

⑸ 行政分野における社会福祉士

児童相談所や福祉事務所のほか、市町村の役場において社会福祉全般にかかわる業務がある。

⑹ 独立型社会福祉士としての活動

独立型社会福祉士とは、地域を基盤として独立した立場でソーシャルワークを実践する者であり、ソーシャルワークを実践するにあたって、職業倫理と十分な研修と経験を通して培われた高い専門性に基づき、あらかじめ利用者と締結した契約にしたがって提供する相談援助の内容及びその質に対して責任を負い、相談援助の対価として直接的に、もしくは第三者から報酬を受ける者（公益社団法人、日本社会福祉士会HPより）。2020（令和2）年7月現在450名が名簿登録している。

業務は社会福祉の専門性を生かした実践を行っており、具体的な活動として、①成年後見人活動、②スクールソーシャルワーカー、③介護保険制度に関する相談支援、④障害児者の生活支援、⑤福祉サービス評価委員活動等がある。

3．ライフ・ウェルネスと福祉

第1章で、ライフ・ウェルネスを「身体活動・運動・スポーツを基盤としたアクティブな日々の生活をとおしてよりよい人生を構築していく生き方」と定義している。ウェルネス（wellness）とは、心身の健康だけでなく、人の生・人生観や生きがいを含む多元的な健康観であり、身体活動をとおして充実した人生や健康的な生活を送ることといえよう。

社会福祉という言葉の意味は、本節の冒頭で述べたとおり、「すべての人びとが人生の諸段階を通じ幸せな生活を送ること」である。社会福祉実践にかかわるということは、健康的な地域生活をすべての人びとが送れる社会の創造である。よって、利用者支援を行う際に利用者をどのように捉えていくのかは重要である。

今日、保健・医療・福祉の世界ではICF（図4-2-1参照）の視点から考えることが一般的である。ICFとは、2001（平成13）年にWHO（世界保健機関）が提唱した、国際生活機能分類（International Classification of Functioning, Disability and Health）の略称で、人の生活を、個人の問題ではなく、環境との関係で捉えていこうとするもので、この考え方は社会福祉士が行う援助活動の基

本的な理念と相通じるものでもある。

　「ソーシャルワークは社会変革と社会開発、社会的結束、および人びとのエンパワメントと解放を促進する、実践に基づいた専門職であり学問である。社会正義、人権、集団的責任、および多様性尊重の諸原理は、ソーシャルワークの中核をなす。ソーシャルワークの理論、社会科学、人文学、および地域・民族固有の知を基盤として、ソーシャルワークは、生活課題に取り組みウェルビーイングを高めるよう、人びとやさまざまな構造に働きかける」。地域社会で人としての生活を楽しむ方々を支援していくソーシャルワーカーとしての社会福祉士には、人の生活や健康に関する知識を有することは重要なことである。したがって、本書で述べられるライフ・ウェルネスの概念は支援を組み立てていくうえにおいて価値ある示唆を与えると考えられる。それにも増して、社会福祉士自身の人生設計にも寄与できるのではなかろうか。

文献

公益社団法人 日本社会福祉士会編（2014）社会福祉士実習指導者テキスト第 2 版. 中央法規.
厚生労働統計協会（2013 ／ 2014）国民の福祉と介護の動向, 60 (10).
社会福祉士養成講座編集員委員会編（2013）新・社会福祉士養成講座　福祉行財政と福祉計画.
　　中央法規.
社団法人 日本社会福祉士会（2005）三訂版　社会福祉士のしごと. 中央法規.

第 9 章　ライフ・ウェルネスと社会福祉

2節 ◆ 障害者スポーツとライフ・ウェルネス

1．障害者・児の抱える健康問題

　障害者・児の健康の維持は、健康科学において重要なトピックであるにもかかわらず、健康の促進や疾病予防のための支援は十分に提供されていない。また、障害者・児と障害のない人びととの間の健康格差は大きく、障害者・児の心身の健康状態が悪いことも指摘されている（Reichard, et al., 2011）。さまざまな健康問題に対して、解決するための具体的な目標を設定し、十分な情報提供を行うことで、障害者・児が自己決定に基づいて生活習慣の改善や健康づくりを促進できるようにするための支援や政策が求められている。運動・スポーツはその一方略として、身体的・心理的・社会的な意義を提供すると考えられる。

　以下ではまず、障害者・児のかかえる健康問題を理解する土台となる健康と障害について概説する。そのうえで、障害者・児の健康の促進について、身体的側面と心理・社会的側面に分けてみていくこととする。

2．健康と障害の理解

　世界保健機関（World Health Organization: WHO）が2001（平成13）年に採択した国際生活機能分類（International Classification of Functioning, Disability and Health: ICF, 図9-2-1）では、医学的な障害の有無にかかわらず、すべての人が抱えうる「生きることの困難」を障害として理解するという、根本的に新しい視座が提示された（上田、2005）。ICFで提示されている生活機能には、「心身機能・構造」「活動」「参加」の3つのレベルがある。「心身機能・構造」とは、身体の動きや精神の動き、および視覚や聴覚などを含む機能と、身体の部分を指す構造のことである。「活動」とは、食事や洗顔などの日常生活の動作や、仕事などの社会生活上必要な行為や余暇活動、および趣味などを指す。「参加」とは、人生のさまざまな状況に関与し、役割を果たすことを意味する。ICFでは、「心身機能・構造」「活動」「参加」の3つの生活機能というプラスの側面に着目し、そこに生じる問題を障害として捉える。つまり「心身機能・構造」に問題が生じた状態が「機能・構造障害」であり、「活動」に問題が生じた状態が「活動制限」、「参加」に問題が生じた状態が「参加制約」となる。

　たとえば、「心身機能・構造」レベルに脊髄損傷という機能・構造障害があっ

たとしても、車いすを利用すれば移動することができるという「活動」レベルのプラスの側面を評価できる。しかし、車いすで街中に買い物に行った際に、お店の前に段差があると、そのお店にアクセスできないといった「参加」に制約が生まれる。そして、参加制約により、買い物ができないという活動制限につながることもある。ICFでは、これらの問題を障害として位置づけるのである。また、このような状況が生じると、障害者・児は自己に対する自信を喪失したり、不活動に陥ったりすることがあり、彼らの自己の能力への気づきを高めたり、行動変容を促すためのアプローチも重要となる。

さらに、ICFでは、生活機能に影響を与えるものとして、物理的・制度的・人的な環境因子や社会的な意識である「環境因子」と、年齢、性別、価値観、パーソナリティ、およびライフスタイルなどの「個人因子」の2つの背景因子が位置づけられている。ICFでは、背景因子も含めて「生きることの全体像」を捉えていく。そして、生活機能上の問題はだれにでも起こりうるという観点から、ICFによる分類はすべての人にとっての「健康の構成要素に関する分類」であり、新しい健康観を提起するものとして考えられている（大川, 2009）。ICFは、個人の医学的な障害ではなく、個人と環境の共通課題として障害を定義している。障害者・児の健康問題を考える上で、このICFに基づき、身体的・心理的・社会的側面を含めて包括的にアプローチしていく必要があるといえよう。

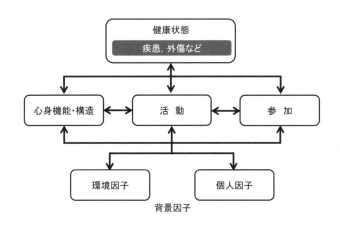

図9-2-1　国際機能分類（ICF；WHO, 2001）

3．障害者・児の健康の促進に向けて

1）身体的側面の健康

(1) 機能・構造障害の理解

　身体的側面の健康を考える前提として、心身機能・構造に問題が生じた状態である機能・構造障害について簡単に説明しておく。機能・構造障害には、視覚障害、聴覚障害、および肢体の障害といった身体障害、発達障害、および精神障害などがある。まず、身体障害についてみると、視覚障害とは、治療を行っても視機能の改善が認められず、永続的に視機能の低下をきたしている状態のことである。「視覚障害があると何も見ることができない」「真っ暗闇の世界を生きている」と誤解されがちだが、光を感知したり、弱視であったりと、視機能の程度は個人によって異なる。つぎに、聴覚障害とは、「聞こえ」の能力に障害のある状態であり、聴力デシベルで 30-50dB の音が聞こえにくい軽度難聴から、100dB以上の音が聞こえにくい重度の難聴までさまざまである。失聴年齢、残存聴力、言語力、読話力、発語力、教育歴、および家庭環境（家族に聴覚障害者がいるか、家族が手話をできるかなど）によって、手話や口話といったコミュニケーションの手段が異なる。主な肢体の障害としては、脳性麻痺や脊髄損傷、切断などがあげられる。いずれの障害にもいえることだが、とりわけ肢体の障害においては、障害を受けた部位や麻痺の程度により残存機能はさまざまである。

　発達障害の主な特徴として、意思伝達、自己管理、家庭生活、社会的・対人的スキルなどの適応行動に困難が生じる。自分なりのこだわりがある者も多く、突然の変化に対応できなかったり、場合によってはパニックを起こすこともある。また、知的障害をともなうこともある。精神障害は、脳の器質的な変化や機能の障害により、精神や行動に特定の変化が現れた状態であり、統合失調症やうつ病がよく知られている。就労や対人関係に支障が出る場合には、長期的な支援を必要とすることもある。

　以上、機能・構造障害について概説してきたが、障害者・児の心身の健康を考える上で重要なことは、これらの機能・構造障害を取り除くことではなく、それらとともに生きていくなかで直面する健康リスクや心理的・社会的な弊害への支援であることを強調したい。

(2) 身体的健康の促進に向けて

　WHOは、健康な生活やQOLを維持するために、定期的な身体活動の実施を推奨しているが、障害者・児は、生活習慣病とも関連する身体的不活動に陥りやすいことが危惧されている。知的障害のある子どもたちに特化してみると、特別支援学校在学中は、体育授業や学内での運動部活動などによって、日常的に運動・スポーツを実施する機会が確保されているものの、卒業後には身体活動を実施する機会が減少し、肥満などを含む生活習慣病の増加が懸念されている。知的障害者は思春期から肥満に陥るものが多くなり、地域で生活する成人の知的障害者は、障害のない者と比べて肥満傾向にあることも報告されている（増田ら，2012）。一方、身体障害の場合、運動量の減少は体力の低下を引き起こし、加齢に伴う機能低下は障害のない人びと以上に加速化するだけでなく（三田，1995）、合併症や筋肉の萎縮、関節の拘縮、床ずれ、各臓器の機能低下などの二次的障害をかかえる人も多く存在する。

　車いすマラソンの世界記録保持者であり、世界的に活躍をしているスイスのハインツ・フライ選手の「障害のない人はスポーツをしたほうがよいが、障害のある人はスポーツをしなければならない」ということばにもあるように、肥満をはじめとする健康を阻害する要因をかかえる障害者・児にとって、有酸素能力や身体機能の改善を促す身体活動は必要不可欠といえる。しかしながら、障害者・児にとって、身体活動の恩恵に対する理解不足や地域での身体活動の実施可能性に関する認識の欠如（Hawkins & Look, 2006）、身体活動を継続するモチベーションの欠如（Hutzler & Korsensky, 2010）などが問題として指摘されている。このことから、障害者・児に対して健康の自己責任論（健康の責任を自己に求めること）の教育を提供し、自分の健康の問題に関して専門家と話し合ったり、どのように健康を維持するかについて専門家から情報を得たりする方法を学習させることが必要とされている（Horner-Johnson, et al., 2011）。また、過剰なエネルギー摂取をもたらす不適切な食習慣の是正や、朝食の食べ方、野菜の摂り方などを含めた栄養指導も重要であり（増田ら, 2012; Horner-Johnson, et al., 2011）、行動変容のアプローチも役に立つだろう。

2) 心理・社会的側面の健康

(1) セラピューティック・レクリエーション

障害者・児は、社会的差別、教育や雇用などを含む機会の制限、障害者という
レッテルなど、さまざまな差別や偏見にさらされる傾向にある。加えて、障害
者・児は、環境的・社会的バリアや社会的孤立、社会との接触の減少を経験しや
すい。にもかかわらず、障害者・児への心理・社会的な支援は十分とはいえない
のが現状である。

障害者・児の健康を考える際には、ICF に基づき身体的・心理的・社会的側面
を含めて、包括的にアプローチしていくことが重要であり、そのためにはセラピ
ューティック・レクリエーションの概念が役に立つ。ICF で支持されているよう
に、個人の医学的な障害ではなく、個人の能力に焦点を当てることが重要であり、
基本的な機能の改善および障害や疾病の治療のみならず、障害者・児の心理・社
会的な健康の促進に焦点を当てる必要がある。本来、障害の有無にかかわらず、
人びとは人生の意味や喜びを感じ、他者と関係性をもち、地域に貢献したいとい
うニーズをもっており（Carruthers & Hood, 2007）、セラピューティック・レク
リエーションはこの考え方に基づいた概念といえる。

セラピューティック・レクリエーションとは、満足感・達成感などのポジティ
ブな感情を導く余暇時間の活動（レクリエーション活動）をとおして、障害のあ
る人びとの健康の回復・保持および増進の発展を図るために援助するとともに、
その支援方法の確立をめざすものである。余暇時間の活動への従事は、ストレス
の解消や人間交流の促進、人間性の回復のような心理的・社会的恩恵を導く。加
えて、余暇時間の活動において身体的スキルを発達させることは、学校や職場、
その他の生活におけるさまざまな側面において、障害者・児の自立を促す
（Anderson & Heyne, 2010）。

(2) 中途障害者における運動・スポーツの意義

事故や病気による身体機能や身体部位の喪失といった受障体験は、生活の変化
や喪失感をもたらす体験である。また、社会的な差別にともなう心理的ストレス
や、「障害者」というレッテルの付与による自己否定を経験することもある。た
とえば、生活を営む上での運動機能や知覚の障害、活動の制限などが生じると、
「○○ができなくなった」というように、身体能力を否定的に捉えるようになる。

また、身体部位の喪失や変形による歪み、体調や筋力の低下に伴い、自分自身の身体そのものも否定的に捉えるようになる。そして、障害のない身体によって支えられていた日常生活や価値も喪失され、今後の生活への不安などもかかえるようになる。これらの変化を受けて、障害のある自分自身を受け入れることが難しくなり、「健常者とは違う障害者の世界になった」「以前の自分とは違う、前より悪い世界に自分はいる」との意識が生まれ、自己の揺らぎへとつながっていく（図9-2-2）。

その一方で、競技スポーツ場面で体験される予想を覆す試合結果や逆転劇、他者との出会い、厳しい訓練の克服などの体験は、ときとしてアスリートの人生観や価値観をも変えることになる（橋本, 2005）。このような、練習や試合のなかで体験される、人生の転機ともなるような心に残るエピソード、つまり「スポーツドラマチック体験（橋本, 2005）」は、自己変容を促す。競技経験年数や受障経過年数、年齢といった時間的な長さではなく、スポーツドラマチック体験が多いほど自己受容や生活の満足度が高くなるとされる（Uchida, et al, 2015; Uchida & Hashimoto, 2017）。

つまり、スポーツドラマチック体験のような意味のある出来事をとおして、受

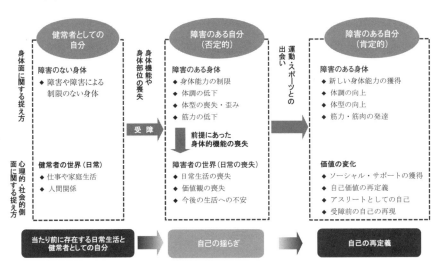

図9-2-2　中途障がいに伴う喪失と運動・スポーツを通した再定義のプロセス
　　　　（内田ら, 2008を基に作成）

障による喪失感からの脱却や生きる意味の再定義がなされるのである（内田ら、2008）。このような、中途障害を受障した者が、「中途障害の受障体験」と「スポーツでの意味のある体験」という2つの転機を通じて意味づけを行うプロセスは、いわば人生（自己）の喪失と再構築のプロセスといえるかもしれない。

(3) 障害者スポーツとライフ・ウェルネス

さて、身体に関する自己の捉え方である身体的自己概念は、自己全体の中心的要素として位置づけられている（Fox, 1998）。つまり、ライフ・ウェルネスの構築に向けて必要となるアクティブな生活態度と行動の基盤となる身体は、自己そのものを支える要素と捉えることができる。

身体における医学的な機能・形態障害や、外的基準に基づいて測定される客観的な劣等性（たとえば、身長の優劣など）を器官劣等性という。しかし、この器官劣等性が個人に致命的な影響を与えるのではなく、人はそれらに対して主体的に意味を付与し、建設的にも非建設的にも対応することができる（岩井, 2011）。たしかに、医学的な機能・形態障害を負うということは、客観的な器官劣等性を有しているといえる。しかし、努力するために目標を抱き、この目標を達成することが行く手を遮る困難よりも重要であれば、それは成功へ向かうプロセスにおける、越える必要のあるハードルにすぎないと意味づけることも可能になる（アドラー, 2010）。そして、困難を克服するために、自分自身の可能性を最大限に引き出す行動へと向かっていけるのである。

スポーツでの意味ある体験を多く経験した障害のあるアスリートは、自己受容や生活の満足度が高くなるとされるが（Uchida, et al, 2015）、このことは、スポーツドラマチック体験をとおして身体の可能性に気づいたり、建設的な行動を導く意味づけの付与がなされたりする中で、自己の再構築が促進されたためと推察される。よりよい人生を送るために、障害者スポーツにおいて意味のある体験を創出することは、身体そのものの変化のみならずポジティブな自己変容をもたらし、ライフ・ウェルネスの構築に向けた一助となりうるといえよう。

文献

アドラー, A. 岸見一郎（翻訳）(2010) 人生の意味の心理学〈上〉. アルテ.
Anderson, L.S. & Heyne, L.A. (2010) Physical activity for children and adults with

disabilities: An issue of "amplified" importance. Disability and Health Journal, 3 : 71-73.

Carruthers, C. & Hood, C.D.（2007）Building a life of meaning through therapeutic recreation: The leisure and well-being model, part 1. Therapeutic Recreational Journal, 41（4）: 276-297.

Fox, K.R.（1998）Advances in the measurement of the physical self. In J.L. Duda（Ed.）, Advances in sport and exercise psychology measurement（pp. 295-310）. Morgantown WV: Fitness Information Technology Inc.

橋本公雄（2005）スポーツにおけるドラマ体験とライフスキル. 体育の科学, 55 : 106-110.

Hawkins, A. & Look, R.（2006）Levels of engagement and barriers to physical activity in a population of adults with learning disabilities. British Journal of Learning Disabilities, 34（4）: 220-226.

Hutzler, Y. & Korsensky, O.（2010）Motivational correlates of physical activity in persons with an intellectual disability: A systematic literature review. Journal of Intellectual Disability Research, 54（9）: 767-86.

Horner-Johnson, W., Drum, C.E., & Abdullah, N.（2011）A randomized trial of a health promotion intervention for adults with disabilities. Disability and Health Journal, 4 : 254-261.

岩井俊憲（2011）勇気づけの心理学 増補・改訂版. 金子書房.

増田理恵・田高悦子・渡部節子・大重賢治（2012）地域で生活する成人知的障害者の肥満の実態とその要因. 日本公衛誌, 59（8）: 557-565.

三田勝己（1995）障害者とスポーツ—運動やスポーツは障害者のリハビリテーションにどのような役割を担うのか—. 佐藤祐造（編）. からだの科学増刊. 日本評論社. pp. 91-94.

大川弥生（2009）「よくする介護」を実践するための ICF の理解と活用—目標指向的介護に立って—. 中央法規.

Reichard, A., Stolzle, H. & Fox, M.H.（2011）Health disparities among adult with physical disabilities or cognitive limitations compared to individuals with no disabilities in the United States. Disability and Health Journal, 4 : 59-67.

内田若希・橋本公雄・山﨑将幸・永尾雄一・藤原大樹（2008）自己概念の多面的階層モデルの検討と運動・スポーツによる自己変容—中途身体障害者を対象として—. スポーツ心理学研究, 35（1）: 1-16.

Uchida,W., Marsh, H. & Hashimoto, K.（2015）Predictors and correlates of self-esteem in deaf athletes. European Journal of Adapted Physical Activity, 8（1）: 21-30.

Uchida, W. & Hashimoto, K.（2017）Dramatic experiences in sport and psychological well-being in elite athletes with acquired physical disability. Journal of Health Sciences, 39 : 71-78.

上田敏（2005）ICF の理解と活用—人が「生きること」「生きることの困難（障害）」をどうとらえるか—. きょうされん.

World Health Organization（2001）International classification of functioning, disability and health. Geneva: World Health Organization.

3節 ◆ 健康行動としてのボランティア活動

　今日の生活習慣病の時代にあって、良好な心身の健康状態を維持・増進するための健康行動は重要である。しかし、この健康行動は自分を利する行動である。本節では、自利の行動とは正反対の他を利する行動（利他行動）の援助成果を概観しつつ、ライフ・ウェルネスの視点から、新たな健康行動の1つとして利他行動の可能性を探ることとする。

1．健康行動とは

　ハイレベルのライフ・ウェルネスを構築するには、良好な健康状態を維持・増進することは重要なことである。それゆえ、「自己の心身の健康を維持・増進し、病気予防や病気回復のために行う行動全般（鈴木ら，2003）」と称される健康行動は欠かせない。人は朝起きたときから寝るまでの1日のなかで、意識的あるいは無意識的（習慣的）にさまざまな健康行動をとっている。たとえば、朝食を摂り、歯を磨く。身体活動の増強を意図して階段を使ったり、運動をしたりする。帰宅すれば、夕食を摂り、入浴して十分な睡眠をとる。また、虚弱な人や病気を患っている人であれば、サプリメントや薬を飲んでいることであろう。これらはすべて健康行動であるが、宗像（1990）はこれらの健康行動を健康の段階によって、健康増進行動、予防的保健行動、病気回避行動、病気対処行動、ターミナル対処行動の5つに分類している。人の社会的な行動には心理的要因が深く関与している。したがって、健康意識が高ければ高いほど、健康・体力づくりのために栄養を考え、身体活動・運動を行ったり（健康増進行動）、病気の早期発見のために健康診断などを受診したりする（予防的保健行動）。また、感染症などに罹っている人がいれば感染しないように回避したりするし（病気回避行動）、万一、病気に罹れば病院に行き処方箋をもらい、薬を服用する（病気対処行動）。ターミナル対処行動とは、ガンなどに罹り余命を宣告された人がとる行動であり、命ある限り、自己実現に向けた生き方をしている人も多々いるが、これがターミナル対処行動である。このように、一口に健康行動といっても多様な行動がある。

　ところで、これらの健康行動は自らの健康状態を維持し増進する行動であり、「自分の健康は自分で守る」というキャッチフレーズは、まさにこの自らを利するための健康行動を推奨しているわけである。しかし、自らを利する行動があれ

ば、他を利する行動もある。これは利他行動といわれるものであるが、この利他行動をとおして健康状態をつくるということは考えられないだろうか。もし、この利他行動をとおして、人間関係が広がり、ポジティブ感情が醸成され、生きがい、自尊感情、メンタルヘルスなどが改善・向上するとするなら、これらは心理社会的な健康の一側面でもあり、利他行動は新たな健康行動の1つとして加えうる可能性も生まれる。これはライフ・ウェルネスと福祉を考える際の重要な視点となるであろう。

2．利他行動に伴う援助成果

1）利他行動とは

　利他行動が健康行動の一部を担うとしたら、援助者自身の心理社会的効果や恩恵をみておく必要がある。利他行動とは、「その行動が相手の利益になり、内的な報酬を得ることは認めてよく、行動に何らかの素質（コスト）を持たない自発的になされる行動」（宮崎, 2013）と定義されるが、この利他行動には、向社会的行動、愛他行動、援助行動など類似する概念が存在する。そこで、それぞれの概念の定義をみておくことにする。

　向社会的行動とは、「外的な報酬や返礼を期待することなしに、自発的に行われ、他者を援助しようとしたり、その利益になることをする行為」（Mussen & Eisenberg-Berg, 1977）と定義される。この向社会的行動となりうるためには、① 他人あるいは他のグループに対する援助行動であること、② 外的な報酬を得ることを目的としないこと、③ 何らかにコスト（損失）を伴うこと、④ 自発性であることの4つの条件があげられているが、この4つの条件が必ずしも満たさなければならないというものではない（菊池, 1984）。また、愛他行動とは、「向社会的行動の特殊なタイプであり、他人のためになることをしようとする自発的な行為で、内発的に動機づけられ、利己的な動機が含まれていない行動」（二宮, 2004）であり、援助行動は、「他者が身体的に、また心理的に幸せになることを願い、ある程度の自己犠牲（出費）を覚悟し、人からの指示、命令されたからではなく、自ら進んで（自由意志から）、意図的に他者に恩恵を与える行動」（高木, 1998）と定義される。

　このように、向社会的行動、愛他行動、援助行動などの利他行動の定義は類似しているが、最大公約数的にいえば、「見返りを求めない、内発的に動機づけら

れた他者への援助」ということができる。本節でいうところの利他行動とはこのような他者への援助として捉えることとする。

　これまで他者を援助する行動の効果が調べられているが、この援助行動の効果には、援助が被援助者に与える「援助効果」と、援助者自身が受ける「援助成果」があり、概念的には区別されている（高木，1998）。前者の援助効果は被援助者が援助を受けると、どのような効果がみられるのかということである。一方、後者の援助成果は「向社会的行動において、他者との相互作用を通じて援助者自身が認知する心理・社会的な内的報酬」（妹尾，2001）であり、心理社会的な恩恵のことを指す。近年、この援助成果が注目されており、ここで取りあげる内容もこの援助成果を指す。

　この援助効果と援助成果の関係について、妹尾（2001）は援助行動によって援助成果が得られるとき、その援助が成功であったかどうかの援助の効果認識が媒介するというモデルを提示している（図9-3-1）。このモデルはミドラルスキー（Midlarsky, 1991）によって提示された援助の循環モデルに援助の効果認識を追加したものである。つまり、援助行動が援助成果をもたらすのは、被援助者に役に立ったという認識が媒介しており、被援助者のためにならなかったと認識した場合は、自身にも心理社会的な恩恵は得られないというモデルである。モデルは援助成果が得られれば、新たな動機づけが生起し、また援助行動が生じるということを示唆している。

　他者を援助する利他行動でどのような援助成果が得られるのであろうか。高木（1998）はミドラルスキー（Midlarsky, 1991）が指摘する援助成果が生じる5つ

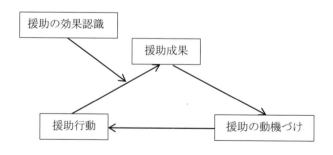

図9-3-1　援助行動の概念モデル（妹尾，2001）

の機能を紹介している。つまり、表9-3-1に示すように、気晴らし、人生の有意義感・価値観の高揚、自己評価の向上、ポジティブ感情の醸成、社会的統合の促進という5つの援助機能であるが、これはデトロイトのある施設に入所している高齢者に数カ月間にわたって相互に援助し合うという実験結果から導き出されたもので、他者を援助することによって心理社会的に健康状態が好転したことを意味する。

表9-3-1　他者支援による援助成果 (Midlarsky, 1991, 高木, 1998 より引用)

自分自身の問題にとらわれることから気を紛らわすことができる
自分の人生の有意義感や価値感を強めることができる
自己評価を高めることができる
気分をよくすることができる
社会的統合を促すことができる

2) ボランティア活動に伴う援助成果

　利他行動の1つにボランティア活動がある。そこで、ボランティア活動への参加に伴う援助成果について概観することにする。ボランティア活動には有償ボランティアもあれば無償ボランティアもある。また、自発的なものもあれば、義務として科せられるものもある。文部科学省が推奨している学校を通じてのボランティア活動は教育の一環として行われるもので、内発的に動機づけられた援助とはいえない。よって、ここでは前述した自主的・自発的な利他行動としてのボランティア活動に伴う援助成果をみていくこととする。

　高木・玉木（1995、1996）は、阪神・淡路大震災を対象に、被災地に駆けつけた災害ボランティアに参加した人びとが、活動経験を通じて認識変化や自己改革といったポジティブな成果を得たことを明らかにしている。また、妹尾・高木（2003）は、高齢者を対象としたパソコン教室のボランティア活動に伴う援助成果について、参与観察と面接による質的分析および質問調査による量的分析を行っている。その結果、質的分析から「対人関係成果」「自己変革成果」「感情的・精神的充実成果」を抽出し、これをもとに援助成果尺度を試み、因子分析の結果、「愛他精神の高揚」「人間関係の広がり」「人生への意欲歓喜」の3因子を抽出しているが、調査の結果、これらのほとんどの項目においてポジティブな成果が得られていることを明らかにしている。さらに、山本・松井（2014）は中高生のボ

ランティア活動の援助成果について、感想文の内容分析を行い、「活動への理解と関心」「被援助者への理解と関心」「被援助者とのよい関わり」「ボランティア活動に対する肯定的評価」「ボランティア活動に対する否定的評価」「仕事への理解」「思いやりの学びと感謝される喜び」の8つの援助成果を抽出している。

　このように、ボランティア活動は心理社会的な健康につながるさまざまな援助成果が得られるのである。

3）熊本震災におけるボランティア参加者の援助成果

　2016（平成28）年4月14日・16日に熊本大震災が発生し、熊本県下に甚大な被害をもたらした。阿蘇郡西原村や益城郡益城町では、多くの家屋が倒壊し、インフラがことごとく破壊され、村や町ごとが壊滅した地域もある。突然に生活環境が激変したわけで被災した人びとのストレスは筆舌に尽くせないほど大変なものであった。このような災害ストレスによるストレス反応は心身にさまざまな症状として現れ、重篤の状態に陥ることもある。特に、体力や抵抗力の低い高齢者や障害者などの身体的弱者や幼児・子どもにストレスがかかりやすく、心身にストレス反応が出やすくなる。

　そこで、幼児・子どもを対象にストレス緩和のための運動遊びに特化したボランティア活動を行うこととした。震災から4年を経過しているが、ボランティア活動は形を変え現在も継続して行っている。このボランティア活動に積極的に参加し、活動している3名の学生を対象に、「ボランティアスタッフとして活動して、自分自身にどのような恩恵がありましたか」という設問によって、面接と自由記述で援助成果を調べた。語られた内容を下記に示すことにする。

S.M.（男子）21歳、活動歴1.5年

　「いろんな子どもを知ることができた」「いろんな人とかかわれるので、見聞が広がった」「社会関係が広がった」という内容から、対人関係の拡大とそれに伴う知識の増大がうかがえる。また、「考える力となっている」「指導や接し方に自信がついた」などコミュニケーションスキルの向上にかかわる内容もあった。さらには、「子どもがニコニコしているので、自分が暗くなることはない」とポジティブ感情の相乗効果も指摘していた。

O.F.（男子）21 歳、活動歴 1 年

「はじめは自分が遊び相手になってあげるというような気持ちでしたが、今では自分が遊んでもらっていると変化しました」「自分も一緒に遊ぶことで笑顔でもっと楽しいことをして遊びたいと真剣に遊べるようになりました」と、子どもに寄り添ったかかわり方を学習していた。また、「健康になりますよね。相互に楽しい相乗効果があります」「自分自身ストレスがなくなりました」と、自身の健康増進やストレス解消につながっていることを認めた内容もあった。

R. F.（女子）21 歳、活動歴 1.5 年

「子どもへの話し方、自分自身も楽しんでやれた。伝え方の力がついた」というコミュニケーションスキルや、「周りをみて行動がしっかりできるようになりました」とのメタ認知能力の向上がみられ、「子どもたちとかかわり思いっきり一緒に体を動かすことにより自分のリラックスにつながり、心に余裕を持てるようになりました」「一緒に遊ぶと何も考えずに遊べる」などリラックス感の増加を述べていた。また、「あと活動を通して子供たちの笑顔や様々な人からお礼を言われると、とても嬉しくなり達成感を覚え、その達成感がエネルギーに変わり、今後も活動だけではなく勉強など私生活における様々なことを頑張ろうという意欲につながりました」という記述内容は、まさに図 9-3-1 で示した、妹尾（2001）の援助行動の概念モデルそのものである。

以上示したように、災害ストレス緩和のボランティア活動という利他行動には援助成果、つまり心理社会的な恩恵があることは明らかである。

3．新たな健康行動の可能性としてのボランティア活動

今日の健康行動は自身が健康になるための行動である。すべてが自利的な行動であり、この実践によって健康状態を保ち維持しようとの視点である。しかし、他者を支援する活動をとおして得られる援助成果を考えると、このような利他的な活動によってもわれわれは心理社会的な健康という恩恵を受けることもできる。他者支援という積極的な活動はポジティブな感情を醸成し、自己意識、QOL、生きがい、メンタルヘルス、対人関係などの向上にもつながることが考えられる。よって、医学モデルでの健康観ではなく、役割遂行モデルや幸福モデルの視点

第9章　ライフ・ウェルネスと社会福祉　　241

（第1章1節）に立てば、これらの援助行動も利他としての健康行動としてあげることも可能ではないだろうか。

　ライフ・ウェルネスと福祉を考える際、福祉における援助効果のみならず支援者自身の援助成果にも目を向けた政策も検討に値すると考えられる。ただ、向社会的行動と他者志向性が自己志向性に優った状態の過剰適応の視点から精神的健康をみた研究（金築・金築, 2010）によれば、教条主義的・絶対論的に捉えてしまうという認知的評価を意味する不合理な信念に基づく向社会的行動は精神的健康に悪影響を及ぼしかねないことも指摘されている。よって、どのような条件下でも利他的行動を行えばメンタルヘルスをよくするとはいえず、個人差があるようである。今後どのような条件下であれば、だれでも心理社会的な恩恵が得られ健康状態がつくれるのかは吟味していく必要があるだろう。

文献

菊池章夫（1984）向社会的行動の発達．教育心理学年報，23：118-127.

宮崎圭子（2013）愛他行動が対象者に与える影響——ポジティブイメージを中心に——．日心第77回大会，p.849.

宗像恒次（1990）行動科学からみた健康と病気．メディカルフレンド社．

Midlarsky, E. (1991) Helping as coping. M.S Clarl (Ed.) Prosocial behavior. Newbury Park, CA: Sage.

Mussen, P. & Eisenberg-Berg, N. (1977) Roots of Caring, Sharing and Helping: The development of prosocial behavior in children. Freeman.

妹尾香織（2001）織援助行動における援助者の心理的効果：研究の社会的背景と理論的枠組．関西大学大学院人間科学：社会学・心理学研究 55, 181-194.

妹尾香織・高木修（2003）援助行動経験が援助者自身に与える効果：地域で活動するボランティアに見られる援助成果．社会心理学研究, 18（2）：106-118.

鈴木純子・荒川義人・森谷清（2003）大学生の食事摂取状況と食生活に関する行動変容段階．北海道大学大学院教育学研究紀要, 88：247-258.

高木修・玉木和歌子（1995）阪神・淡路大震災におけるボランティア——避難所で活躍したボランティアの特徴——．関西大学社会学部紀要, 27：29-60.

高木修・玉木和歌子（1996）阪神・淡路大震災におけるボランティアの活動——災害ボランティアの活動とその経験の影響——．関西大学社会学部紀要, 28：1-62.

高木修（1998）人を助ける心：援助行動の社会心理学 セレクション社会心理学―7 サイエンス社.

金築智美・金築優（2010）向社会的行動と過剰適応の組み合わせにおける不合理な信念および精神的健康度の違い．パーソナリティ研究, 18（3）：237-240.

山本陽一・松井豊（2014）中高生のボランティア動機、ボランティア活動の援助成果の探索的検討——感想文の内容分析を通して——．筑波大学心理学研究, 47：37-45.

あとがき

　本書はウェルネス概念を踏襲しつつ、新たにライフ・ウェルネスの概念を打ち立て、身体活動・運動、スポーツを日常生活のなかに取り入れたアクティブなライフスタイルを目指す生き方を推奨するために発刊したものです。執筆された方々は運動・スポーツ科学、健康教育学、哲学、経済学、政治学、生理学、そして社会福祉学と他分野にまたがっており、当初はそれぞれの立場からライフ・ウェルネスを論じてもらうことを企図していましたが、内容的には少々モザイク的となり不十分であることは否めません。しかし、21世紀になって台頭してきたポジティブ心理学、そして社会福祉学の視点を導入し、新たにライフ・ウェルネスを展開して構成しているところには発刊の意義はあるかと思っています。読者のみなさまの忌憚ないご意見・ご批判をいただければ幸いに存じます。

　本書の発刊にあたって、出版社の津川晋一様には多大なご支援をいただきました。ここに厚く御礼申し上げます。

橋本公雄

執筆担当

荒井久仁子　第5章2節
今吉　光弘　第9章1節
石橋　剛士　第1章2節
内田　若希　第9章2節
小泉　尚樹　第1章3節
立木　宏樹　第6章1-3節、第8章2節
豊田　直二　第4章3節
中野　　元　第7章1-2節
橋本　公雄　第1章1節、第3章2-3節、第5章3節、第8章1節、第9章3節
藤塚　千秋　第3章1節、第4章1-2節
府内　勇希　第2章1-2節、第5章1節
宮林　達也　第2章3節
向井　洋子　第8章3節

筆者紹介

荒井　久仁子（あらいくにこ）
　昭和 54 年（1979）年熊本県生まれ。九州大学大学院人間環境学府行動システム専攻修了。医療法人社団寿量会熊本機能病院併設熊本健康・体力づくりセンター健康科学トレーナー、修士（心理学）、専門は健康・スポーツ心理学。著書：スポーツモチベーション－スポーツ行動の秘密に迫る！－（共著、大修館書店）

今吉　光弘（いまよしみつひろ）
　昭和 28 年（1953）年熊本県生まれ。日本福祉大学社会福祉学部卒業。熊本学園大学社会福祉学部特任准教授。担当科目：ソーシャルワーク演習・実習指導。

石橋　剛士（いしばしごうし）
　昭和 56 年（1981）年熊本県生まれ。弘前大学大学院医学研究科博士課程医科学専攻修了。熊本学園大学社会福祉学部准教授、博士（医学）、専門は運動学。主な論文：「女子柔道選手における稽古前の筋疲労が稽古時の好中球機能に及ぼす影響（2014）」

内田　若希（うちだわかき）
　昭和 53 年（1978）年栃木県生まれ。九州大学大学院人間環境学府博士課程修了。九州大学大学院人間環境学研究院准教授、博士（心理学）、専門は運動・スポーツ心理学、アダプテッド・フィジカル・アクティビティ科学。著書：自己の可能性を拓く心理学（金子書房）、ほか

小泉　尚樹（こいずみなおき）
昭和 28（1953）年京都府生まれ。大阪大学大学院文学研究科博士後期課程単位取得満期退学。熊本学園大学社会福祉学部教授。専門は哲学・哲学史。著書：はじめて学ぶ西洋思想（共編著、ミネルヴァ書房）、現代哲学の潮流（共著、ミネルヴァ書房）ほか。

立木　宏樹（ついきひろき）
　昭和 47 年（1972）生まれ。九州大学大学院博士課程人間環境学府満期退学。熊本学園大学社会福祉学部准教授。専門はスポーツ社会学、レクリエーション。著書：健康科学論（共著、角川書店）、変わりゆく日本のスポーツ（共著、世界思想社）、ほか。

豊田　直二（とよたなおじ）
　昭和 26 年（1951）年東京都生まれ。千葉大学大学院医学研究科修了。元熊本学園大学社会福祉学部、教授、博士（医学）、専門は生物科学。論文：Toyota N, Shimada Y. Cell. 1983 May;33（1）:297-304. : Toyota N, Shimada Y. J Cell Biol. 1981 Nov;91（2 Pt 1）:497-504.、ほか。

中野　元（なかのはじめ）
　昭和29（1954）年新潟県生まれ。九州大学大学院経済学研究科博士後期課程単位取得満期退学。熊本学園大学社会福祉学部教授、修士（経済学）。専門は経済原論、経済学。関連論文：「ドイツ・デュッセルドルフ市におけるスポーツ振興と総合型地域スポーツクラブの現状」（2015年）、ほか。

橋本　公雄（はしもときみお）
　昭和22（1947）年熊本県生まれ。熊本大学教育学部保健体育科卒業。九州大学名誉教授。元熊本学園大学社会福祉学部教授、博士（学術）、専門は健康・スポーツ心理学。著書：運動継続化の心理学－快適自己ペースとポジティブ感情－（共著、福村出版）、未来を拓く大学体育－授業研究の理論と方法（共・編著、福村出版）、〝快適自己ペース〟－ランニング指導における発想の転換（単著、花書院）ほか。

藤塚　千秋（ふじつかちあき）
　昭和53年（1978）年岡山県生まれ。川崎医療福祉大学大学院医療技術学研究科健康科学専攻修了。現在、熊本学園大学社会福祉学部准教授、博士（健康科学）、専門は保健体育科教育学、健康教育学。

府内　勇希（ふないゆうき）
　昭和57年（1982）年熊本県生まれ。中京大学大学院体育学研究科修士課程修了。現在、熊本学園大学社会福祉学部准教授、博士（体育学）。専門は運動生理学。主な論文：「Physiological responses and swimming technique during upper limb critical stroke rate training in competitive swimmers（2019）」

宮林　達也（みやばやしたつや）
　昭和29年（1954）年香川県生まれ。順天堂大学大学院体育学研究科修士課程修了。熊本学園大学社会福祉学部教授、修士（体育学）。専門は運動生理学。

向井　洋子（むかいようこ）
　昭和46（1971）年新潟県生まれ。筑波大学大学院人文社会科学研究科博士課程修了。熊本学園大学社会福祉学部教授、博士（政治学）。専門は政治学、地域政策、福祉政策。主な論文：「大規模地震後の政治ガバナンス──2016年台湾南部地震（台南市）の事例から」（2017）、「占領期沖縄における慈善レベルの琉米関係」（2016）、『日米の社会福祉とその背景』（2010）ほか。

熊本学園大学付属社会福祉研究所　社会福祉叢書27

アクティブな生活をとおした"幸福を求める生き方"
―ライフ・ウェルネスの構築を目指して―

2018 年 3 月 20 日　初版第 1 刷発行
2022 年 3 月 20 日　第 2 刷発行

編著者　　橋本公雄・藤塚千秋・府内勇希
発行者　　津川晋一
発行所　　株式会社　ミライカナイ
〒 104-0054　東京都中央区勝どき 1-1-1-A1302
Mail　info@miraikanai.com
電話　050-3823-2956（代表）
　　　050-3823-2957（営業）
　　　050-3823-2958（編集）
FAX　050-3737-3375
URL　http://miraikanai.com/

カバーデザイン　　dimple 鸎田めぐみ
印刷・製本　　　　シナノ書籍印刷

検印廃止
©Kimio Hashimoto, Chiaki Fujitsuka, Yuki Funai　2022
Printed in Japan
万一落丁・乱丁がある場合は弊社までご連絡ください。弊社送料負担
にてお取り替えいたします。
本書の一部あるいは全部を無断で複写複製することは、法律で認めら
れた場合を除き、著作権の侵害となります。
定価、ISBN はカバーに表示してあります。